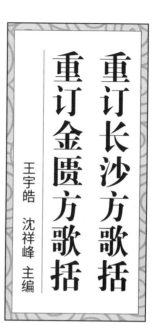

重订长沙方歌括
重订金匮方歌括

王宇皓　沈祥峰　主编

U0322960

全国百佳图书出版单位
中国中医药出版社
·北　京·

图书在版编目（CIP）数据

重订长沙方歌括　重订金匮方歌括 / 王宇皓，沈祥峰

主编 . —北京：中国中医药出版社，2023.3

ISBN 978-7-5132-7456-2

Ⅰ . ①重… Ⅱ . ①王… ②沈… Ⅲ . ①《伤寒杂病论》—方歌
②《金匮要略方论》—方歌 Ⅳ . ① R222.27
② R222.37

中国版本图书馆 CIP 数据核字（2022）第 038686 号

中国中医药出版社出版

北京经济技术开发区科创十三街 31 号院二区 8 号楼
邮政编码　100176
传真　010-64405721
河北省武强县画业有限责任公司印刷
各地新华书店经销

开本 880×1230　1/32　印张 13　字数 290 千字
2023 年 3 月第 1 版　2023 年 3 月第 1 次印刷
书号　ISBN 978 - 7 - 5132 - 7456 - 2

定价　58.00 元
网址　www.cptcm.com

服 务 热 线　010-64405510
购 书 热 线　010-89535836
维 权 打 假　010-64405753

微信服务号　zgzyycbs
微商城网址　https://kdt.im/LIdUGr
官 方 微 博　http://e.weibo.com/cptcm
天猫旗舰店网址　https://zgzyycbs.tmall.com

如有印装质量问题请与本社出版部联系（010-64405510）
版权专有　侵权必究

曹　序

　　经方学习之始在于对经典原文的掌握。历代以来，学习经方者莫不重视《伤寒论》《金匮要略》的条文背诵，但是对于经方原方原量的掌握历来是初学者的难点。我长期从事《伤寒论》和《金匮要略》的教学研究以及临床工作，在多年的教学实践中发现大多数中医学子对中医经典有着浓厚的兴趣，普遍乐于在老师的指导下背诵掌握伤寒金匮的条文，但对于经方原方的学习往往不得其门而入，特别是对于经方的剂量记忆更是难点。我在临床中认识到经方的组成具有严密的法度，在完备的体系指导下使用经方原方原量往往能获得出人意料的疗效。

　　历代记忆方剂大多采用方歌的形式，而一般的方歌均注重方歌之药物组成而忽视剂量，唯清代陈修园之《长沙方歌括》《金匮方歌括》尤为突出经方剂量的地位，将经方的剂量编写入歌诀中，但同样存在种种问题。是否能够通过方歌来较好地记忆经方？这是我长期以来思考的问题。

2020 年，我在与浙江中医药大学经典教研室沈祥峰老师的交谈中了解到，我校一本科同学王宇皓对中医理论颇有造诣，热衷于对经典经方的研究，并且正尝试将陈修园的两本方歌括进行重新改编。欣喜之下，我与王同学进行了关于此书的交流，并就其遇到的一些问题，提出了部分建议，并提供了一些帮助，在了解到他的编写工作将近尾声后，鼓励其将之尽快出版，以供初学者学习参考之用。

观此书，通过歌诀的形式将经方比较好地记忆，保留了陈修园歌诀的部分原貌，而又去其无头绪、繁杂之弊端，实为一经方初学者入门可阅之佳作。我确实感到中医界后学对于中医经典的热情，并对经方之流传能得一捷径而感到由衷的愉悦！

浙江中医药大学教授
博士研究生导师　曹灵勇
基础医学院中医临床经典教研室主任
2021 年 5 月

自 序

　　笔者本科就读于浙江中医药大学中医学专业，自习医以来，慕求伤寒、金匮等经典之旨而不敢有废，然亦数度苦于经方剂量的记忆问题，所见诸多方歌，如陈修园之《长沙方歌括》《金匮方歌括》《汤头歌诀》《医宗金鉴·伤寒心法要诀》《方剂学》方歌等，均有缺憾之处，或难提示方名，或并无剂量，并无面面俱到者。幸得本校经典教研室数位老师点拨，而思重订陈氏之方歌括，使之有方有量，便于记忆，同时指出其部分剂量与教材参差之处，并将《伤寒论》《金匮要略》同样一方前后不同之条文置于一方之下，使之便于对比，如《伤寒论》大承气汤数条急下证、《金匮要略》中肾气丸一方五证等例。

　　择清代陈修园及其二子所作《长沙方歌括》《金匮方歌括》二歌诀重订者，盖因其歌诀载仲景之方剂量分明，实乃一大创举也，正所谓中医不传之秘在剂量，而经方之剂量则法度尤为森严，以歌诀而能强记经方之剂量，又朗朗上口，实有助后学初入经方之门，浅窥先圣之奥旨。然尚有数种弊端不可不纠：

1. 其歌诀均非以方名起头，虽能记忆方药剂量，然方歌一多，往往不知所背之方为何，易致混淆，故此次所编写之歌诀均以方名开头，使之易于串联。

2. 陈氏所采用之《伤寒论》版本以宋本《金匮玉函经》为底本，然此书并非现在公认最佳之版本，教材所用亦并非此本，故歌诀采用之剂量往往与教材有所出入，况教材为如今多数学人必读之书，如此恐令学者记忆混乱，今以教材之本为准，对陈氏歌诀部分剂量进行调整。

3. 陈氏之歌诀基本一方一歌诀，纵以原方稍作加减之新方（比如通脉四逆汤与通脉四逆加猪胆汁汤），仍重写一方歌，如此则导致语句形义上的重复以及记诵量的大幅增加，虽然使得方歌对经典原意的发挥更为详细，然此恐非歌诀之主要目的，笔者以为歌诀当以便于记诵为主，在此基础上尽量阐发方义，故将一方加减之类方归为一处，于底方歌诀基础上进行加减（如桂枝汤），尽量使之不失原意，既体现经方加减之妙，又使得初学者便于窥造。

4.《伤寒》《金匮》部分方药少而精简，或一味，两味或三味等，于方义虽意味深远，然于记诵而言，《长沙方歌括》《金匮方歌括》为一两味药而编数十字之歌诀记诵之，实无此必要。故笔者将《金匮》《伤寒》单味双味之方单独摘出，统一编写歌诀，以此而掌握其用药、剂量，配合原方条文记诵，或者较为便捷。

鉴于上述几点，且笔者以为陈氏原歌诀押韵精当，引义颇详，故此歌诀大体上在其原歌诀基础上进行加减，保留陈氏歌诀较多原貌，所谓重订是也。又，此书为便于记忆而作，至于如陈修园先生之阐发仲景之论而为注，则余不敢任焉，故不出自注，而存陈修园先生所注之原貌，并将陈氏对某方之按语、注释依条文例汇聚一处。

此书落笔于初学《伤寒论》时，数年以来，得多位同道、老师帮助提携，特别是浙江中医药大学中医经典教研室的鼓励支持，终将此方歌修订、校对完毕，将付梓之际，恰逢本科学业结束，思之恍然。古人云胸中有万卷书，笔底无半点尘者，始可言著书也，笔者区区浅学，原不敢自谓胸藏万卷，然思及此书，终非发明先圣奥旨，亦不过便于我等后学入门之作耳，所涉及更多为核对校正之工作。且此书能出版，或者能使更多热爱经典之同道早日得一入门之捷径，亦快哉。故不自揣鄙陋，寿诸梨枣，正汪廷珍先生所谓"知我罪我，一任当世"是也。

于浙江中医药大学　王宇皓

2021 年 5 月 17 日

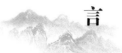

前　言

　　陈念祖，福建省长乐县人，字修园、良友，号慎修，素以字行，半生为官，又为清代名医，儒医并举，一生著作宏丰，包括《灵素节要浅注》十二卷，《金匮要略浅注》十卷，《神农本草经读》《医学三字经》《时方妙用》《景岳新方砭》《女科要旨》各四卷，《伤寒论浅注》《金匮方歌括》《伤寒医诀串解》《伤寒真方歌括》《长沙方歌括》各六卷，《医学实在易》《医学从众录》各八卷，《时方歌括》二卷，《十药神书注解》一卷等，史书称其"多有发明，世称善本"。后人将其著作集为《南雅堂医书全集》（即《陈修园医书十六种》）。

　　陈修园在医学学术上力主尊经崇古，以仲景学说为基础，承钱塘医派之经典学术体系，守《伤寒》《金匮》等中医经典古制，一生致力于医学理论研究与临床实践。其中医经典方面的学术思想主要反映在相关中医经典解读著作上，这类著作主要是对《内经》《伤寒论》《金匮要略》《难经》等中医经典的相关注解发挥。主要包括《灵素节要浅注》《金匮要略浅注》《神农本草经读》《伤寒论浅注》《金匮方歌括》《伤寒医诀串解》《长沙方歌括》等书。其中医经典著作中又可分为两类，一类是《灵素节要浅注》《金匮要略浅注》《神农本草经读》《伤寒论浅注》《伤寒医诀串解》等经典注解类著作，第二类为《长沙方歌括》《金匮方歌括》等经典普及类著作。其中经典普及类著作《长沙方歌括》《金匮方歌括》两本书尤其影响巨大，对经典的普及传播起到了重大作用。但是两书在内容形式上存在许多问题，导致实际运用上存在较大的不足，比如其歌诀均非以方名起头，虽能记忆方药剂量，然往往不知所背之方为何；陈氏所采用之《伤寒论》版本以宋本《金匮玉函经》为底本，然此书并非现在公认最优之版本；陈氏之歌诀基本一方一歌诀，纵以原方轻微加减之新方，仍重写一方歌，如此则导致语句形义上的重复以及记诵量的大幅增加，等等。因此，我们对《长沙方歌括》《金匮方歌括》从内容、形式上加以重订，以期使其更加通俗易懂，更加易于流通。本书详细指出陈修园《长沙方歌括》《金匮方歌括》引用剂量与现代版公认剂量的差别，同时结合各类方歌优势，将经方的剂量、方药以方名开头编写为歌诀，在历代编写经方的歌诀之中更是从未有过的。记忆方剂之法莫便于方歌，而市面上各类记忆经方的歌诀或无剂量，或无方名，可以说都存在部分缺陷，本书歌诀基本解决了经方学习者对于经方剂量、方药的记忆问题，应该说具有相当的创新性与实用性。本书普适性较强，适合有志于中医经典学习的在校师生、执业中医师、中医爱好者、文献研究者等各类人士学习参考。

本书在编写过程中，得到浙江中医药大学基础医学院中医经典教研室主任和同事们的关心、支持，学生王宇皓带领相关成员等做了大量的资料收集和编写工作，同时得到了中国中医药出版社的大力帮助和支持，在此一并致谢！由于时间仓促，本书难免会有疏漏和不妥之处，敬请读者提出宝贵意见，以便再版时修改。

于浙江中医药大学　沈祥峰
2021 年 5 月

总目录

上册 重订长沙方歌括

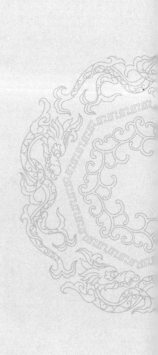

重订长沙方歌括凡例

1. 本书使用的《伤寒论》原文所参考之底本为十三五规划教材《伤寒论选读》（后简称教材），主校本为《长沙方歌括》（中国中医药出版社，2016年5月版），参校本为刘渡舟《伤寒论校注》。本书均采用横排、简体，现代标点，所引方之顺序编排，均按底本中出现之次序。

2. 所引【原文】、【煎服法】、【方药】都从底本，唯底本有误或者笔者认为底本应当据校本修改时，将对比修改取去结果写在【按语】中，不在原文中修改，所采取的方药剂量体现于编写之方歌。其中林亿之校正说明保留，同样的方在不同篇章中有相同的，则将相应条文搜集，共同置于初次出现的条文之下，便于对比认识。例如搜集伤寒论使用桂枝汤条文共20条，均置于12条之后，原文条文序号按照教材序号标出在条文之后，便于对应。煎服法中所用到之药物基本体现在方歌中，除了蜜丸剂用蜜未曾体现，后面不再赘述。

3.【方歌】条，大多据陈修园之方歌基础上进行改编，按照底本原量所修订，务必使得剂量记忆清楚。本方歌侧重于经方剂量、方药的记忆，而不重于对条文、病机、煎服法的阐释，因此在方歌中基本不体现相应的条文、病机、煎服法。凡是加减方歌多次出现，为了便于辨识，我们将加减方之对应歌括部分标粗，而开头主方之对应歌括内容不动，《金匮》同例。

4.【按语】主要对原本《长沙方歌括》所引之剂量有不同

于改编之《重订长沙方歌括》者进行说明，同时对于部分歌诀内容不易理解，以及方歌未能详细说明者（比如炼蜜为丸）做出简单说明。对于方歌剂量在笔者斟酌之后并未采用底本剂量者，并在按语中做出说明。

5.【原按】为《长沙方歌括》原书中陈修园及其二子之注或引用各家之注，用以阐发该方理法，此处尊重陈氏原意，对此均不做改动，一方多次出现者，顺其条文将相应按语归于初次出现的条文原按之下。

6.针对伤寒论有部分经方中用药为两味者，笔者以为用四句方歌记忆实无必要，故将此类方子统一编写为"伤寒双药方歌括"，可见附录，一起记忆，减少记忆量。至于《伤寒论》中用药仅一味之方，有甘草汤、文蛤散、蜜煎导方、烧裈散四方，其中蜜煎导方、烧裈散均分别作方歌记忆，甘草汤因为桔梗汤之加减方歌，并入"伤寒双药方歌括"，唯有文蛤散因为和《金匮要略》文蛤散相同，故可参考《重订金匮方歌括》相应歌诀。

7.宋版明刻本《伤寒论》有十卷二十二篇，除一般所言六经脉证病治398条外，尚有辨脉法、平脉法、伤寒例、辨痉湿暍脉证前四篇以及可与不可诸篇，其中辨脉法、平脉法、伤寒例、辨痉湿暍脉证四篇非常重要，特予附录保留，可与不可诸篇大多散见于六经病篇，故不予附录。

8.为便于直接背诵，上册末附有《重订长沙方歌括》全部方歌。

重订长沙方歌括目录

重订长沙方歌括卷一

太阳方

一、桂枝汤

【原文】

太阳中风，阳浮而阴弱，阳浮者，热自发，阴弱者，汗自出，啬啬恶寒，淅淅恶风，翕翕发热，鼻鸣干呕者，桂枝汤主之。（12）

太阳病，头痛，发热，汗出，恶风，桂枝汤主之。（13）

太阳病，下之后，其气上冲者，可与桂枝汤，方用前法。若不上冲者，不得与之。（15）

太阳病，初服桂枝汤，反烦不解者，先刺风池、风府，却与桂枝汤则愈。（24）

服桂枝汤，大汗出，脉洪大者，与桂枝汤如前法。若形似疟，一日再发者，汗出必解，宜桂枝二麻黄一汤。（25）

太阳病，外证未解，脉浮弱者，当以汗解，宜桂枝汤。（42）

太阳病，外证未解，不可下也，下之为逆，欲解外者，宜桂枝汤。（44）

太阳病，先发汗不解，而复下之，脉浮者不愈。浮为在

外，而反下之，故令不愈。今脉浮，故在外，当须解外则愈，宜桂枝汤。（45）

病常自汗出者，此为荣气和，荣气和者，外不谐，以卫气不共荣气谐和故尔。以荣行脉中，卫行脉外。复发其汗，荣卫和则愈。宜桂枝汤。（53）

病人脏无他病，时发热自汗出而不愈者，此卫气不和也，先其时发汗则愈，宜桂枝汤。（54）

伤寒，不大便六七日，头痛有热者，与承气汤。其小便清者，知不在里，仍在表也，当须发汗。若头痛者，必衄。宜桂枝汤。（56）

伤寒发汗已解，半日许复烦，脉浮数者，可更发汗，宜桂枝汤。（57）

伤寒，医下之，续得下利，清谷不止，身疼痛者，急当救里；后身疼痛，清便自调者，急当救表。救里宜四逆汤，救表宜桂枝汤。（91）

太阳病，发热汗出者，此为荣弱卫强，故使汗出，欲救邪风者，宜桂枝汤。（95）

伤寒大下后，复发汗，心下痞，恶寒者，表未解也，不可攻痞，当先解表，表解乃可攻痞。解表宜桂枝汤，攻痞宜大黄黄连泻心汤。（164）

阳明病，脉迟，汗出多，微恶寒者，表未解也，可发汗，宜桂枝汤。（234）

病人烦热，汗出则解，又如疟状，日晡所发热者，属阳明也。脉实者，宜下之；脉浮虚者，宜发汗。下之与大承气汤，发汗宜桂枝汤。（240）

太阴病，脉浮者，可发汗，宜桂枝汤。（276）

下利腹胀满，身体疼痛者，先温其里，乃攻其表，温里

宜四逆汤，攻表宜桂枝汤。（372）

吐利止，而身痛不休者，当消息和解其外，宜桂枝汤小和之。（387）

【方药】桂枝三两（去皮）　芍药三两　甘草二两（炙）生姜三两（切）　大枣十二枚（擘）

【煎服法】上五味，哎咀三味，以水七升，微火煮取三升，去滓，适寒温，服一升。服已须臾，啜热稀粥一升余，以助药力。温覆令一时许，遍身漐漐微似有汗者益佳，不可令如水流漓，病必不除。若一服汗出病差，停后服，不必尽剂。若不汗，更服依前法。又不汗，后服小促其间。半日许，令三服尽。若病重者，一日一夜服，周时观之。服一剂尽，病证犹在者，更作服。若汗不出，乃服至二、三剂。禁生冷、黏滑、肉面、五辛、酒酪、臭恶等物。

【方歌】桂枝头痛汗憎风，桂芍生姜三两同，

枣十二枚甘二两，解肌还借粥之功。

项背几几葛四两，汗漏则添附一枚，

脉促胸闷去芍药，更加畏寒枚附通。

喘家若作为难症，二两厚朴杏五十，

去桂术苓添三两，水利邪除立法新。

桂枝加芍用三两，若加大黄二两明，

桂枝加黄芪二两，原剂变法黄汗详。

【原按】

蔚按：桂枝辛温，阳也，芍药苦平，阴也。桂枝又得生姜之辛，同气相求，可以调周身之阳气；芍药而得大枣、甘草之甘，苦甘合化，可恃之以滋周身之阴液。师取大补阴阳之品，养其汗源，为胜邪之本。又啜粥以助之，取水谷之津以为汗，汗后毫不受伤。所谓立身于不败之地，以图万全也。

二、桂枝加葛根汤

【原文】

太阳病，项背强几几，反汗出恶风者，桂枝加葛根汤主之。（14）

【方药】葛根四两 麻黄三两（去节） 芍药二两 生姜三两（切） 甘草二两（炙） 大枣十二枚（擘） 桂枝二两（去皮）

【煎服法】上七味，以水一斗，先煮麻黄、葛根，减二升，去上沫，内诸药，煮取三升，去滓。温服一升，覆取微似汗，不须啜粥，余如桂枝法将息及禁忌。

【方歌】见桂枝汤方歌加减：

> 桂枝头痛汗憎风，桂芍生姜三两同，
> 枣十二枚甘二两，解肌还借粥之功。
> **项背几几葛四两**，汗漏则添附一枚，
> 脉促胸闷去芍药，更加畏寒枚附通。
> 喘家若作为难症，二两厚朴杏五十，
> 去桂术苓添三两，水利邪除立法新。
> 桂枝加芍用三两，若加大黄二两明，
> 桂枝加黄芪二两，原剂变法黄汗详。

【按语】陈修园《长沙方歌括》所引本去麻黄且芍药为三两，教材为加麻黄三两且芍药为二两。笔者以为当从陈修园之说，故于方歌径改。

【原按】

张令韶曰：桂枝汤解肌，加葛根以宣通经络之气。盖葛根入土最深，其藤延蔓络，故能同桂枝直入肌络之内，而外达于肤表也。

三、桂枝加附子汤

【原文】

太阳病，发汗，遂漏不止，其人恶风，小便难，四肢微急，难以屈伸者，桂枝加附子汤主之。（20）

【方药】桂枝三两（去皮）　芍药三两　甘草三两（炙）生姜三两（切）　大枣十二枚（擘）　附子一枚（炮，去皮，破八片）

【煎服法】上六味，以水七升，煮取三升，去滓，温服一升。本云桂枝汤今加附子。将息如前法。

【方歌】见桂枝汤方歌加减：

　　　　桂枝头痛汗憎风，桂芍生姜三两同，
　　　　枣十二枚甘二两，解肌还借粥之功。
　　　　项背几几葛四两，**汗漏则添附一枚，**
　　　　脉促胸闷去芍药，更加畏寒枚附通。
　　　　喘家若作为难症，二两厚朴杏五十，
　　　　去桂术苓添三两，水利邪除立法新。
　　　　桂枝加芍用三两，若加大黄二两明，
　　　　桂枝加黄芪二两，原剂变法黄汗详。

【按语】陈修园《长沙方歌括》所引本甘草为二两，教材为三两。笔者认为当从陈修园之说，故于方歌径改。

【原按】

男元犀按：太阳之脏即是少阴。太阳病本宜发汗，发之太过而为漏不止，必用附以固之。重至肢厥，必用四逆辈以救之。若恶风、小便难，四肢微急，难以屈伸者，皆汗出过多脱液。尚喜肾中之真阳未亡，只用附子大补少阴之气，得桂枝汤为太阳之专药，令阴交于阳则漏止，漏止则液不外脱，而诸证俱除矣。

四、桂枝去芍药汤

【原文】

太阳病,下之后,脉促胸满者,桂枝去芍药汤主之。(21)

【方药】桂枝三两(去皮) 甘草二两(炙) 生姜三两(切) 大枣十二枚(擘)

【煎服法】上四味,以水七升,煮取三升,去滓,温服一升。本云桂枝汤,今去芍药。将息如前法。

【方歌】见桂枝汤方歌加减:

桂枝头痛汗憎风,桂芍生姜三两同,

枣十二枚甘二两,解肌还借粥之功。

项背几几葛四两,汗漏则添附一枚,

脉促胸闷去芍药,更加畏寒枚附通。

喘家若作为难症,二两厚朴杏五十,

去桂术苓添三两,水利邪除立法新。

桂枝加芍用三两,若加大黄二两明,

桂枝加黄芪二两,原剂变法黄汗详。

【原按】

参见桂枝去芍药加附子汤之原按。

五、桂枝去芍药加附子汤

【原文】

若微寒者,桂枝去芍药加附子汤主之。(22)

【方药】桂枝三两（去皮） 甘草二两（炙） 生姜三两
（切） 大枣十二枚（擘） 附子一枚（炮，去皮，破八片）

【煎服法】上五味，以水七升，煮取三升，去滓，温服一
升。本云桂枝汤，今去芍药加附子。将息如前法。

【方歌】见桂枝汤方歌加减：

> 桂枝头痛汗憎风，桂芍生姜三两同，
> 枣十二枚甘二两，解肌还借粥之功。
> 项背几几葛四两，汗漏则添附一枚，
> **脉促胸闷去芍药，更加畏寒枚附通。**
> 喘家若作为难症，二两厚朴杏五十，
> 去桂术苓添三两，水利邪除立法新。
> 桂枝加芍用三两，若加大黄二两明，
> 桂枝加黄芪二两，原剂变法黄汗详。

【原按】

蔚按：《伤寒论》大旨，以得阳则生。上节言汗之遂漏，
虑其亡阳，此节言下后脉促胸满，亦恐亡阳。盖太阳之气，
由至阴而上于胸膈，今因下后而伤胸膈之阳，斯下焦浊阴之
气僭居阳位而为满，脉亦数中一止而为促。治宜急散阴霾。
于桂枝汤去芍药者，恐其留恋阴邪也。若见恶寒，为阳虚已
极，徒抑其阴无益，必加熟附以壮其阳，方能有济。喻嘉言、
程扶生之解俱误。

六、桂枝麻黄各半汤

【原文】

太阳病，得之八九日，如疟状，发热恶寒，热多寒少，
其人不呕，清便欲自可，一日二三度发。脉微缓者，为欲愈

也；脉微而恶寒者，此阴阳俱虚，不可更发汗、更下、更吐也；面色反有热色者，未欲解也，以其不能得小汗出，身必痒，宜桂枝麻黄各半汤。（23）

【方药】桂枝一两十六铢（去皮）　芍药　生姜（切）　甘草（炙）　麻黄各一两（去节）　大枣四枚（擘）　杏仁二十四枚（汤浸，去皮尖及两仁者）

【煎服法】上七味，以水五升，先煮麻黄一二沸，去上沫，内诸药，煮取一升八合，去滓，温服六合。本云桂枝汤三合，麻黄汤三合，并为六合，顿服。将息如上法。

【方歌】桂枝麻黄各半汤，桂枝一两十六铢，

　　　　杏廿四枚枣四粒，甘芍麻姜一两符。

【原按】

蔚按：《内台》载此方即桂枝汤原方分两，加麻黄二两、杏仁七十个，白水煎服，取微汗。许宏《方议》云：桂枝汤治表虚，麻黄汤治表实，二者均曰解表，霄壤之异也。今此二方合而用之，乃解其表不虚不实者也。

七、桂枝二麻黄一汤

【原文】

服桂枝汤，大汗出，脉洪大者，与桂枝汤如前法。若形似疟，一日再发者，汗出必解，宜桂枝二麻黄一汤。（25）

【方药】桂枝一两十七铢（去皮）　芍药一两六铢　麻黄十六铢（去节）　生姜一两六铢（切）　杏仁十六个（去皮尖）甘草一两二铢（炙）　大枣五枚（擘）

【煎服法】上七味，以水五升，先煮麻黄一二沸，去上沫，内诸药，煮取二升，去滓，温服一升，日再服。本云：

桂枝汤二分，麻黄汤一分，合为二升，分再服。今合为一方，将息如前法。

【方歌】桂二麻一形如疟，日虽再发汗必解，

一两六铢芍与姜，麻铢十六杏同行，

桂枝一两铢十七，草两二铢五枣匡。

【原按】

蔚按：服桂枝汤，宜令微似汗。若大汗出、脉洪大，为汗之太骤，表解而肌未解也。仍宜与桂枝汤，以啜粥法助之。若形似疟，日再发者，是肌邪、表邪俱未净，宜桂枝二以解肌邪，麻黄一以解表邪。

重订长沙方歌括卷二

太阳方

一、白虎加人参汤

【原文】

服桂枝汤，大汗出后，大烦渴不解，脉洪大者，白虎加人参汤主之。（26）

伤寒若吐若下后，七八日不解，热结在里，表里俱热，时时恶风，大渴，舌上干燥而烦，欲饮水数升者，白虎加人参汤主之。（168）

伤寒无大热，口燥渴，心烦，背微恶寒者，白虎加人参汤主之。（169）

伤寒脉浮，发热无汗，其表不解，不可与白虎汤。渴欲饮水，无表证者，白虎加人参汤主之。（170）

若渴欲饮水，口干舌燥者，白虎加人参汤主之。（222）

【方药】知母六两　石膏一斤（碎）　甘草二两（炙）　人参二两　粳米六合

【煎服法】上五味，以水一斗，煮米熟汤成，去滓，温服一升，日三服。

【方歌】白虎人参大汗倾，大渴大热属阳明，

膏斤知六参三两，二草六粳米熟成。

【按语】陈修园《长沙方歌括》所引本人参为三两，而教材为二两，然查教材底本刘渡舟《伤寒论校注》作人参三两，今方歌从《伤寒论校注》作三两，后白虎汤所引方歌亦同，特此说明。

【原按】

蔚按：上节言服桂枝大汗出而邪反不能净，宜仍服桂枝以法汗之，或桂枝二麻黄一汤合肌表而并汗，皆所以竭其余邪也。此节言大汗出外邪已解，而汗多亡阳明之津液。胃络上通于心故大烦，阳明为燥土故大渴，阳气盛故脉洪大。主以石膏之寒以清肺，知母之苦以滋水，甘草粳米之甘、人参之补，取气寒补水以制火，味甘补土而生金，金者水之源也。

二、桂枝二越婢一汤

【原文】

太阳病，发热恶寒，热多寒少，脉微弱者，此无阳也，不可发汗。宜桂枝二越婢一汤。（27）

【方药】桂枝（去皮） 芍药 麻黄 甘草各十八铢（炙） 大枣四枚（擘） 生姜一两二铢（切） 石膏二十四铢（碎，绵裹）

【煎服法】上七味，以水五升，煮麻黄一二沸，去上沫，内诸药，煮取二升，去滓，温服一升。本云当裁为越婢汤、桂枝汤合之，饮一升。今合为一方，桂枝汤二分，越婢汤一分。

臣亿等谨按：桂枝汤方，桂枝、芍药、生姜各三两，甘

草二两，大枣十二枚。越婢汤方，麻黄二两，生姜三两，甘草二两，石膏半斤，大枣十五枚。今以算法约之，桂枝汤取四分之一，即得桂枝、芍药、生姜各十八铢，甘草十二铢，大枣三枚。越婢汤取八分之一，即得麻黄十八铢，生姜九铢，甘草六铢，石膏二十四铢，大枣一枚八分之七，弃之。二汤所取相合，即共得桂枝、芍药、甘草、麻黄各十八铢，生姜一两三铢，石膏二十四铢，大枣四枚，合方。旧云，桂枝三，今取四分之一，即当云桂枝二也。越婢汤方，见仲景杂方中，《外台秘要》一云起脾汤。

【方歌】桂二越一旨各殊，桂芍麻甘十八铢，

　　　　　生姜一两二铢俱，四枚枣膏廿四铢。

【原按】

蔚按：本方分量甚轻，大抵为邪气轻浅者设也。太阳以阳为主，所云热多寒少，是阳气欲胜阴邪之兆；所云脉微弱，是指脉不紧盛；所云无阳不可发汗，是指此证此脉。无阳邪之太盛，不可用麻黄汤发其汗，只用此汤清疏营卫，令得似汗而解也。书中"阴阳"二字，有指气血而言，有指元阴元阳而言，有指脏腑而言，有指表里而言，有指寒热而言，有指邪正而言。非细心如发者，每致误解，即高明如程扶生辈，亦以"无阳"二字认为阳气虚少。甚矣！读书之难也。

三、桂枝去桂加茯苓白术汤

【原文】

服桂枝汤，或下之，仍头项强痛，翕翕发热，无汗，心下满微痛，小便不利者，桂枝去桂加茯苓白术汤主之。（28）

【方药】芍药三两　甘草二两（炙）　生姜（切）　白术

茯苓各三两　大枣十二枚（擘）

【煎服法】上六味，以水八升，煮取三升，去滓，温服一升，小便利则愈。本云桂枝汤今去桂枝加茯苓、白术。

【方歌】见桂枝汤方歌加减：

> 桂枝头痛汗憎风，桂芍生姜三两同，
>
> 枣十二枚甘二两，解肌还借粥之功。
>
> 项背儿几葛四两，汗漏则添附一枚，
>
> 脉促胸闷去芍药，更加畏寒枚附通。
>
> 喘家若作为难症，二两厚朴杏五十，
>
> **去桂术苓添三两，水利邪除立法新。**
>
> 桂枝加芍用三两，若加大黄二两明，
>
> 桂枝加黄芪二两，原剂变法黄汗详。

【原按】

蔚按：上节言太阳之气内陷于脾而不能外达，此节言太阳之气内陷于脾而不能转输也。用桂枝汤后，而头痛、项强、翕翕发热、无汗之证仍在，其病机在于"无汗"二字。知桂枝汤不能丝丝入扣也，或者悔桂枝汤之误而下之，无如表证悉俱，转因误下而陷于脾，以致心下满微痛，小便不利，其病机在于"小便不利"四字。桂枝之长于解肌，不长于利水。服五苓散多饮暖水以出汗，师有明训。知桂枝不可不去也。太阳之气陷于中土，心下为脾之部位，故满而微痛；脾不能转输其津液，故小便不利。今用桂枝汤去桂而加白术、茯苓，则转输灵而小便自利，小便利而太阳之气达于内外，而内外之邪俱净矣。

又按：经方分两轻重，变化难言。有方中以分两最重为君者，如小柴胡汤，柴胡八两，余药各三两之类是也；有方中数味平用者，如桂枝汤，芍、桂、生姜各三两，而以桂枝为君是也；有一方各味等分者，如猪苓汤，各味俱一两，而以猪苓为君是也；有方中分量甚少而得力者，如甘草附子汤中，为使之桂枝四两，而所君甘草只二两是也；又如炙甘草汤中，为使之地黄一斤，而所君之炙甘草只四两是也。然此虽轻重莫测，而方中有是药而后主是名，未有去其药而仍主其名，主其名即所以主其功。如此证头项强痛、翕翕发热，为太阳桂枝证仍在，因其误治，遂变其解肌之法而为利水，水利则满减热除，而头项强痛亦愈。上方在无约之处，神乎其神矣。

四、甘草干姜汤

【原文】

伤寒脉浮，自汗出，小便数，心烦，微恶寒，脚挛急，反与桂枝欲攻其表，此误也。得之便厥，咽中干，烦躁，吐逆者，作甘草干姜汤与之，以复其阳；若厥愈足温者，更作芍药甘草汤与之，其脚即伸；若胃气不和，谵语者，少与调胃承气汤；若重发汗，复加烧针者，四逆汤主之。（29）

问曰：证象阳旦，按法治之而增剧，厥逆，咽中干，两胫拘急而谵语。师曰：言夜半手足当温，两脚当伸，后如师言，何以知此？答曰：寸口脉浮而大，浮为风，大为虚，风则生微热，虚则两胫挛，病形象桂枝，因加附子参其间，增桂令汗出，附子温经，亡阳故也。厥逆咽中干，烦躁，阳明内结，谵语烦乱，更饮甘草干姜汤，夜半阳气还，两足当热，胫尚微拘急，重与芍药甘草汤，尔乃胫伸，以承气汤微溏，则止其谵语，故知病可愈。（30）

【方药】甘草四两（炙）　干姜二两

【煎服法】上二味，以水三升，煮取一升五合，去滓，分

温再服。

【方歌】见伤寒双药方歌括：

甘草干姜误汗施，二两干姜四两草。

芍药甘草汗伤血，芍草各四旨意详。

干姜附子阳将亡，一枚附子一两姜。

桂枝甘草悸欲按，桂四甘草二两匡。

赤脂余粮各一斤，下焦下利此汤欣。

栀子柏皮十五栀，一两甘草二柏资。

瓜蒂一分瓜赤豆，调豉去滓和散服。

甘草汤用二两草，不差桔梗一两方。

【原按】

蔚按：误服桂枝汤而厥，其为热厥无疑。何以又用甘草、干姜乎？而不知此方以甘草为主，取大甘以化姜、桂之辛热，干姜为佐，妙在炮黑，变辛为苦，合甘草又能守中，以复阳也。论中干姜俱生用，而惟此一方用炮，须当切记。或问亡阳由于辛热，今干姜虽经炮带些苦味，毕竟热性尚存，其义何居？答曰：此所谓感以同气，则易入也。子能知以大辛回阳主姜、附而佐以胆、尿之妙，便知以大甘复阳主甘草而佐以干姜之神也。推之，僵蚕因风而死，取之以治中风；驴为火畜，大动风火，以伏流之阿水造胶，遂能降火而息风，皆古圣人探造化之微也。仲景又以此汤治肺痿，更为神妙。后贤取治吐血，盖学古而大有所得也。

五、芍药甘草汤

【原文】

伤寒脉浮，自汗出，小便数，心烦，微恶寒，脚挛急，反与桂枝欲攻其表，此误也。得之便厥，咽中干，烦躁，吐逆者，作甘草干姜汤与之，以复其阳；若厥愈足温者，更作芍药甘草汤与之，其脚即伸；若胃气不和，谵语者，少与调胃承气汤；若重发汗，复加烧针者，四逆汤主之。（29）

问曰：证象阳旦，按法治之而增剧，厥逆，咽中干，两胫拘急而谵语。师曰：言夜半手足当温，两脚当伸，后如师言，何以知此？答曰：寸口脉浮而大，浮为风，大为虚，风则生微热，虚则两胫挛，病形象桂枝，因加附子参其间，增桂令汗出，附子温经，亡阳故也。厥逆咽中干，烦躁，阳明内结，谵语烦乱，更饮甘草干姜汤，夜半阳气还，两足当热，胫尚微拘急，重与芍药甘草汤，尔乃胫伸，以承气汤微溏，则止其谵语，故知病可愈。（30）

【方药】白芍药　甘草各四两（炙）

【煎服法】上二味，以水三升，煮取一升五合，去滓，分温再服。

【方歌】见伤寒双药方歌括：

甘草干姜误汗施，二两干姜四两草。

芍药甘草汗伤血，芍草各四旨意详。

干姜附子阳将亡，一枚附子一两姜。

桂枝甘草悸欲按，桂四甘草二两匡。

赤脂余粮各一斤，下焦下利此汤欣。

栀子柏皮十五栀，一两甘草二柏资。

瓜蒂一分瓜赤豆，调豉去滓和散服。

甘草汤用二两草，不差桔梗一两方。

【原按】

蔚按：芍药味苦，甘草味甘，苦甘合用，有人参之气味，所以大补阴血。血得补则筋有所养而舒，安有拘挛之患哉？时医不知此理，谓为戊己汤，以治腹痛，有时生熟并用，且云中和之剂，可治百病。凡病人素溏与中虚者，服之无不增剧，诚可痛恨。

六、调胃承气汤

【原文】

伤寒脉浮，自汗出，小便数，心烦，微恶寒，脚挛急，反与桂枝欲攻其表，此误也。得之便厥，咽中干，烦躁，吐逆者，作甘草干姜汤与之，以复其阳；若厥愈足温者，更作芍药甘草汤与之，其脚即伸；若胃气不和，谵语者，少与调胃承气汤；若重发汗，复加烧针者，四逆汤主之。（29）

问曰：证象阳旦，按法治之而增剧，厥逆、咽中干、两胫拘急而谵语。师曰：言夜半手足当温，两脚当伸。后如师言，何以知此？答曰：寸口脉浮而大；浮为风，大为虚，风则生微热，虚则两胫挛。病形象桂枝，因加附子参其间，增桂令汗出，附子温经，亡阳故也。厥逆、咽中干、烦躁、阳明内结、谵语烦乱，更饮甘草干姜汤，夜半阳气还，两足当热，胫尚微拘急，重与芍药甘草汤，尔乃胫伸；以承气汤微溏，则止其谵语。故知病可愈。（30）

发汗后，恶寒者，虚故也。不恶寒，但热者，实也，当和胃气，与调胃承气汤。（70）

太阳病未解，脉阴阳俱停，必先振栗汗出而解；但阳脉微者，先汗出而解；但阴脉微者，下之而解。若欲下之，宜调胃承气汤。（94）

伤寒十三日，过经谵语者，以有热也，当以汤下之。若小便利者，大便当硬，而反下利，脉调和者。知医以丸药下之，非其治也。若自下利者，脉当微厥，今反和者，此为内实也，调胃承气汤主之。（105）

太阳病，过经十余日，心下温温欲吐，而胸中痛，大便反溏，腹微满，郁郁微烦。先此时自极吐下者，与调胃承气汤；若不尔者，不可与。但欲呕，胸中痛，微溏者，此非柴胡汤证，以呕故知极吐下也。调胃承气汤。（123）

阳明病，不吐不下，心烦者，可与调胃承气汤。（207）

太阳病三日，发汗不解，蒸蒸发热者，属胃也，调胃承气汤主之。（248）

伤寒吐后，腹胀满者，与调胃承气汤。（249）

【方药】甘草二两（炙）　芒硝半升　大黄四两（清酒洗）

【煎服法】上三味，以水三升，煮取一升，去滓，内芒硝，更上火微煮令沸，少少温服之。

【方歌】调胃承气炙甘功，硝用半升地道通，
　　　　草二大黄四两足，法中之法妙无穷。

【原按】

蔚按：此治病在太阳而得阳明之阳盛证也。经曰：热淫于内，治以咸寒；火淫于内，治以苦寒。君大黄之苦寒，臣芒硝之咸寒，而更佐以甘草之甘缓，硝、黄留中以泄热也。少少温服，亦取缓调之意。

次男元犀按：调胃承气汤此证用之，可救服桂枝遗热入胃之误；太阳之阳盛证用之，能泄肌热而作汗；阳明证用之，能调胃气以解微结。《内台》方自注云："脉浮者"三字，大有意义。

七、四逆汤

【原文】

伤寒脉浮，自汗出，小便数，心烦，微恶寒，脚挛急，

反与桂枝欲攻其表，此误也。得之便厥，咽中干，烦躁，吐逆者，作甘草干姜汤与之，以复其阳；若厥愈足温者，更作芍药甘草汤与之，其脚即伸；若胃气不和，谵语者，少与调胃承气汤；若重发汗，复加烧针者，四逆汤主之。（29）

伤寒，医下之，续得下利，清谷不止，身疼痛者，急当救里；后身疼痛，清便自调者，急当救表。救里宜四逆汤，救表宜桂枝汤。（91）

病发热头痛，脉反沉，若不差，身体疼痛，当救其里，宜四逆汤。（92）

脉浮而迟，表热里寒，下利清谷者，四逆汤主之。（225）

少阴病，脉沉者，急温之，宜四逆汤。（323）

少阴病，饮食入口则吐；心中温温欲吐，复不能吐。始得之，手足寒，脉弦迟者，此胸中实，不可下也，当吐之。若膈上有寒饮，干呕者，不可吐也，当温之，宜四逆汤。（324）

大汗出，热不去，内拘急，四肢疼，又下利厥逆而恶寒者，四逆汤主之。（353）

大汗，若大下利，而厥冷者，四逆汤主之。（354）

下利腹胀满，身体疼痛者，先温其里，乃攻其表，温里宜四逆汤，攻表宜桂枝汤。（372）

呕而脉弱，小便复利，身有微热，见厥者难治，四逆汤主之。（377）

吐利汗出，发热恶寒，四肢拘急，手足厥冷者，四逆汤主之。（388）

既吐且利，小便复利，而大汗出，下利清谷，内寒外热，脉微欲绝者，四逆汤主之。（389）

【方药】甘草二两（炙）　干姜一两半　附子一枚（生用，

去皮，破八片）

【煎服法】上三味，以水三升，煮取一升二合，去滓，分温再服。强人可大附子一枚、干姜三两。

【方歌】四逆汤是少阴方，生附一枚两半姜，

建功姜附如良将，草须二两从容匡。

茯苓四两参两入，即为茯苓四逆汤，

四逆原方主救阳，加参一两救阴方。

【原按】

蔚按：四逆汤为少阴正药。此证用之以招纳欲散之阳，太阳用之以温经，与桂枝汤同用以救里，太阴用之以治寒湿，少阴用之以救元阳，厥阴用之以回薄厥。

次男元犀按：生附子、干姜，彻上彻下，开辟群阴，迎阳归舍，交接十二经，为斩旗夺关之良将。而以甘草主之者，从容筹划，自有将将之能也。

八、葛根汤

【原文】

太阳病，项背强几几，无汗恶风，葛根汤主之。（31）

太阳与阳明合病者，必自下利，葛根汤主之。（32）

【方药】葛根四两　麻黄三两（去节）　桂枝二两（去皮）　生姜三两（切）　甘草二两（炙）　芍药二两　大枣十二枚（擘）

【煎服法】上七味，以水一斗，先煮麻黄、葛根，减二升，去白沫，内诸药，煮取三升，去滓，温服一升。覆取微似汗，余如桂枝法将息及禁忌。诸汤皆仿此。

【方歌】葛根四两三两麻，枣枚十二效堪嘉，

桂甘芍二姜三两，**不利但呕半升夏**。

【原按】

蔚按：第二方桂枝加葛根汤与此汤，俱治太阳经输之病。太阳之经输在背。经云：邪入于输，腰脊乃强。师于二方皆云治项背几几，几几者，小鸟羽短，欲飞不能飞，而伸颈之象也。但前方治汗出，是邪从肌腠而入输，故主桂枝；此方治无汗，是邪从肤表而入输，故主麻黄。然邪既入输，肌腠亦病，方中取桂枝汤全方加葛根、麻黄，亦肌表两解之治，与桂枝二麻黄一汤同意，而用却不同，微乎其微乎！葛根性用解见第二方。

张令韶曰：太阳与阳明合病，必自下利者，太阳主开，阳明主阖。今太阳合于阳明，不从太阳之开，而从阳明之阖，病阖反开，故必自下利。下利者，气下而不上也。葛根之性，延蔓上腾，气腾于上，利自止矣。

九、葛根加半夏汤

【原文】

太阳与阳明合病，不下利但呕者，葛根加半夏汤主之。（33）

【方药】葛根四两　麻黄三两（去节）　甘草二两（炙）芍药二两　桂枝二两（去皮）　生姜二两（切）　半夏半升（洗）　大枣十二枚（擘）

【煎服法】上八味，以水一斗，先煮葛根、麻黄，减二升，去白沫，内诸药，煮取三升，去滓，温服一升。覆取微似汗。

【方歌】见葛根汤方歌加减：

　　　　葛根四两三两麻，枣枚十二效堪嘉，

　　　　桂甘芍二姜三两，**不利但呕半升夏**。

【原按】

张令韶曰：不下利但呕者，太阳之气仍欲上达而从开也。因其势而开之，故加半夏以宣通逆气。

十、葛根黄芩黄连汤

【原文】

太阳病，桂枝证，医反下之，利遂不止。脉促者，表未解也；喘而汗出者，葛根黄芩黄连汤主之。（34）

【方药】葛根半斤　甘草二两（炙）　黄芩三两　黄连三两

【煎服法】上四味，以水八升，先煮葛根，减二升，内诸药，煮取二升，去滓，分温再服。

【方歌】葛根芩连八葛谈，三两芩连二两甘，

　　　　喘而汗出脉兼促，误下风邪利不堪。

【按语】陈修园《长沙方歌括》所引本黄芩为二两，今据教材改为三两。

【原按】

蔚按：太阳桂枝证而反下之，邪由肌腠而内陷于中土，故下利不止。脉促与喘汗者，内陷之邪欲从肌腠外出而不能出。涌于脉道，如疾行而蹶为脉促；涌于华盖，肺主气而上喘，肺主皮毛而汗出。方主葛根，从里以达于表，从下以腾于上。辅之以芩、连之苦，苦以坚之，坚毛窍而止汗，坚肠胃以止泻。又辅以甘草之甘，妙得苦甘相合，与人参同味而

同功，所以辅中土而调脉道。真神方也。许宏《方议》云：此方亦能治阳明大热下利者，又能治嗜酒之人热喘者，取用不穷也。蔚按：金桂峰之女患痢，身热如焚，法在不治。余断其身热为表邪，用人参败毒散，继服此方，全愈。益信长沙方之取用不穷也。

十一、麻黄汤

【原文】

太阳病，头痛发热，身疼腰痛，骨节疼痛，恶风无汗而喘者，麻黄汤主之。（35）

太阳与阳明合病，喘而胸满者，不可下，宜麻黄汤。（36）

太阳病，十日以去，脉浮细而嗜卧者，外已解也。设胸满胁痛者，与小柴胡汤。脉但浮者，与麻黄汤。（37）

太阳病，脉浮紧，无汗，发热，身疼痛，八九日不解，表证仍在，此当发其汗。服药已微除，其人发烦目瞑，剧者必衄，衄乃解。所以然者，阳气重故也。麻黄汤主之。（46）

脉浮者，病在表，可发汗，宜麻黄汤。（51）

脉浮而数者，可发汗，宜麻黄汤。（52）

伤寒脉浮紧，不发汗，因致衄者，麻黄汤主之。（55）

脉但浮，无余证者，与麻黄汤。若不尿，腹满加哕者，不治。（232）

阳明病，脉浮，无汗而喘者，发汗则愈，宜麻黄汤。（235）

【方药】麻黄三两（去节）　桂枝二两（去皮）　甘草一两（炙）　杏仁七十个（去皮尖）

【煎服法】上四味，以水九升，先煮麻黄，减二升，去上沫，内诸药，煮取二升半，去滓，温服八合。覆取微似汗，不须啜粥，余如桂枝法将息。

【方歌】麻黄汤中三两麻，二桂一甘效堪夸，

　　　　七十杏仁专主喘，温服休教粥到牙。

【原按】

蔚按：以上俱言桂枝证，至此方言麻黄证也。方下所列各证，皆兼经气而言。何谓"经"？《内经》云：太阳之脉，上连风府，上头项，挟脊，抵腰，至足，循身之背是也。何谓"气"？《内经》云：太阳之上，寒气主之。又云：三焦膀胱者，腠理毫毛其应。是太阳之气主周身之表而主外也。桂枝证病在肌腠，肌腠实则肤表虚，故以自汗为提纲；此证病在肤表，邪在肤表则肤表实，故以无汗为提纲。无汗则表气不通，故喘；痛而曰疼，痛之甚也。此经与气并伤，视桂枝证较重，故以麻黄大开皮毛为君，以杏仁利气，甘草和中，桂枝从肌以达表为辅佐。覆取似汗而不啜粥，恐其逗留麻黄之性，发汗太过也。

十二、大青龙汤

【原文】

太阳中风，脉浮紧，发热恶寒，身疼痛，不汗出而烦躁者，大青龙汤主之。若脉微弱，汗出恶风者，不可服之。服之则厥逆，筋惕肉瞤，此为逆也。（38）

伤寒脉浮缓，身不疼但重，乍有轻时，无少阴证者，大青龙汤发之。（39）

【方药】麻黄六两（去节）　桂枝二两（去皮）　甘草二

两（炙）　杏仁四十枚（去皮尖）　生姜三两（切）　大枣十枚（擘）　石膏如鸡子大（碎）

【煎服法】上七味，以水九升，先煮麻黄，减二升，去上沫，内诸药，煮取三升，去滓，温服一升，取微似汗。汗出多者，温粉粉之。一服汗者，停后服。若复服，汗多亡阳遂虚，恶风烦躁，不得眠也。

【方歌】大青龙汤表兼热，二两桂甘三两姜，
　　　　大枣十枚四十杏，膏如鸡子六麻黄。

【按语】陈修园《长沙方歌括》所引本杏仁、大枣分别为五十枚和十二枚，今据教材改为四十枚和十枚。

【原按】

蔚按：太阳底面便是少阴。少阴证本无汗，而烦躁证少阴与太阳俱有之。若太阳中风脉浮，为肌病有欲汗之势，紧为表实，仍不得有汗，是肌与表兼病也。发热为太阳之标病，恶寒为太阳之本病，是标与本俱病也。太阳之气主周身之毫毛，太阳之经挟脊抵腰，身疼痛是经与气并病也。风为阳邪，病甚而汗不出，阳邪内扰，不可认为少阴之烦躁，以致议温有四逆汤，议寒有黄连阿胶汤之误。只用麻黄汤以发表，桂枝汤以解肌，而标本经气之治法俱在其中。去芍药者，恶其苦降，恐引邪陷入少阴也。加石膏者，取其质重性寒，纹理似肌，辛甘发散，能使汗为热隔之症，透达而解，如龙能行云而致雨也。更妙在倍用麻黄，挟石膏之寒尽行于外而发汗，不留于内而寒中。方之所以入神也。下节言脉即不紧而缓，身即不疼而但重且有轻时，虽不若上节之甚，而无汗与烦躁，审非少阴证，亦可以此汤发之。论云：无少阴证者，此"者"字，承上节不汗出而烦躁言也。

十三、小青龙汤

【原文】

伤寒表不解，心下有水气，干呕发热而咳，或渴，或利，或噎，或小便不利、少腹满，或喘者，小青龙汤主之。（40）

伤寒心下有水气，咳有微喘，发热不渴。服汤已渴者，此寒去欲解也。小青龙汤主之。（41）

【方药】麻黄（去节） 芍药 细辛 干姜 甘草（炙）桂枝各三两（去皮） 五味子半升 半夏半升（洗）

【煎服法】上八味，以水一斗，先煮麻黄，减二升，去上沫，内诸药，煮取三升，去滓，温服一升。若渴，去半夏，加栝楼根三两；若微利，去麻黄，加荛花，如一鸡子，熬令赤色；若噎者，去麻黄，加附子一枚，炮；若小便不利，少腹满者，去麻黄，加茯苓四两；若喘，去麻黄，加杏仁半升，去皮尖。且荛花不治利，麻黄主喘，今此语反之，疑非仲景意。

臣亿等谨按：小青龙汤，大要治水。又按《本草》，荛花下十二水，若去水，利则止也，又按《千金》，形肿者应内麻黄，乃内杏仁者，以麻黄发其阳故也。以此证之，岂非仲景意也。

【方歌】小青龙汤表兼水，咳而发热句中推，

桂麻姜芍草辛三，夏味半升实为贵。

肺胀加石膏二两，金匮别法更发挥。

【原按】

蔚按：此寒伤太阳之表不解，而动其里水也。麻、桂从太阳以祛表邪，细辛入少阴而行里水，干姜散胸前之满，半夏降上逆之气，合五味之酸、芍药之苦，取酸苦涌泄而下行。既欲下行，而仍用甘草以缓之者，令药性不暴，则药力周到，

能入邪气水饮互结之处而攻之。凡无形之邪气从肌表出，有形之水饮从水道出，而邪气、水饮一并廓清矣。喻嘉言云：方名小青龙者，取其翻波逐浪以归江海，不欲其兴云升天而为淫雨之意。若泥麻黄过散减去不用，则不成其为龙，将何恃以翻波逐浪乎？

十四、桂枝加厚朴杏仁汤

【原文】

喘家，作桂枝汤，加厚朴杏子佳。（18）

太阳病，下之微喘者，表未解故也，桂枝加厚朴杏子汤主之。（43）

【方药】桂枝三两（去皮）　甘草二两（炙）　生姜三两（切）　芍药三两　大枣十二枚（擘）　厚朴二两（炙，去皮）　杏仁五十枚（去皮尖）

【煎服法】上七味，以水七升，微火煮取三升，去滓，温服一升，覆取微似汗。

【方歌】见桂枝汤方歌加减：

桂枝头痛汗憎风，桂芍生姜三两同，

枣十二枚甘二两，解肌还借粥之功。

项背几几葛四两，汗漏则添附一枚，

脉促胸闷去芍药，更加畏寒枚附通。

喘家若作为难症，二两厚朴杏五十，

去桂术苓添三两，水利邪除立法新。

桂枝加芍用三两，若加大黄二两明，

桂枝加黄芪二两，原剂变法黄汗详。

【原按】

参太阳病，有在表在外之不同，以皮肤为表，肌腠为外也。太阳表病未解而下之，气不因下而内陷仍在于表，不能宣发而微喘。用桂枝汤从肌而托之于表，加厚朴以宽之，杏仁以降之，表解而喘平矣。与太阳病下之后，其气上冲者，可与桂枝汤参看。

十五、干姜附子汤

【原文】

下之后，复发汗，昼日烦躁不得眠，夜而安静，不呕，不渴，无表证，脉沉微，身无大热者，干姜附子汤主之。（61）

【方药】干姜一两　附子一枚（生用，去皮，切八片）

【煎服法】上二味，以水三升，煮取一升，去滓，顿服。

【方歌】见伤寒双药方歌括：

甘草干姜误汗施，二两干姜四两草。

芍药甘草汗伤血，芍草各四旨意详。

干姜附子阳将亡，一枚附子一两姜。

桂枝甘草悸欲按，桂四甘草二两匡。

赤脂余粮各一斤，下焦下利此汤欣。

栀子柏皮十五栀，一两甘草二柏资。

瓜蒂一分瓜赤豆，调豉去滓和散服。

甘草汤用二两草，不差桔梗一两方。

【原按】

蔚按：太阳底面便是少阴。太阳证误下之，则少阴之阳既虚，又发其汗，则一线之阳难以自主。阳主于昼，阳虚欲援同气之救助而不可得，故烦躁不得眠；阴主于夜，阳虚必俯首不敢争，故夜则安静。又申之曰：不呕不渴，脉沉微，无表证，身无大热，辨其烦躁绝非外邪，而为少阴阳虚之的证也。证既的，则以回阳之姜、附顿服。何疑？

十六、桂枝加芍药生姜各一两人参三两新加汤

【原文】

发汗后，身疼痛，脉沉迟者，桂枝加芍药生姜各一两人参三两新加汤主之。（62）

【方药】桂枝三两（去皮） 芍药四两 甘草二两（炙）人参三两 大枣十二枚（擘） 生姜四两

【煎服法】上六味，以水一斗二升，煮取三升，去滓，温服一升。本云桂枝汤，今加芍药、生姜、人参。

【方歌】方名即方药剂量内容，为桂枝汤原方加芍药生姜各一两人参三两而成，故不另出方歌。

【原按】

蔚按：此言太阳证发汗后，邪已净而营虚也。身疼痛症虽似外邪，而血虚不能养营者必痛也。师恐人之误认为邪，故复申之曰脉沉迟，以脉沉者病不在表，迟者血虚无以营脉也。方用桂枝汤取其专行营分，加人参以滋补血液生始之源，加生姜以通血脉循行之滞，加芍药之苦平，欲领姜、桂之辛，不走于肌腠而作汗，潜行于经脉而定痛也。曰新加者，言邪盛忌用人参，今因邪净而新加之。注家谓有余邪者，误也。

十七、麻黄杏仁甘草石膏汤

【原文】

发汗后，不可更行桂枝汤，汗出而喘，无大热者，可与麻黄杏仁甘草石膏汤。（63）

下后不可更行桂枝汤，若汗出而喘，无大热者，可与麻黄杏子甘草石膏汤。（162）

【方药】麻黄四两（去节） 杏仁五十个（去皮尖） 甘草二两（炙） 石膏半斤（碎，绵裹）

【煎服法】上四味，以水七升，煮麻黄，减二升，去上沫，内诸药，煮取二升，去滓，温服一升。本云黄耳杯。

【方歌】麻杏石甘八两膏，二甘五十杏同熬，

需知禁桂为阳盛，四两麻黄逊石膏。

【原按】

男元犀按：此借治风温之病。论曰：太阳病发热而渴、不恶寒者为温病，若发汗已，身灼热者名风温一节，未出其方，此处补之。其文略异，其实互相发明。不然，汗后病不解，正宜桂枝汤，曰不可更行者，知阳盛于内也。汗出而喘者，阳盛于内，火气外越而汗出，火气上越而喘也。其云无大热，奈何？前论温病曰发热而渴不恶寒者，邪从内出，得太阳之标热，无太阳之本寒也。今曰无大热，邪已蕴酿成热，热盛于内，以外热较之而转轻也。读书要得间，不可死于句下，至于方解，柯韵伯最妙，宜熟读之。

柯韵伯曰：此方为温病之主剂。凡冬不藏精之人，热邪伏于脏腑，至春风解冻，伏邪自内而出。法当乘其势而汗之，热随汗解矣。此证头项强痛与伤寒尽同，惟不恶寒而渴以别之。证系有热无寒，故于麻黄汤去桂易石膏，以解表里俱热

之证。岐伯所云，未满三日可汗而已者，此法是也。此病得于寒时，而发于风令，故又名曰风温。其脉阴阳俱浮，其证自汗身重。盖阳浮则强于卫外而闭气，故身重，当用麻黄开表以逐邪；阴浮不能藏精而汗出，当用石膏镇阴以清火；表里俱热，则中气不运，升降不得自如，故多眠鼻鼾，语言难出，当用杏仁甘草以调气。此方备升降轻重之性，足以当之。若攻下、火熏等法，此粗工促病之术也。盖内蕴之火邪与外感之余热，治不同法。是方温病初起，可用以解表清里，汗后可复用以平内热之猖狂，下后可复用以彻伏邪之留恋，与风寒不解用桂汤同法。例云：桂枝下咽，阳盛则毙。特开此凉解一法，为大青龙汤之变局、白虎汤之先着也。然此证但热无寒，用青龙则不宜姜、桂，恐脉流薄疾，斑黄狂乱作矣；此证但热不虚，用白虎则不宜参、米，恐食入于阴则长气于阳，谵语腹胀矣。此为解表之剂，若无喘、鼾、语言难出等证，则又白虎之证治矣。凡治温病表里之实，用此汤；治温病表里之虚，用白虎加参、米，相须相济者也。若葛根黄芩黄连汤，则治痢而不治喘，要知温病下后，无利不止证，葛根黄连之燥，非治温药。且麻黄专于外达，与葛根之和中发表不同；石膏甘润，与黄连之苦燥悬殊。同是凉解表里，同是汗出而喘，而用药有毫厘之辨矣。

十八、桂枝甘草汤

【原文】

发汗过多，其人叉手自冒心，心下悸，欲得按者，桂枝甘草汤主之。（64）

【方药】桂枝四两（去皮）　甘草二两（炙）

【煎服法】上二味，以水三升，煮取一升，去滓，顿服。

【方歌】见伤寒双药方歌括：

甘草干姜误汗施，二两干姜四两草。

芍药甘草汗伤血，芍草各四旨意详。

干姜附子阳将亡，一枚附子一两姜。

桂枝甘草悸欲按，桂四甘草二两匡。

赤脂余粮各一斤，下焦下利此汤欣。

栀子柏皮十五栀，一两甘草二柏资。

瓜蒂一分瓜赤豆，调豉去滓和散服。

甘草汤用二两草，不差桔梗一两方。

【原按】

张令韶曰：此发汗多而伤其心气也。汗为心液，汗出过多，则心液空而喜按，故用桂枝以保心气，甘草助中土以防水逆，不令肾气乘心。

十九、茯苓桂枝甘草大枣汤

【原文】

发汗后，其人脐下悸者，欲作奔豚，茯苓桂枝甘草大枣汤主之。（65）

【方药】茯苓半斤 桂枝四两（去皮） 甘草二两（炙）大枣十五枚（擘）

【煎服法】上四味，以甘澜水一斗，先煮茯苓，减二升，内诸药，煮取三升，去滓，温服一升，日三服。

作甘澜水法：取水二斗，置大盆内，以杓扬之，水上有珠子五六千颗相逐，取用之。

【方歌】苓桂草枣奔豚治，八两茯苓四桂枝，

　　　　枣推十五炙草二，煮取甘澜两度施。

【按语】陈修园《长沙方歌括》所引本甘草为四两，今据教材改为二两。

【原按】

蔚按：此治发汗而伤其肾气也。桂枝保心气于上，茯苓安肾气于下，二物皆能化太阳之水气。甘草、大枣补中土而制水邪之溢，甘澜水速诸药下行。此心悸欲作奔豚，图于未事之神方也。

二十、厚朴生姜半夏甘草人参汤（即朴姜夏草人参汤）

【原文】

发汗后，腹胀满者，厚朴生姜半夏甘草人参汤主之。（66）

【方药】厚朴半斤（炙，去皮）　生姜半斤（切）　半夏半升（洗）　甘草二两　人参一两

【煎服法】上五味，以水一斗，煮取三升，去滓，温服一升，日三服。

【方歌】朴姜草夏人参汤，一参二草须分明，

　　　　厚姜半斤半升夏，汗后调和法出群。

【原按】

张令韶曰：此治发汗而伤脾气。汗乃中焦水谷之津，汗后亡津液而脾气虚，脾虚则不能转输而胀满矣。夫天气不降，地气不升，则为胀满。厚朴色赤性温而味苦泄，助天气之下降也；半夏感一阴而生，能启达阴气，助地气之上升也；生姜宣通滞气，甘草、人参所以补中而滋生津液者也。津液足

而上下交，则胀满自消矣。

二十一、茯苓桂枝白术甘草汤

【原文】

伤寒若吐、若下后，心下逆满，气上冲胸，起则头眩，脉沉紧，发汗则动经，身为振振摇者，茯苓桂枝白术甘草汤主之。(67)

【方药】茯苓四两　桂枝三两（去皮）　白术　甘草各二两（炙）

【煎服法】上四味，以水六升，煮取三升，去滓，分温三服。

【方歌】苓桂术甘气冲胸，起则头眩身振从，

　　　　茯四桂三术草二，温中降逆效从容。

【原按】

张令韶曰：此治吐下后而伤肝气也。心下逆满者，心下为脾之部位。脾主中焦水谷之津，吐下以伤其津，遂致脾虚而为满，脾虚而肝气乘之，故逆满也。气上冲胸等句，皆言肝病之本脉本症。方中只用桂枝一味以治肝，其余白术、茯苓、甘草，皆补脾之药，最为得法。即《金匮》所谓"知肝之病，当先实脾"是也。

二十二、芍药甘草附子汤

【原文】

发汗，病不解，反恶寒者，虚故也，芍药甘草附子汤主之。(68)

【方药】芍药　甘草各三两（炙）　附子一枚（炮，去皮，

破八片）

【煎服法】上三味，以水五升，煮取一升五合，去滓，分温三服。疑非仲景方。

【方歌】芍药甘草附子汤，一枚附子胜灵丹，

　　　　甘芍平行三两看，汗后恶寒虚故攒。

【原按】

男元犀按：各家以此证为发汗虚其表阳之气，似是而非。于"病不解"三字说不去，且"虚故也"三字亦无来历。盖太阳之邪，法从汗解，汗而不解，余邪未净，或复烦发热，或如疟状。亦有大汗亡阳明之阳，用白虎加人参法，亡少阴之阳，用真武四逆法，论有明训也。今但云不解，可知病未退而亦未加也。恶寒而曰"反"者，奈何？谓前此无恶寒证，因发汗而反增此一证也。恶寒若系阳虚，四逆辈犹恐不及，竟以三两之芍药为主，并无姜、桂以佐之，岂不虑恋阴以扑灭残阳乎？师恐人因其病不解而再行发汗，又恐因其恶寒而径用姜、附，故特切示曰"虚故也"。言其所以不解，所以恶寒，皆阴阳素虚之故，补虚自足以胜邪，不必他顾孙也。方中芍药、甘草，苦甘以补阴；附子、甘草，辛甘以补阳；附子性猛，得甘草而缓；芍药性寒，得附子而和；且芍、草多而附子少，皆调剂之妙。此阴阳双补之良方也。论中言虚者，间于节中偶露一二语，单言虚而出补虚之方者只一节。学者当从此隅反之。

二十三、茯苓四逆汤

【原文】

发汗，若下之，病仍不解，烦躁者，茯苓四逆汤主之。

（69）

【方药】茯苓四两　人参一两　附子一枚（生用，去皮，破八片）　甘草二两（炙）　干姜一两半

【煎服法】上五味，以水五升，煮取三升，去滓，温服七合，日二服。

【方歌】见四逆汤方歌加减：

四逆汤是少阴力，生附一枚两半姜，

建功姜附如良将，草须二两从容匡。

茯苓四两参两入，即为茯苓四逆汤，

四逆原方主救阳，加参一两救阴方。

【按语】陈修园《长沙方歌括》所引本茯苓为六两，今据教材改为四两。

【原按】

张令韶曰：此汗、下而虚其少阴水火之气也。汗下之后，心肾之精液两虚，以致病仍不解，阴阳水火离隔而烦躁也。烦者，阳不得通阴也；躁者，阴不得遇阳也。茯苓、人参，助心主以止阳烦，四逆补肾脏以定阴躁。

二十四、五苓散

【原文】

太阳病，发汗后，大汗出，胃中干，烦躁不得眠，欲得饮水者，少少与饮之，令胃气和则愈。若脉浮，小便不利，微热消渴者，五苓散主之。（71）

发汗已，脉浮数，烦渴者，五苓散主之。（72）

伤寒，汗出而渴者，五苓散主之；不渴者，茯苓甘草汤主之。（73）

中风发热，六七日不解而烦，有表里证，渴欲饮水，水入则吐者，名曰水逆，五苓散主之。（74）

病在阳，应以汗解之；反以冷水潠之。若灌之，其热被劫不得去，弥更益烦，肉上粟起，意欲饮水，反不渴者，服文蛤散；若不差者，与五苓散；寒实结胸，无热证者，与三物小陷胸汤，白散亦可服。（141）

本以下之，故心下痞；与泻心汤，痞不解。其人渴而口燥烦，小便不利者，五苓散主之。一方云，忍之一日乃愈。（156）

太阳病，寸缓关浮尺弱，其人发热汗出，复恶寒，不呕，但心下痞者，此以医下之也。如其不下者，病人不恶寒而渴者，此转属阳明也。小便数者，大便必硬，不更衣十日，无所苦也。渴欲饮水，少少与之，但以法救之。渴者，宜五苓散。（244）

霍乱，头痛发热，身疼痛，热多欲饮水者，五苓散主之；寒多不用水者，理中丸主之。（386）

【方药】猪苓十八铢（去皮）　泽泻一两六铢　白术十八铢　茯苓十八铢　桂枝半两（去皮）

【煎服法】上五味，捣为散，以白饮和服方寸匕，日三服。多饮暖水，汗出愈。如法将息。

【方歌】五苓散治太阳府，猪术茯苓十八铢，
　　　　泽泻一两六铢符，桂枝半两白饮服。

【原按】

次男元犀按：苓者，令也。化气而通行津液，号令之主也。猪苓、茯苓、泽泻，皆化气之品，有白术从脾以转输之，则气化而水行矣。然表里之邪，不能因水利而两解，故必加桂枝以解之，作散以散之，多服暖水以助之，使水精四布，

上滋心肺，外达皮毛，微汗一出，而表里之烦热两蠲矣。白饮和服，亦即桂枝汤啜粥之义也。

二十五、茯苓甘草汤

【原文】

伤寒汗出而渴者，五苓散主之；不渴者，茯苓甘草汤主之。（73）

伤寒厥而心下悸，宜先治水，当服茯苓甘草汤，却治其厥。不尔，水渍入胃，必作利也。（356）

【方药】茯苓二两　桂枝二两（去皮）　甘草一两（炙）　生姜三两（切）

【煎服法】上四味，以水四升，煮取二升，去滓，分温三服。

【方歌】茯苓甘草汗不渴，又治伤寒厥悸忧，

　　　　三姜一甘二桂茯，须知水汗共源流。

【按语】陈修园《长沙方歌括》所引本茯苓、桂枝均为四两，今据教材均改为二两。

【原按】

蔚按：此承上，服五苓散，多饮暖水以出汗。人知五苓之用在汗，而不知五苓之证在渴也。五苓证之渴，为脾不转输，非关胃燥。推而言之，不输于上为渴，不输于中为水逆，不输于下为小便不利。虽有烦热之病，责在水津不能四布，故白术、桂枝之辛温不避也。论曰汗出而渴，可知中焦水谷之津发泄而伤脾，脾伤则不能输津而作渴，故取五苓散布散其水津。若不渴者，中焦之液未伤，只用茯苓甘草汤，取茯苓之利水，俾肾水不沸腾而为汗。

重订长沙方歌括卷三

太阳方

一、栀子豉汤

【原文】

发汗后，水药不得入口为逆，若更发汗，必吐下不止。发汗吐下后，虚烦不得眠，若剧者，必反覆颠倒，心中懊憹，栀子豉汤主之；若少气者，栀子甘草豉汤主之；若呕者，栀子生姜豉汤主之。（76）

发汗若下之，而烦热胸中窒者，栀子豉汤主之。（77）

伤寒五六日，大下之后，身热不去，心中结痛者，未欲解也，栀子豉汤主之。（78）

阳明病，脉浮而紧，咽燥口苦，腹满而喘，发热汗出，不恶寒反恶热，身重。若发汗则躁，心愦愦反谵语。若加温针，必怵惕烦躁不得眠。若下之，则胃中空虚，客气动膈，心中懊憹，舌上胎者，栀子豉汤主之。（221）

阳明病，下之，其外有热，手足温，不结胸，心中懊憹，饥不能食，但头汗出者，栀子豉汤主之。（228）

下利后更烦，按之心下濡者，为虚烦也，宜栀子豉汤。（375）

【方药】栀子十四个（擘）　香豉四合（绵裹）

【煎服法】上二味，以水四升，先煮栀子，得二升半，内豉，煮取一升半，去滓，分为二服，温进一服，得吐者，止后服。

【方歌】栀子豉汤豉四合，栀子十四枚用擘，

　　　　少气加入二两草，呕者生姜五两合。

【原按】

男元犀按：此汤旧本有得吐止后服等字，故相传为涌吐之方。高明如柯韵伯，亦因其说。惟张隐庵、张令韶极辨其讹：瓜蒂散二条，本经必曰吐之；栀子汤六节，并不言一"吐"字。且吐下后虚烦，岂有复吐之理乎？此因瓜蒂散内用香豉二合，而误传之也。愚每用此方，服之不吐者多，亦或有时而吐。要之，吐与不吐，皆药力胜病之效也。其不吐者，所过者化，即雨露之用也；一服即吐者，战则必胜，即雷霆之用也。方非吐剂，而病间有因吐而愈者，所以为方之神妙。栀子色赤象心，味苦属火，性寒导火热下行；豆形象肾，色黑入肾，制造为豉，轻浮引水液之上升。阴阳和，水火济，而烦热、懊𢛵，结痛等证俱解矣。原本列于"太阳"，主解烦，非吐剂，而有时亦能涌吐也。韵伯移入"阳明"，只知为吐剂，泄阳明之烦热。即此，为仁者见仁，知者见知也。

二、栀子甘草豉汤

【原文】

发汗后，水药不得入口为逆，若更发汗，必吐下不止。发汗吐下后，虚烦不得眠，若剧者，必反覆颠倒，心中懊𢛵，栀子豉汤主之；若少气者，栀子甘草豉汤主之；若呕者，栀

子生姜豉汤主之。（76）

【方药】栀子十四个（擘） 甘草二两（炙） 香豉四合
（绵裹）

【煎服法】上三味，以水四升，先煮栀子、甘草，取二升
半，内豉，煮取一升半，去滓，分二服，温进一服，得吐者，
止后服。

【方歌】见栀子豉汤方歌加减：

　　　　栀子豉汤豉四合，栀子十四枚用擘，

　　　　少气加入二两草，呕者生姜五两合。

【原按】

无此原按。

三、栀子生姜豉汤

【方药】

栀子十四个（擘） 生姜五两（切） 香豉四合（绵裹）

【煎服法】上三味，以水四升，先煮栀子、生姜，取二升
半，内豉，煮取一升半，去滓，分二服，温进一服，得吐者，
止后服。

【方歌】见栀子豉汤方歌加减：

　　　　栀子豉汤豉四合，栀子十四枚用擘，

　　　　少气加入二两草，**呕者生姜五两合**。

【原按】

蔚按：栀豉解见上。汗吐下后，中气虚不能交通上下，
故加甘草以补中；呕者，汗吐下后，胃阳已伤，中气不和而
上逆，故加生姜暖胃、解秽而止逆也。

四、栀子厚朴汤

【原文】

伤寒下后，心烦腹满，卧起不安者，栀子厚朴汤主之。（79）

【方药】栀子十四个（擘）　厚朴四两（炙，去皮）　枳实四枚（水浸，炙令黄）

【煎服法】上二味，以水三升半，煮取一升半，去滓，分二服，温进一服，得吐者，止后服。

【方歌】栀子厚朴不用豉，栀同朴四四枚枳，
　　　　　栀子干姜用二两，十四栀子尽所长。

【原按】

柯韵伯曰：心烦则难卧，腹满则难起。起卧不安是心移热于胃，与反复颠倒之虚烦不同。栀子治烦，枳、朴泄满，此两解心腹之妙剂也。

五、栀子干姜汤

【原文】

伤寒，医以丸药大下之，身热不去，微烦者，栀子干姜汤主之。（80）

【方药】栀子十四个（擘）　干姜二两

【煎服法】上二味，以水三升半，煮取一升半，去滓，分二服，温进一服，得吐者，止服。

【方歌】见栀子厚朴汤方歌加减：
　　　　　栀子厚朴不用豉，栀同朴四四枚枳，
　　　　　栀子干姜用二两，十四栀子尽所长。

张令韶曰：栀子导阳热以下行，干姜温中土以上达，上下交而烦热止矣。

六、真武汤

【原文】

太阳病发汗，汗出不解，其人仍发热，心下悸，头眩，身瞤动，振振欲擗地者，真武汤主之。（82）

【方药】茯苓　芍药　生姜各三两（切）　白术二两　附子一枚（炮，去皮，破八片）

【煎服法】上五味，以水八升，煮取三升，去滓，温服七合，日三服。

【方歌】真武生姜芍茯三,二两白术一附探,

便短咳频兼腹痛，驱寒振水与君谈。

【原按】

张令韶曰：虚者不可汗，汗后病不解而变证也。真武者，镇水之神也。水性动，今动极不安，故亦以此镇之。茯苓松之余气，潜伏于根，故归伏心神而止悸；附子启下焦之生阳，上循于头而止眩；芍药滋养营血；生姜宣通经脉，而瞤动自止。白术所以资中土而灌溉四旁者也。

罗东逸曰：小青龙汤治表不解有水气，中外皆寒实之病也；真武汤治表已解有水气，中外皆虚寒之病也。真武者，北方司回水之神也。以之名汤者，借以镇水之义也。夫人一身制水者脾也。主水者肾也。肾为胃关，聚水而从其类，倘肾中无阳，则脾之枢机虽运，而肾之关门不开，水即欲行，以无主制，故泛溢妄行而有是证也。用附子之辛热，壮肾之

元阳，则水有所主矣；白术之温燥，建立中土，则水有所制矣；生姜之辛散，佐附子以补阳，于补水中寓散水之意；茯苓之淡渗，佐白术以健土，于制水中寓利水之道焉；而尤重在芍药之苦降，其旨甚微，盖人身阳根于阴，若徒以辛热补阳，不少佐以苦降之品，恐真阳飞越矣。芍药为春花之殿，交夏而枯，用之以亟收散漫之阳气而归根。下利减芍药者，以其苦降涌泄也；加干姜者，以其温中胜寒也。水寒伤肺则咳，加细辛、干姜者，胜水寒也，加五味子者，收肺气也。小便利者去茯苓，恐其过利伤肾也，呕者，去附子倍生姜，以其病非下焦。水停于胃，所以不须温肾以行水，只当温胃以散水，且生姜功能止呕也。

七、小建中汤

【原文】

伤寒，阳脉涩，阴脉弦，法当腹中急痛，先与小建中汤，不差者，小柴胡汤主之。（100）

伤寒二三日，心中悸而烦者，小建中汤主之。（102）

【方药】桂枝三两（去皮）　甘草二两（炙）　大枣十二枚（擘）　芍药六两　生姜三两（切）　胶饴一升

【煎服法】上六味，以水七升，煮取三升，去滓，内饴，更上微火消解，温服一升，日三服。呕家不可用建中汤，以甜故也。

【方歌】小建中即桂枝汤，原方倍芍加升饴，
　　　　黄芪建中两半芪，虚劳里急愈之必。

【原按】

程扶生曰：伤寒二三日，邪尚在表，未及传里之时。悸

则阳虚，烦则阴虚，故以芍药之苦以益阴，姜桂之辛以扶阳，而复用甘草、大枣之甘温缓其中。中既建，则邪不致入里矣。而姜、桂等，又能托邪外出，此为阴阳两虚之人而立一养正驱邪法也。

张令韶曰：经隧之血脉，流行不息，今寒气入而稽迟之。入阳络则阳脉涩，入阴络则阴脉弦。法当腹中急痛，先与建中汤。以经隧之血脉，皆由胃之所生，更得小柴胡汤以转枢机，枢机利，则经隧之血脉通矣，通则不痛也。

蔚考：《金匮》黄芪建中汤有加减法，小建中汤无加减法，今查《内台方议》亦有加减。未知为年久脱简，抑或许氏新附与否，姑录之，以备参考。《方议》载：建中汤治虚痛者，加黄芪；治心痛者，加元胡索；治血虚者，加当归、川芎；治盗汗多者，加小麦、茯神；治虚中生热，加柴胡、地骨皮。

八、大柴胡汤

【原文】

太阳病，过经十余日，反二三下之，后四五日，柴胡证仍在者，先与小柴胡。呕不止，心下急，郁郁微烦者，为未解也，与大柴胡汤，下之则愈。（103）

伤寒十余日，热结在里，复往来寒热者，与大柴胡汤；但结胸，无大热者，此为水结在胸胁也，但头微汗出者，大陷胸汤主之。（136）

伤寒发热，汗出不解，心中痞硬，呕吐而下利者，大柴胡汤主之。（165）

【方药】柴胡半斤　黄芩三两　芍药三两　半夏半升（洗）　生姜五两（切）　枳实四枚（炙）　大枣十二枚（擘）

【煎服法】上七味，以水一斗二升，煮取六升，去滓，再煎，温服一升，日三服。一方加大黄二两。若不加，恐不为大柴胡汤。

【方歌】大柴胡汤下之良，八柴四枳五生姜，

　　　　半夏半升枣十二，芩芍三两二大黄。

【按语】此方当按林亿注，加大黄二两为是，故编入方歌。

【原按】

蔚按：凡太阳之气逆而内干，必借少阳之枢转而外出者，仲景名为柴胡证。但小柴胡证心烦，或胸中烦，或心下悸，重在于胁下苦满；而大柴胡证不在胁下而在心下，曰心下急，郁郁微烦，曰心下痞硬，以此为别。小柴胡证曰喜呕，曰或胸中烦而不呕；而大柴胡证不独不呕，而且呕吐，不独喜呕，而且呕不止，又以此为别。所以然者，太阳之气不从枢外出，反从枢内入于君主之分，视小柴胡证颇深也。方用芍药、黄芩、枳实、大黄者，以病势内入，必取苦泄之品，以解在内之烦急也；又用柴胡、半夏，以启一阴一阳之气；生姜、大枣，以宣发中焦之气。盖病势虽已内入，而病情仍欲外达，故制此汤，还借少阳之枢而外出，非若承气之上承热气也。汪讱庵谓加减小柴胡、小承气可为一方，未免以庸俗见测之也。

九、柴胡加芒硝汤

【原文】

伤寒，十三日不解，胸胁满而呕，日晡所发潮热，已而微利，此本柴胡证，下之以不得利，今反利者，知医以丸药下之，此非其治也。潮热者，实也，先宜服小柴胡汤以解外，后以柴胡加芒硝汤主之。（104）

【方药】柴胡二两六铢　黄芩一两　人参一两　甘草一两（炙）　生姜一两（切）　半夏二十铢，本云五枚（洗）　大枣四枚（擘）　芒硝二两

【煎服法】上八味，以水四升，煮取二升，去滓，内芒硝，更煮微沸，分温再服，不解更作。

臣亿等谨按，《金匮玉函》方中无芒硝。别一方云，以水七升，下芒硝二合，大黄四两，桑螵蛸五枚，煮取一升半，服五合，微下即愈。本云柴胡再服，以解其外，余二升加芒硝、大黄、桑螵蛸也。

【方歌】柴胡加芒硝二两，小柴三分之一量，

　　　　误下热来日晡所，补兼荡涤可参详。

【原按】

蔚按：小柴胡汤使太阳之气从枢外出，解见原方。兹门云十三日，经尽一周，既来复于太阳，当解而不能解，又交阳明主气之期，病气亦随经气而涉之。阳明主胸，少阳主胁。胸胁满而呕者，阳明之阖不得少阳之枢以外出也。日晡所者，申酉戌之际也。阳病旺于申酉戌，故应其时而发潮热；已微利者，阳明之气虽实，其奈为丸药所攻而下陷。陷者举之，用小柴胡汤以解外；解寓升发之义，即所以举其陷而止其利也；又加芒硝者，取芒硝之咸寒以直通地道，不用大黄之苦

寒以犯中宫。盖阳明之气既伤，不宜再伤。师之不用大柴而用小柴，其义深矣。

十、桃仁承气汤

【原文】

太阳病不解，热结膀胱，其人如狂，血自下，下者愈。其外不解者，尚未可攻，当先解其外；外解已，但少腹急结者，乃可攻之，宜桃核承气汤。（106）

【方药】桃仁五十个（去皮尖） 大黄四两 桂枝二两（去皮） 甘草二两（炙） 芒硝二两

【煎服法】上五味，以水七升，煮取二升半，去滓，内芒硝，更上火，微沸下火，先食温服五合，日三服，当微利。

【方歌】桃仁承气解攻汤，五十桃仁四两黄，

桂硝炙草俱二两，膀胱热结证如狂。

【原按】

蔚按：张令韶谓太阳有气有经，其气从胸而出入，其经挟脊入循膂口而内络膀胱。如病邪从胸胁而入，涉于阳明、少阳之分，则为小柴胡汤证；循背膂而入，自入于太阳之腑，则为桃仁承气汤证。太阳之腑曰膀胱，在小腹之间，为血海之所。膀胱有津液而无血，而与胞中之血海相连。热干之，阴不胜阳，则动胞中之血而自下，故其人如狂。然病起外邪，当先解外，必审其小腹急结，乃可攻之。急结者，其血有结欲通之象也。桃得阳春之生气，其仁微苦而涌泄，为行血之缓药；得大黄以推陈致新；得芒硝以清热消瘀；得甘草以主持于中，俾诸药遂其左宜右有之势；桂枝用至二两者，注家以为兼解外邪，而不知辛能行气，气行而血乃行也。男蔚按：

《内经》曰，血在上喜忘，血在下如狂。

十一、柴胡加龙骨牡蛎汤

【原文】

伤寒八九日，下之，胸满烦惊，小便不利，谵语，一身尽重，不可转侧者，柴胡加龙骨牡蛎汤主之。（107）

【方药】柴胡四两　龙骨　黄芩　生姜（切）铅丹　人参桂枝（去皮）　茯苓各一两半　半夏二合半（洗）　大黄二两牡蛎一两半（熬）　大枣六枚（擘）

【煎服法】上十二味，以水八升，煮取四升，内大黄，切如棋子，更煮一两沸，去滓，温服一升。本云柴胡汤今加龙骨等。

【方歌】柴胡龙牡苓桂铅，小柴胡汤半量全，

　　　　所添诸药一两半，大黄二两后同煎。

【按语】陈修园《长沙方歌括》所引本柴胡一两半，今据教材改为柴胡四两。柴胡加龙骨牡蛎汤实为小柴胡汤剂量之一半去甘草加龙骨、牡蛎、茯苓、桂枝、铅丹、大黄等，大黄二两后入，而其余所添诸药剂量均为一两半。

【原按】

《内台方议》云：伤寒八九日，邪气错杂，表里未分，而误下之，则虚其里而伤其表。胸满而烦者，邪热客于胸中；惊者，心恶热而神不守也；小便不利者，里虚津液不行也；谵语者，胃热也；一身尽重，不可转侧也，阳气内荣于里不行于表也。故用柴胡为君，以通表里之邪而除胸胁满；以人参、半夏为臣辅之；加生姜、大枣而通其津液，加龙骨、牡蛎、铅丹收敛神气而镇惊，为佐；加茯苓以利小便而行津液，

加大黄以逐胃热止谵语，加桂枝以行阳气而解身重错杂之邪，共为使。以此十一味之剂，共救伤寒坏逆之法也。

《伤寒论》共十二味，一本无黄芩，只十一味也。

十二、桂枝去芍药加蜀漆牡蛎龙骨救逆汤

【原文】

伤寒脉浮，医以火迫劫之，亡阳必惊狂，卧起不安者，桂枝去芍药加蜀漆牡蛎龙骨救逆汤主之。（112）

【方药】桂枝三两（去皮） 甘草二两（炙） 生姜三两（切） 大枣十二枚（擘） 牡蛎五两（熬） 蜀漆三两（洗，去腥） 龙骨四两

【煎服法】上七味，以水一斗二升，先煮蜀漆，减二升，内诸药，煮取三升，去滓，温服一升。本云桂枝汤今去芍药加蜀漆、牡蛎、龙骨。

【方歌】桂枝去芍已名汤，蜀漆还加龙牡藏，

　　　　五牡四龙三两漆，能疗火劫病惊狂。

【原按】

张令韶曰：伤寒脉浮，病在阳也。太阳与君火相合而主神，心为阳中之太阳，医以火迫劫，亡阳，亡其君主之阳，非下焦生阳之阳。心为火迫，则神气外浮，故为惊狂而不安。桂枝色赤入心，取之以保心气；佐以龙牡者，取水族之物以制火邪，取重镇之品以治浮越也。芍药苦平，非亡阳所宜，故去之。蜀漆取通泄阳热，故先煮之。神气生于中焦水谷之精，故用甘草、大枣、生姜，以资助中焦之气也。病在阳，复以火劫，此为逆也，故曰救逆。

十三、桂枝加桂汤

【原文】

烧针令其汗，针处被寒，核起而赤者，必发奔豚。气从少腹上冲心者，灸其核上各一壮，与桂枝加桂汤更加桂二两也。（117）

【方药】桂枝五两（去皮）　芍药三两　生姜三两（切）甘草二两（炙）　大枣十二枚（擘）

【煎服法】上五味，以水七升，煮取三升，去滓，温服一升。本云桂枝汤今加桂满五两。所以加桂者，以能泄奔豚气也。

【方歌】此方条文载"灸其核上各一壮，与桂枝加桂汤更加桂二两也"，是为条文中已经指出为桂枝汤加桂枝二两，故不另编方歌。

【原按】

蔚按：少阴上火而下水，太阳病以烧针令其汗，汗多伤心，火衰而水乘之，故发奔豚。用桂枝加桂，使桂枝得尽其量，上能保少阴之火脏，下能温少阴之水脏，一物而两扼其要也。核起而赤者，针处被寒，灸以除其外寒，并以助其心火也。

十四、桂枝甘草龙骨牡蛎汤

【原文】

火逆下之，因烧针烦躁者，桂枝甘草龙骨牡蛎汤主之。（118）

【方药】桂枝一两（去皮）　甘草二两（炙）　牡蛎二两

（熬）　龙骨二两

【煎服法】上四味，以水五升，煮取二升半，去滓，温服八合，日三服。

【方歌】桂枝甘草龙牡汤，二甘一桂不雷同，

　　　　火逆下之烦躁起，龙牡均行二两通。

【原按】

蔚按：太阳病因烧针而为火逆者多。今人不用烧针而每有火逆之证者，炮姜、桂、附、荆、防、羌、独之类，逼其逆也。火逆则阳亢于上，若遽下之，则阴陷于下。阳亢于上，不能遇阴而烦；阴陷于下，不得遇阳而躁。故取龙、牡水族之物，抑亢阳以下交于阴；取桂枝辛温之品，启阴气以上交于阳。最妙在甘草之多，资助于中焦，使上下阴阳之气交通于中土，而烦躁自平也。

十五、抵当汤

【原文】

太阳病六七日，表证仍在，脉微而沉，反不结胸，其人发狂者，以热在下焦，少腹当硬满，小便自利者，下血乃愈。所以然者，以太阳随经，瘀热在里故也，抵当汤主之。（124）

太阳病身黄，脉沉结，少腹硬，小便不利者，为无血也。小便自利，其人如狂者，血证谛也，抵当汤主之。（125）

阳明证，其人喜忘者，必有蓄血。所以然者，本有久瘀血，故令喜忘。屎虽硬，大便反易，其色必黑者，宜抵当汤下之。（237）

病人无表里证，发热七八日，虽脉浮数者，可下之。假令已下，脉数不解，合热则消谷喜饥，至六七日不大便者，

有瘀血，宜抵当汤。（257）

【方药】水蛭　虻虫各三十个（去翅足，熬）　桃仁二十个（去皮尖）　大黄三两（酒洗）

【煎服法】上四味，以水五升，煮取三升，去滓，温服一升。不下更服。

【方歌】抵当汤用三两黄，蛭虻三十廿桃方，

　　　　作丸蛭虻皆二十，桃仁廿五定其狂。

【按语】陈修园《长沙方歌括》所引本桃仁三十个，今据教材改为桃仁二十个。

【原按】

张令韶曰：太阳有经与气之分，亦有外与表之别。桃仁承气证热结膀胱，乃太阳肌腠之邪从背脊而下结于膀胱，故曰"外不解者，尚不可攻"，肌腠为外也。抵当证瘀热在里，乃太阳肤表之邪，从胸中而下结于小腹，表气通于胸，故曰"表证仍在，反不结胸"，皮毛为表也。盖太阳之气，从胸而出，入太阳之经，循背脊而下络膀胱。经病，外邪从背而入结于膀胱者，详于桃仁承气汤方注；而气病，表邪从胸而入不涉于膀胱，故不曰"热结膀胱"，而曰"反不结胸，热在下焦"。盖下焦即胞中，冲、任二脉之所起也。冲脉起于气冲，盖下焦任脉起于中极之下，以上毛际，亦居小腹。故前章曰"小腹急结"，此章曰"小腹硬满"。急结者，急欲下通之象，不必攻之，故曰"下者愈"，只用桃仁承气汤足矣。此曰"硬满"，全无下通之势，故不曰"血自下"，而曰"下血乃愈"，言必攻而始下也，非抵当不可。二证之分别如此。又曰：太阳病六七日，正当太阳主气之期，表证仍在，脉当浮。今微而沉者，气随经络沉而内薄也。内薄于胸当结胸，今反不结胸者，知表邪从胸而下入于阴分。阴不胜阳，故发狂；热在

下焦，故小腹硬满；硬满而小便自利，便知其不在无形之气分，而在有形之血分也。方用虻虫、水蛭，一飞一潜，吮血之物也。在上之热随经而入，飞者抵之；在下之血为热所瘀，潜者当之。配桃核之仁、将军之威，一鼓而下，抵拒大敌。四物当之，故曰抵当。

十六、抵当丸

【原文】

伤寒有热，少腹满，应小便不利，今反利者，为有血也，当下之，不可余药，宜抵当丸。（126）

【方药】水蛭二十个（熬）　虻虫二十个（去翅足，熬）桃仁二十五个（去皮尖）　大黄三两

【煎服法】上四味，捣分四丸，以水一升，煮一丸，取七合服之，晬时当下血，若不下者，更服。

【方歌】见抵当汤方歌加减：

抵当汤用三两黄，蛭虻三十廿桃方，

作丸蛭虻皆二十，桃仁廿五定其狂。

【按语】陈修园《长沙方歌括》所引本桃仁三十五个，今据教材改为桃仁二十五个。

【原按】

陈修园曰：抵当之脉，浮取微而沉取结。按曰微而沉，非沉微也，故又以沉结申之。抵当之证，发狂，小腹硬满，小便自利。其中又有发黄病，审其小便不利，为膀胱之气不化；小便自利，非膀胱之气不化，为下焦之瘀不行。以此方之难用，又不可不用，不得不重申其义也。然此为抵当汤、丸二证公共之辨法也。师又立抵当丸方法者着眼在"有热"

二字，以热瘀于里而仍蒸于外，小腹又满，小便应不利而反自利，其证较重，而治之不可急遽，故变汤为丸，以和洽其气味，令其缓达病所。曰不可余药者，谓连滓服下，不可留余。庶少许胜多许，俟晬时下血，病去而正亦无伤也。

十七、大陷胸丸

【原文】

结胸者，项亦强，如柔痉状，下之则和，宜大陷胸丸。（131）

【方药】大黄半斤　葶苈子半升（熬）　芒硝半升　杏仁半升（去皮尖，熬黑）

【煎服法】上四味，捣筛二味，内杏仁、芒硝，合研如脂，和散，取如弹丸一枚，别捣甘遂末一钱匕，白蜜二合，水二升，煮取一升，温顿服之，一宿乃下，如不下，更服，取下为效。禁如药法。

【方歌】大陷胸丸法最超，半升葶苈杏硝调，

　　　　大黄八两君须记，匕遂二蜜煮丸消。

【原按】

蔚按：太阳之脉，上循头项；太阳之气，内出于胸膈，外达于皮毛。其治法宜从汗解，今应汗而反下之，则邪因误下而结于胸膈之间，其正气亦随邪气而内结。不能外行于经脉，以致经输不利，而头项强急如柔痉反张之状。取大黄、芒硝，苦咸以泄火热，甘遂苦辛以攻水结。其用杏仁、葶苈奈何？以肺主皮毛，太阳亦主皮毛，肺气利而太阳之结气亦解也。其捣丸而又纳蜜奈何？欲峻药不急于下行，亦欲毒药不伤其肠胃也。

十八、大陷胸汤

【原文】

太阳病，脉浮而动数，浮则为风，数则为热，动则为痛，数则为虚，头痛发热，微盗汗出，而反恶寒者，表未解也。医反下之，动数变迟，膈内拒痛。胃中空虚，客气动膈，短气躁烦，心中懊憹，阳气内陷，心下因硬，则为结胸，大陷胸汤主之。若不结胸，但头汗出，余处无汗，剂颈而还，小便不利，身必发黄。（134）

伤寒六七日，结胸热实，脉沉而紧，心下痛，按之石硬者，大陷胸汤主之。（135）

伤寒十余日，热结在里，复往来寒热者，与大柴胡汤；但结胸，无大热者，此为水结在胸胁也；但头微汗出者，大陷胸汤主之。（136）

太阳病，重发汗而复下之，不大便五六日，舌上燥而渴，日晡所小有潮热，从心下至少腹硬满而痛不可近者，大陷胸汤主之。（137）

伤寒五六日，呕而发热者，柴胡汤证具，而以他药下之，柴胡证仍在者，复与柴胡汤。此虽已下之，不为逆，必蒸蒸而振，却发热汗出而解。若心下满而硬痛者，此为结胸也，大陷胸汤主之。但满而不痛者，此为痞，柴胡不中与之，宜半夏泻心汤。（149）

【方药】大黄六两（去皮）　芒硝一升　甘遂一钱匕

【煎服法】上三味，以水六升，先煮大黄取二升，去滓，内芒硝，煮一两沸，内甘遂末，温服一升，得快利，止后服。

【方歌】见小陷胸汤方歌加减：

　　　小陷胸汤一两连，半升半夏一蒌煎，

大陷胸汤六大黄，钱匕甘遂一升硝。

【原按】

蔚按：大黄、芒硝苦咸之品，借甘遂之毒，直达胸间之饮邪，不专荡胃中之邪秽也。汤与丸分者，丸恐下之太急，故连淬和蜜服之，使留中之邪从缓而下；汤恐下之不急，取三味之过而不留者，荡涤必尽也。

陈亮师曰：结胸者，结于胸中而连于心下也。身之有膈，所以遮上下也。膈能拒邪，则邪但留于胸中；膈不能拒邪，则邪留胸而及于胃。胸胃俱病，乃成结胸。如胸有邪而胃未受邪，则为胸胁满之半表半里证；如胃受邪而胸不留，则为胃家实之阳明病。皆非结胸也。故必详辨分明，庶无差误。

十九、小陷胸汤

【原文】

小结胸病，正在心下，按之则痛，脉浮滑者，小陷胸汤主之。（138）

病在阳，应以汗解之，反以冷水潠之。若灌之，其热被劫不得去，弥更益烦，肉上粟起，意欲饮水，反不渴者，服文蛤散；若不差者，与五苓散；寒实结胸，无热证者，与三物小陷胸汤，白散亦可服。（141）

【方药】黄连一两　半夏半升（洗）　栝楼实大者一枚

【煎服法】上三味，以水六升，先煮栝楼，取三升，去滓，内诸药，煮取二升，去滓，分温三服。

【方歌】小陷胸汤一两连，半升半夏一蒌煎，

　　　　大陷胸汤六大黄，钱匕甘遂一升硝。

【原按】

张令韶曰：气分无形之邪结于胸膈之间，以无形而化有形，故痛不可按而为大结胸证。结于胸中脉络之间，入于有形之经络，而仍归于无形，故正在心下，按之则痛，而为小结胸证。方用黄连以解心下之热，半夏以疏脉络之结，瓜蒌延蔓似络，性寒凉而实下行，所以导心下脉络之结热从下而降也。若大结胸证亦用此汤，药不及病，多死。又曰：气，无形者也；经，有形者也。以无形之邪结于胸膈之内，故用大黄、甘遂辈，从有形之肠胃而解；结于脉络之间，又用黄连、半夏辈，从无形之气分而散。此经、气互相贯通之理。

徐灵胎曰：大承气所下者燥屎，大陷胸所下者蓄水，此所下者为黄涎。涎者轻于蓄水，而未成水者也。审证之精，用药之切如此。

二十、文蛤散

【原文】

病在阳，应以汗解之，反以冷水潠之，若灌之，其热被劫不得去，弥更益烦，肉上粟起，意欲饮水，反不渴者，服文蛤散；若不差者，与五苓散。寒实结胸，无热证者，与三物小白散。（141）

【方　药】文蛤五两

【煎服法】上一味为散，以沸汤和一方寸匕服，汤用五合。

【方歌】此方仅一味药，故不另出方歌，或见金匮单药方歌括所载文蛤散方歌"文蛤五两杵散沸"，两方同，故不另外记忆。

【原按】

男元犀按：太阳病不发汗，而以水渍之，致在表之阳反退却于内而不得去。师取文蛤为散，味咸质燥，以渗散其水气。若不瘥者，用五苓助其脾以转输之，俾仍从皮肤而散也。柯韵伯谓此等轻剂，恐难散湿热之重邪。《金匮要略》云：渴欲饮水不止者，文蛤散主之。又云：吐后，渴欲得水而贪饮者，文蛤汤主之；兼主微风脉紧头痛。审证用方，则彼用散而此则用汤为宜。附文蛤汤：文蛤五两，麻黄、甘草、生姜各三两，石膏五两，杏仁五十枚，大枣十二枚。水六升，煮取二升，温服一升，汗出即愈。

张令韶曰：前论内因之水结于胸胁，而为大陷胸汤证；此论外因之水入于皮肤，而肉中粟起，或为小结胸证。如水寒实于外，阳热却于内，而为虚寒结胸，无肌表之热证者，与小陷胸以解其内之热结，白散辛温，可以散水寒之气。总之，寒实于外，热却于内，或用苦寒以解内热，或用辛热以散外寒。随时制宜，无不可也。

二十一、三子白散

【原文】

病在阳，应以汗解之，反以冷水渍之，若灌之，其热被劫不得去，弥更益烦，肉上粟起，意欲饮水，反不渴者，服文蛤散；若不差者，与五苓散。寒实结胸，无热证者，与三物小白散。（141）

【方药】桔梗三分　巴豆一分（去皮心，熬黑，研如脂）贝母三分

【煎服法】上三味为散，内巴豆，更于臼中杵之，以白饮

和服，强人半钱匕，羸者减之。病在膈上必吐，在膈下必利。不利，进热粥一杯；利过不止，进冷粥一杯。

【方歌】三子白散守成规，巴豆研脂只一分，
　　　　更加桔贝均三分，寒实结胸细辨医。

【按语】此方根据版本不同又有白散、三物小白散、三子白散、三物小陷胸汤等称谓，实一方也。

【原按】

蔚按：巴豆辛热，能散寒实而破水饮，贝母开胸结，桔梗开肺气；不作汤，而作散，取散以散之之义也。进热粥者，助巴豆之热势以行之也；进冷粥者，制巴豆之热势以止之也；不用水而用粥者，借谷气以保胃气之无伤也。

重订长沙方歌括卷四

太阳方

一、柴胡桂枝汤

【原文】

伤寒六七日，发热微恶寒，支节烦疼，微呕，心下支结，外证未去者，柴胡桂枝汤主之。（146）

【方药】桂枝（去皮） 黄芩一两半 人参一两半 甘草一两（炙） 半夏二合半（洗） 芍药一两半 大枣六枚（擘）生姜一两半（切） 柴胡四两

【煎服法】上九味，以水七升，煮取三升，去滓。温服一升。本云人参汤，作如桂枝法，加半夏、柴胡、黄芩，复如柴胡法。今用人参作半剂。

【方歌】柴胡桂枝偏柴胡，小柴原方取半煎，

阳中太少相因病，桂芍两半复方全。

【原按】

蔚按：小柴胡汤解见本方。此言伤寒六七日，一经已周，又当太阳主气之期，其气不能从胸而出，入结于经脉以及支络。故取桂枝汤以除发热恶寒，借小柴胡汤以达太阳之气从枢以转出。

二、柴胡桂枝干姜汤

【原文】

伤寒五六日，已发汗而复下之，胸胁满微结，小便不利，渴而不呕，但头汗出，往来寒热，心烦者，此为未解也，柴胡桂枝干姜汤主之。（147）

【方药】柴胡半斤　桂枝三两（去皮）　干姜二两　瓜蒌根四两　黄芩三两　牡蛎二两（熬）　甘草二两（炙）

【煎服法】上七味，以水一斗二升，煮取六升，去滓，再煎取三升，温服一升，日三服，初服微烦，复服汗出便愈。

【方歌】柴胡桂枝干姜汤，芩桂宜三栝四尝，

　　　　八柴二草蛎干姜，少阳枢病要精详。

【原按】

张令韶曰：伤寒五六日，厥阴主气之期也。厥阴之上，中见少阳，已发汗而复下之，则逆其少阳之枢。不得外出，故胸胁满微结；不得下行，故小便不利。少阳之上，火气治之，故渴；无枢转外出之机，故不呕。但头汗出者，太阳之津液不能旁达，惟上蒸于头也。少阳欲枢转而不能，故有往来寒热之象也。厥阴内属心包而主脉络，故心烦。此病在太阳而涉厥阴之气，不得少阳之枢以外出，故曰此为未解也。用柴胡、桂枝、黄芩，转少阳之枢而达太阳之气，牡蛎启厥阴之气以解胸胁之结；蒌根引水液以上升而止烦渴；汗下后中气虚矣，故用干姜、甘草以理中。

三、半夏泻心汤

【原文】

伤寒五六日，呕而发热者，柴胡汤证具，而以他药下之，

柴胡证仍在者，复与柴胡汤。此虽已下之，不为逆，必蒸蒸而振，却发热汗出而解。若心下满而硬痛者，此为结胸也，大陷胸汤主之。但满而不痛者，此为痞，柴胡不中与之，宜半夏泻心汤。（149）

【方药】半夏半升（洗）　黄芩　干姜　人参　甘草（炙）各三两　黄连一两　大枣十二枚（擘）

【煎服法】上七味，以水一斗，煮取六升，去滓，再煎取三升，温服一升，日三服。

【方歌】半夏泻心一连寻，三两姜参炙草芩，

　　　　半升半夏枣十二，去滓重煎仲圣心，

　　　　生姜泻心一干姜，四两生姜替夏方，

　　　　甘草泻心草四两，不用人参余同向。

【原按】

蔚按：师于此证，开口即云伤寒五六日，呕而发热，柴胡证俱在者，五六日乃厥阴主气之期。厥阴之上，中见少阳。太阳之气欲从少阳之枢以外出，医者以他药下之，心下满而硬痛者，为结胸；但满而不痛者，为痞。痞者，否也，天气不降，地气不升之义也。芩、连大苦，以降天气；姜、枣、人参，辛甘以升地气；所以转否而为泰也。君以半夏者，因此证起于呕，取半夏之降逆止呕如神，亦即小柴胡汤去柴胡加黄连，以生姜易干姜是也。古人治病，不离其宗如此。

四、十枣汤

【原文】

太阳中风，下利呕逆，表解者，乃可攻之。其人𫫇𫫇汗出，发作有时，头痛，心下痞硬满，引胁下痛，干呕短气，

汗出不恶寒者，此表解里未和也，十枣汤主之。（152）

【方药】芫花（熬） 甘遂 大戟

【煎服法】上三味等分，各别捣为散，以水一升半，先煮大枣肥者十枚，取八合，去滓，内药末，强人服一钱匕，羸人服半钱，温服之，平旦服。若下少，病不除者，明日更服，加半钱。得快下利后，糜粥自养。

【方歌】十枣先煮十肥枣，遂戟芫花等分捣，

强人一匕羸者半，快下利后糜粥养。

【原按】

蔚按：太阳为天，天连于水。太阳中风，风动水气，水气淫于上则呕逆，水气淫于下则下利，水气聚于心下则为痞，且硬满引胁而痛也。其人漐漐汗出，头痛，干呕，短气，汗出等证，宜辨。若恶寒为表未解，不可攻之；若不恶寒为表解，而里未和，宜用此汤。第三味皆辛苦寒毒之品，直决水邪，大伤元气。柯韵伯谓：参、术所不能君，甘草又与之相反，故选十枣以君之。一以顾其脾胃，一以缓其峻毒。得快利后糜粥自养，一以使谷气内充，一以使邪不复作。此仲景用毒攻病之法，尽美又尽善也。

五、大黄黄连泻心汤

【原文】

心下痞，按之濡，其脉关上浮者，大黄黄连泻心汤主之。（154）

伤寒大下后，复发汗，心下痞，恶寒者，表未解也。不可攻痞，当先解表，表解乃可攻痞。解表宜桂枝汤，攻痞宜大黄黄连泻心汤。（164）

【方药】大黄二两　黄连一两

【煎服法】上二味，以麻沸汤二升，渍之须臾，绞去滓，分温再服。

臣亿等看详大黄黄连泻心汤，诸本皆二味，又后附子泻心汤，用大黄、黄连、黄芩、附子，恐是前方中亦有黄芩，后但加附子也，故后云附子泻心汤，本云加附子也。

【方歌】三黄泻心芩连一，大黄二两麻沸汤，

　　　　附子泻心加枚附，专煎轻渍要参详。

【按语】此方当按林亿注，同附子泻心汤加黄芩一两为是，故编入方歌。

【原按】

蔚按：心下痞，按之濡而不硬，是内陷之邪与无形之气搏聚而不散也。脉浮在关以上，其势甚高，是君火亢于上不能下交于阴也。此感上焦君火之化而为热痞也。方用大黄、黄连，大苦大寒以降之，火降而水自升，亦所以转否为泰法也。最妙在不用煮而用渍，仅得其无形之气，不重其有形之味，使气味俱薄，能降而即能升，所谓圣而不可知之谓神也。

六、附子泻心汤

【原文】

心下痞，而复恶寒汗出者，附子泻心汤主之。（155）

【方药】大黄二两　黄连一两　黄芩一两　附子一枚（炮，去皮，破，别煮取汁）

【煎服法】上四味，切三味，以麻沸汤二升渍之，须臾，绞去滓，内附子汁，分温再服。

【方歌】见三黄泻心汤方歌加减：

　　　三黄泻心芩连一，大黄二两麻沸汤，

　　　附子泻心加枚附，专煎轻渍要参详。

【原按】

　　蔚按：心下痞，是感少阴君火之本热也；复恶寒者，复呈太阳寒水之本寒也；汗出者，太阳本寒甚而标阳大虚而欲外散也。治伤寒以阳气为主，此际岂敢轻用苦寒？然其痞不解，不得不取大黄、黄连、黄芩之大苦大寒，以解少阴之本热；又恐亡阳在即，急取附子之大温，以温太阳之标阳。并行不悖，分建奇功如此。最妙在附子专煮扶阳，欲其熟而性重，三黄荡积开痞，欲其生而性轻也。

七、生姜泻心汤

【原文】

　　伤寒汗出解之后，胃中不和，心下痞硬，干噫食臭，胁下有水气，腹中雷鸣，下利者，生姜泻心汤主之。（157）

【方药】生姜四两（切）　甘草三两（炙）　人参三两　干姜一两　黄芩三两　半夏半升（洗）　黄连一两　大枣十二枚（擘）

【煎服法】上八味，以水一斗，煮取六升，去滓，再煎取三升，温服一升，日三服。附子泻心汤，本云加附子。半夏泻心汤，甘草泻心汤，同体别名耳。生姜泻心汤，本云理中人参黄芩汤，去桂枝、术，加黄连并泻肝法。

【方歌】见半夏泻心汤方歌加减：

　　　半夏泻心一连寻，三两姜参炙草芩，

　　　半升半夏枣十二，去滓重煎仲圣心，

生姜泻心一干姜，四两生姜替夏方，

甘草泻心草四两，不用人参余同向。

【原按】

次男元犀按：太阳为寒水之经。寒水之气伤于外者，可从汗而解之；寒水之气入于里者，不能从汗解之。汗出解后，而所现之证俱属水气用事，为本条之的证，惟心下痞硬，为诸泻心法统共之证。陈平伯云：君生姜之辛温善散者，宣泄水气；复以干姜、参、草之甘温守中者，培养中州；然后以芩、连之苦寒者，涤热泄痞。名曰生姜泻心；赖以泻心下之痞，而兼擅补中散水之长也。倘无水气，必不用半夏、生姜之辛散；不涉中虚，亦无取干姜、参、草之补中。要知仲景泻心汤有五，然除大黄黄连泻心汤正治之外，皆随证加减之方也。

八、甘草泻心汤

【原文】

伤寒中风，医反下之，其人下利日数十行，谷不化，腹中雷鸣，心下痞硬而满，干呕心烦不得安。医见心下痞，谓病不尽，复下之，其痞益甚，此非结热，但以胃中虚，客气上逆，故使硬也。甘草泻心汤主之。（158）

【方药】甘草四两（炙） 黄芩三两 干姜三两 半夏半升（洗） 大枣十二枚（擘） 黄连一两

【煎服法】上六味，以水一斗，煮取六升，去滓，再煎取三升，温服一升，日三服。

【方歌】见半夏泻心汤方歌加减：

半夏泻心一连寻，三两姜参炙草芩，

半升半夏枣十二，去滓重煎仲圣心，

生姜泻心一干姜，四两生姜替夏方，

甘草泻心草四两，不用人参余同向。

【原按】

陈平伯曰：心下痞，本非可下之实热，但以妄下胃虚，客热内陷，上逆心下耳，是以胃气愈虚，痞结愈甚。夫虚者宜补，故用甘温以补虚；客者宜除，必借苦寒以泄热。方中倍用甘草者，下利不止，完谷不化，此非禀九土之精者不能和胃而缓中。方名甘草泻心，见泄热之品得补中之力，而其用始神也。此《伊尹汤液》所制，治狐惑蚀于上部则声嗄者。方中有人参三两。

九、赤石脂禹余粮汤

【原文】

伤寒服汤药，下利不止，心下痞硬。服泻心汤已，复以他药下之，利不止，医以理中与之，利益甚。理中者，理中焦，此利在下焦，赤石脂禹余粮汤主之。复利不止者，当利其小便。（159）

【方药】赤石脂一斤（碎）　太一禹余粮一斤（碎）

【煎服法】上二味，以水六升，煮取二升，去滓，分温三服。

【方歌】见伤寒双药方歌括：

甘草干姜误汗施，二两干姜四两草。

芍药甘草汗伤血，芍草各四旨意详。

干姜附子阳将亡，一枚附子一两姜。

桂枝甘草悸欲按，桂四甘草二两匡。

赤脂余粮各一斤，下焦下利此汤欣。

栀子柏皮十五栀，一两甘草二柏资。

瓜蒂一分瓜赤豆，调豉去滓和散服。

甘草汤用二两草，不差桔梗一两方。

【原按】

张令韶曰：石性坠下，故以治下焦之利，非仅固涩也。下焦济泌别汁而渗入膀胱，故利不止者，又当利其小便，以分别其水谷焉。夫心下痞，属上、中二焦，此复言不特上中二焦不和而成，即下焦不和，而亦能成痞也。

柯韵伯曰：甘、姜、参、术，可以补中宫元气之虚，而不足以固下焦脂膏之脱。此利在下焦，故不得以理中之剂收功矣。然大肠之不固，仍责在胃；关门之不闭，仍责在脾。二石皆土之精气所结，实胃而涩肠，急以治下焦之标者，实以培中宫之本也。要知此证土虚而火不虚，故不宜于姜、附；若湿甚而虚不甚，复利不止者，故又当利小便也。

又曰：凡草木之药，皆禀甲乙之气，总不若禀戊己之化者，得同气相求之义，又有炉底补塞之功。

十、旋覆代赭汤

【原文】

伤寒发汗，若吐若下，解后心下痞硬，噫气不除者，旋覆代赭汤主之。（161）

【方药】旋覆花三两　人参二两　生姜五两　代赭石一两　甘草三两（炙）　半夏半升（洗）　大枣十二枚（擘）

【煎服法】上七味，以水一斗，煮取六升，去滓，再煎取三升，温服一升，日三服。

【方歌】旋覆代赭花草三，五两生姜夏半升，

人参二两赭石一，擘枣十二重煎斟。

【原按】

俞麟州曰：此即生姜泻心汤之变法也。夫二条皆有心下痞硬句，而生姜泻心汤重在水气下趋而作利，旋覆代赭汤重在胃虚挟饮水气上逆而作噫。取治水气下趋而利者，必用生姜以散水；胃虚挟饮而噫者，必用赭石以镇逆。二条对勘，益见仲景制方之妙。

罗东逸云：此方治正气虚不归元，而承领上下之圣方也。盖发汗吐下后，邪虽去而胃气之亏损益多，胃气既亏，三焦亦因之而失职，阳无所归而不升，阴无所纳而不降。是以浊邪留滞，伏饮为逆，故心下痞硬，噫气不除。方中以人参、甘草养正补虚，姜、枣和脾养胃，所以定安中州者至矣。更以赭石得土气之甘而沉者，使之敛浮镇逆，领人参以归气于下；旋覆之辛而润者，用之开肺涤饮，佐半夏以蠲痰饮于上。苟非二物承领上下，则何能除噫气而消心下之痞硬乎？观仲景治下焦水气上凌振振欲擗地者，用真武汤镇之，利在下焦大肠滑脱者，用赤石脂禹余粮汤固之。此胃虚于中，气不及下，复用此法领之，而胸中转否为泰，其为归元固下之法，各极其妙如此。

十一、桂枝人参汤

【原文】

太阳病，外证未除，而数下之，遂协热而利，利下不止，心下痞硬，表里不解者，桂枝人参汤主之。（163）

【方药】桂枝四两（别切）　甘草四两（炙）　白术三两

人参三两　干姜三两

【煎服法】上五味，以水九升，先煮四味，取五升，内桂，更煮取三升，去滓，温服一升，日再夜一服。

【方歌】桂枝人参桂草四，参姜术俱用三两，

　　　　先煮四味后纳桂，表里不解此方尝。

【原按】

蔚按：太阳外证未除而数下之，未有不致虚者，里虚则外热内陷，故为协热利不止。协，合也，同也。言但热不虚，但虚不热，皆不足以致此也。太阳之气出入于心胸，今太阳主阳之气因误下而陷于下，则寒水之阴气反居于阳位，故为心下痞硬，可与甘草泻心汤条，此非热结，但以胃中虚客气上逆，故使“硬句”互参。方用人参汤以治里虚，桂枝以解表邪，而煮法桂枝后纳者，欲其于治里药中，越出于表，以解邪也。

沈丹彩曰：此与葛根黄连汤同一误下，而利不止之证也。而寒热各别，虚实对待，可于此互参之。彼因实热而用清邪，此因虚邪而从补正；彼得芩、连而喘汗安，此得理中而痞硬解；彼得葛根以升下陷而利止，此借桂枝以解表邪而利亦止矣。

十二、瓜蒂散

【原文】

病如桂枝证，头不痛，项不强，寸脉微浮，胸中痞硬，气上冲喉咽，不得息者，此为胸有寒也，当吐之，宜瓜蒂散。（166）

病人手足厥冷，脉乍紧者，邪结在胸中，心下满而烦，

饥不能食者，病在胸中，当须吐之，宜瓜蒂散。（355）

【方药】瓜蒂一分（熬黄）　赤小豆一分

【煎服法】上二味，各别捣筛，为散已，合治之，取一钱匕，以香豉一合，用热汤七合，煮作稀糜，去滓，取汁和散，温顿服之。不吐者，少少加，得快吐乃止。诸亡血虚家，不可与瓜蒂散。

【方歌】见伤寒双药方歌括：

甘草干姜误汗施，二两干姜四两草。

芍药甘草汗伤血，芍草各四旨意详。

干姜附子阳将亡，一枚附子一两姜。

桂枝甘草悸欲按，桂四甘草二两匡。

赤脂余粮各一斤，下焦下利此汤欣。

栀子柏皮十五栀，一两甘草二柏资。

瓜蒂一分瓜赤豆，调豉去滓和散服。

甘草汤用二两草，不差桔梗一两方。

【原按】

蔚按：太阳之脉连风府，上头项。今云不痛不强者，不在经脉也。太阳之气，出入于心胸，今云胸中痞硬，气上冲咽喉不得息者，是邪气欲从太阳之气上越也。寸脉微浮者，气欲上越之象也。然欲越而不能剧越，其寒水之气不在经，亦不在表，而惟在胸中，故曰胸中寒。方取瓜蒂之苦涌，佐以赤小豆之色赤而性降，香豉之黑色而气升，能使心肾相交，即大吐之顷神志不惯，此所以为吐法之神也。又论云，病人手足厥冷，脉乍紧者，邪在胸中；心下满而烦，饥不能食者，病在胸中。当须吐也，宜瓜蒂散。诸家解互异，惟徐灵胎以邪在胸中阳气不能四达解之，甚为简妙。

十三、黄芩汤

【原文】

太阳与少阳合病，自下利者，与黄芩汤；若呕者，黄芩加半夏生姜汤主之。（172）

【方药】黄芩三两　芍药二两　甘草二两（炙）　大枣十二枚（擘）

【煎服法】上四味，以水一斗，煮取三升，去滓，温服一升，日再夜一服。

【方歌】黄芩甘芍各二两，三两黄芩十二枣，

不利而呕即加味，姜三夏取半升斟。

【原按】

见黄芩汤加半夏生姜汤之原按。

十四、黄芩加半夏生姜汤

【原文】

太阳与少阳合病，自下利者，与黄芩汤；若呕者，黄芩加半夏生姜汤主之。（172）

【方药】黄芩三两　芍药二两　甘草二两（炙）　大枣十二枚（擘）　半夏半升（洗）　生姜一两半，一方三两（切）

【煎服法】上六味，以水一斗，煮取三升，去滓，温服一升，日再夜一服。

【方歌】见黄芩汤方歌加减：

黄芩甘芍各二两，三两黄芩十二枣，

不利而呕即加味，姜三夏取半升斟。

【按语】陈修园《长沙方歌括》所引本生姜三两，教材为

生姜一两半。笔者认为当取三两之说，故于方歌径改。

【原按】

蔚按：仲景凡下利证，俱不用芍药。惟此方权用之，以泄陷里之热，非定法也。

张令韶曰：此治太阳与少阳合病而下利与呕也。合者，彼此合同，非如并者之归并于此也。太阳主开，少阳主枢；太阳不能从枢以外出，而反从枢以内陷，故下利。与黄芩汤清陷里之热，而达太阳之气于外。若呕者，少阳之枢欲从太阳之开以上达也，故加半夏、生姜，宣达其逆气，以助太阳之开。

十五、黄连汤

【原文】

伤寒胸中有热，胃中有邪气，腹中痛，欲呕吐者，黄连汤主之。（173）

【方药】黄连三两　甘草三两（炙）　干姜三两　桂枝三两（去皮）　人参二两　半夏半升（洗）　大枣十二枚（擘）

【煎服法】上七味，以水一斗，煮取六升，去滓，温服，昼三夜二。疑非仲景方。

【方歌】黄连汤治呕吐疼，二两人参夏半升，

　　　　　连桂干姜草三两，枣枚十二妙层层。

【按语】陈修园《长沙方歌括》所引本甘草二两，今据教材改为甘草三两。

【原按】

王晋三曰：此即小柴胡汤变法。以桂枝易柴胡，以黄连易黄芩，以干姜易生姜。胸中热，呕吐，腹中痛者，全因胃

中有邪气，阻遏阴阳升降之机。故用人参、大枣、干姜、半夏、甘草专和胃气，使入胃之后，听胃气之上下敷布，交通阴阳，再用桂枝宣发太阳之气，载黄连从上焦阳分泻热，不使其深入太阴，有碍虚寒腹痛。

十六、桂枝附子汤

【原文】

伤寒八九日，风湿相搏，身体疼烦，不能自转侧，不呕，不渴，脉浮虚而涩者，桂枝附子汤主之。若其人大便硬，小便自利者，去桂加白术汤主之。（174）

【方药】桂枝四两（去皮）　附子三枚（炮，去皮，破）生姜三两（切）　大枣十二枚（擘）　甘草二两（炙）

【煎服法】上五味，以水六升，煮取二升，去滓，分温三服。

【方歌】桂枝附子需枚三，四桂三姜二草难，
　　　　大枣方中十二枚，去桂加术四两探。

【原按】

见桂枝附子去桂加白术汤之原按。

十七、桂枝附子去桂加白术汤

【原文】

伤寒八九日，风湿相搏，身体疼烦，不能自转侧，不呕，不渴，脉浮虚而涩者，桂枝附子汤主之。若其人大便硬，小便自利者，去桂加白术汤主之。（174）

【方药】附子三枚（炮，去皮，破）　白术四两　生姜三

两（切）　甘草二两（炙）　大枣十二枚（擘）

【煎服法】上五味，以水六升，煮取二升，去滓，分温三服。初一服，其人身如痹，半日许复服之，三服都尽，其人如冒状，勿怪，此以附子、术，并走皮内，逐水气未得除，故使之耳。法当加桂四两，此本一方二法，以大便硬，小便自利，去桂也；以大便不硬，小便不利，当加桂。附子三枚恐多也，虚弱家及产妇，宜减服之。

【方歌】见桂枝附子汤方歌加减：

> 桂枝附子需枚三，四桂三姜二草难，
>
> 大枣方中十二枚，**去桂加术四两探。**

【原按】

蔚按：师云，伤寒八九日，风湿相搏，身体疼烦，不能自转侧者，风湿之邪盛也。湿淫于中，无上达之势，故不呕。湿为阴邪，无阳热之化，故不渴，邪胜则正虚，故脉浮虚而涩。但前方主桂枝，为风胜于湿；风为天之阳邪，主桂枝之辛以化之。后方去桂加术，为湿胜于风；湿为地之阴邪，主白术之苦以燥之。或问，苦燥之品不更令大便硬，小便自利乎？曰：太阴湿土喜燥而恶湿，湿伤脾土，而不能输其津液以入胃，师所以去解表之桂，而加补中之术也，且湿既去，而风亦无所恋而自除。经方无不面面周到也。

十八、甘草附子汤

【原文】

风湿相搏，骨节疼烦，掣痛不得屈伸，近之则痛剧，汗出短气，小便不利，恶风不欲去衣，或身微肿者，甘草附子汤主之。（175）

【方药】甘草二两（炙）　附子二枚（炮，去皮，破）　白术二两　桂枝四两（去皮）

【煎服法】上四味，以水六升，煮取三升，去滓，温服一升，日三服。初服得微汗则解。能食，汗止复烦者，将服五合，恐一升多者，宜服六七合为始。

【方歌】甘草附子桂四明，术附甘分二两平，

方中主药推甘草，风湿同祛要缓行。

【原按】

王晋三曰：甘草附子汤，两表两里之偶药。风淫于表，湿流关节，治宜两顾。白术、附子，顾里胜湿；桂枝、甘草，顾表胜风。独以甘草冠其名者，病深关节，义在缓而行之，若驱之太急，风去而湿仍留，反遗后患矣。

十九、白虎汤

【原文】

伤寒脉浮滑，此以表有热，里有寒，白虎汤主之。（176）

三阳合病，腹满身重，难以转侧，口不仁，面垢，谵语遗尿。发汗则谵语。下之则额上生汗，手足逆冷。若自汗出者，白虎汤主之。（219）

伤寒脉滑而厥者，里有热，白虎汤主之。（350）

【方药】知母六两　石膏一斤（碎）　甘草二两（炙）　粳米六合

【煎服法】上四味，以水一斗，煮米熟汤成，去滓，温服一升，日三服。

臣亿等谨按：前篇云：热结在里，表里俱热者，白虎汤主之。又云：其表不解，不可与白虎汤。此云脉浮滑，表有

热，里有寒者，必表里字差矣。又阳明一证云：脉浮迟，表热里寒，四逆汤主之。又少阴一证云：里寒外热，通脉四逆汤主之。以此表里自差，明矣。《千金翼》云百通汤，非也。

【方歌】见白虎加人参汤方歌加减：

白虎人参大汗倾，大渴大热属阳明，

膏斤知六**参三两**，二草六粳米熟成。

【按语】此方歌取白虎加人参汤方歌去人参即是。

【原按】

蔚按：白虎汤，《伤寒论》凡三见：太阳条治脉浮滑；厥阴条治脉滑而厥；又治三阳合病，腹满，身重难以转侧，口不仁而面垢，谵语遗尿等证。而原本此方列于太阳条"甘草附子汤"之下者，言外见风寒湿燥火之气，俱括于太阳之内，且下一条"炙甘草汤"，亦即润燥之剂，可知《伤寒论》非止治风寒二气也。

柯韵伯曰：阳明邪从热化，故不恶寒而恶热；热蒸外越，故热汗自出；热灼胃中，故渴欲饮水；邪盛而实，故脉滑，然犹在经，故兼浮也。盖阳明属胃，外主肌肉，虽有大热而未成实，终非苦寒之味所能治也。石膏辛寒，辛能解肌热，寒能胜胃火，寒性沉降，辛能走外，两擅内外之能，故以为君；知母苦润，苦以泄火，润以滋燥，故以为臣；用甘草、粳米，调和于中宫，且能土中泻火，作甘稼穑，寒剂得之缓其寒，苦药得之化其苦，使沉降之性皆得留连于中也，得二味为佐，庶大寒之品无伤脾胃之虑也。煮汤入胃，输脾归肺，大烦大渴可除矣。白虎为西方金神，所以名汤，秋金得令而炎暑自解矣。

二十、炙甘草汤

【原文】

伤寒脉结代，心动悸，炙甘草汤主之。（177）

【方药】甘草四两（炙） 生姜三两（切） 人参二两 生地黄一斤 桂枝三两（去皮） 阿胶二两 麦门冬半升（去心） 麻仁半升 大枣三十枚（擘）

【煎服法】上九味，以清酒七升，水八升，先煮八味取三升，去滓，内胶烊消尽，温服一升，日三服。一名复脉汤。

【方歌】炙甘草汤四两甘，枣枚三十桂姜三，

　　　　半升麦麻一斤地，二两参胶酒水涵。

【原按】

蔚按：周禹载云，本条不言外证，寒热已罢可知；不言内证，二便自调可知。第以病人，正气大亏，无阳以宣其气，更无阴以养其心，此脉结代、心动悸所由来也。方中人参、地黄、阿胶、麦冬、大枣、麻仁，皆柔润之品以养阴，必得桂枝、生姜之辛以行阳气，而结代之脉乃复。尤重在炙甘草一味，主持胃气以资脉之本原，佐以清酒使其捷逐行于脉道也。其煮法用酒七升、水八升，只取三升者，以煎良久，方得炉底变化之功，步步是法。要之，师第言结代者用此方以复之，非谓脉脱者以此方救之也。学者切不可泥其方名，致误危证。推之孙真人制生脉散，亦因其命名太夸，庸医相沿，贻害岂浅鲜哉！

男元犀按：此证必缘发汗过多所致。汗为心液，心液伤则血虚不能养心，故心动悸；心液伤则血不能荣脉，故脉结代。取地黄、阿胶等，为有形之品，补有形之血，另立法门。

重订长沙方歌括卷五

阳明方

一、大承气汤

【原文】

阳明病，脉迟，虽汗出，不恶寒者，其身必重，短气腹满而喘，有潮热者，此外欲解，可攻里也。手足濈然汗出者，此大便已硬也，大承气汤主之；若汗多，微发热恶寒者，外未解也，其热不潮，未可与承气汤，若腹大满不通者，可与小承气汤，微和胃气，勿令至大泄下。（208）

阳明病，潮热，大便微硬者，可与大承气汤，不硬者不可与之。若不大便六七日，恐有燥屎，欲知之法，少与小承气汤，汤入腹中，转矢气者，此有燥屎也，乃可攻之。若不转矢气者，此但初头硬，后必溏，不可攻之，攻之必胀满不能食也。欲饮水者，与水则哕。其后发热者，必大便复硬而少也，以小承气汤和之。不转矢气者，慎不可攻也。（209）

伤寒，若吐、若下后不解，不大便五六日，上至十余日，日晡所发潮热，不恶寒，独语如见鬼状。若剧者，发则不识人，循衣摸床，惕而不安，微喘直视，脉弦者生，涩者死。微者，但发热谵语者，大承气汤主之。若一服利，则止后服。

（212）

阳明病，谵语有潮热，反不能食者，胃中必有燥屎五六枚也；若能食者，但硬耳。宜大承气汤下之。（215）

汗出谵语者，以有燥屎在胃中，此为风也。须下者，过经乃可下之。下之若早，语言必乱，以表虚里实故也。下之愈，宜大承气汤。（217）

二阳并病，太阳证罢，但发潮热，手足漐漐汗出，大便难而谵语者，下之则愈，宜大承气汤。（220）

阳明病，下之，心中懊憹而烦，胃中有燥屎者，可攻。腹微满，初头硬，后必溏，不可攻之。若有燥屎者，宜大承气汤。（238）

病人烦热，汗出则解，又如疟状，日晡所发热者，属阳明也。脉实者，宜下之；脉浮虚者，宜发汗。下之与大承气汤，发汗宜桂枝汤。（240）

大下后，六七日不大便，烦不解，腹满痛者，此有燥屎也。所以然者，本有宿食故也。宜大承气汤。（241）

病人小便不利，大便乍难乍易，时有微热，喘冒不能卧者，有燥屎也，宜大承气汤。（242）

得病二三日，脉弱，无太阳、柴胡证，烦躁，心下硬。至四五日，虽能食，以小承气汤，少少与，微和之，令小安，至六日，与承气汤一升。若不大便六七日，小便少者，虽不受食，但初头硬，后必溏，未定成硬，攻之必溏；须小便利，屎定硬，乃可攻之，宜大承气汤。（251）

伤寒六七日，目中不了了，睛不和，无表里证，大便难，身微热者，此为实也，急下之，宜大承气汤。（252）

阳明病，发热汗多者，急下之，宜大承气汤。（253）

发汗不解，腹满痛者，急下之，宜大承气汤。（254）

腹满不减，减不足言，当下之，宜大承气汤。（255）

阳明少阳合病，必下利，其脉不负者，为顺也。负者，失也。互相克贼，名为负也。脉滑而数者，有宿食也，当下之，宜大承气汤。（256）

少阴病，得之二三日，口燥咽干者，急下之，宜大承气汤。（320）

少阴病，自利清水，色纯青，心下必痛，口干燥者，可下之，宜大承气汤。（321）

少阴病，六七日，腹胀不大便者，急下之，宜大承气汤。（322）

【方药】大黄四两（酒洗）　厚朴半斤（炙，去皮）　枳实五枚（炙）　芒硝三合

【煎服法】上四味，以水一斗，先煮二物，取五升，去滓，内大黄，更煮取二升，去滓，内芒硝，更上微火一两沸，分温再服，得下余勿服。

【方歌】大承四黄朴半斤，枳五硝三急下云，

　　　　枳朴先熬黄后入，去滓硝入火微熏。

【原按】

蔚按：承气汤有起死回生之功，惟善读仲景书者方知其妙。俗医以滋润之芝麻油、当归、火麻仁、郁李仁、肉苁蓉代之，徒下其粪而不能荡涤其邪，则正气不复；不能大泻其火，则真阴不复，往往死于粪出之后。于是咸相戒曰，润肠之品，且能杀人，而大承气汤，更无论矣。甚矣哉！大承气汤之功用，尽为那庸耳俗目所掩也。

张隐庵曰：伤寒六经，止阳明、少阴有急下证。盖阳明秉悍热之气，少阴为君火之化。在阳明而燥热太甚，缓则阴绝矣；在少阴而火气猛烈，勿戢将自焚矣。非肠胃之实满也。

若实在肠胃者，虽十日不更衣，无所苦也。仲师所云急下六证，若究省不到不敢急下，致病此者鲜有能生之。且予尝闻之日，痞、满、燥、实、坚五证皆备，然后可下。噫，当下者全不在此五证。

二、小承气汤

【原文】

阳明病，脉迟，虽汗出不恶寒者，其身必重，短气腹满而喘；有潮热者，此外欲解，可攻里也。手足濈然汗出者，此大便已硬也，大承气汤主之。若汗多，微发热恶寒者，外未解也，其热不潮，未可与承气汤，若腹大满不通者，可与小承气汤，微和胃气，勿令至大泄下。（208）

阳明病，潮热，大便微硬者，可与大承气汤，不硬者不可与之。若不大便六七日，恐有燥屎，欲知之法，少与小承气汤，汤入腹中，转矢气者，此有燥屎也，乃可攻之。若不转矢气者，此但初头硬，后必溏，不可攻之，攻之必胀满不能食也。欲饮水者，与水则哕。其后发热者，必大便复硬而少也，以小承气汤和之。不转矢气者，慎不可攻也。（209）

阳明病，其人多汗，以津液外出，胃中燥，大便必硬，硬则谵语，小承气汤主之。若一服谵语止者，更莫复服。（213）

阳明病，谵语发潮热，脉滑而疾者，小承气汤主之。因与承气汤一升，腹中转气者，更服一升。若不转气者，勿更与之。明日又不大便，脉反微涩者，里虚也，为难治，不可更与承气汤也。（214）

太阳病，若吐若下若发汗后，微烦，小便数、大便因硬

者，与小承气汤和之愈。（250）

得病二三日，脉弱，无太阳、柴胡证，烦躁、心下硬。至四五日，虽能食，以小承气汤，少少与，微和之，令小安，至六日，与承气汤一升。若不大便六七日，小便少者，虽不受食，但初头硬，后必溏，未定成硬，攻之必溏；须小便利，屎定硬，乃可攻之，宜大承气汤。（251）

下利谵语者，有燥屎也，宜小承气汤。（374）

【方药】大黄四两　厚朴二两（炙，去皮）　枳实三枚（大者，炙）

【煎服法】上三味，以水四升，煮取一升二合，去滓，分温二服。初服汤当更衣，不尔者尽饮之，若更衣者，勿服之。

【方歌】小承微结好商量，朴二枳三四两黄，

　　　　长沙下法分轻重，妙在同煎切勿忘。

【原按】男元犀按：三承气俱阳明之正方。调胃承气，其方已载于"太阳篇"，故不复列。《伤寒论》云：阳明病不吐不下心烦者，可与调胃承气汤，言阳明病者，胃不和也；言不吐不下者，胃不虚也。胃络上通于心，阳明之燥火与少阴之君火相合，故心烦。可与此汤，解见太阳本方下，至于大承气，取急下之义。阳明谵语潮热，胃中有燥屎五六枚；及二阳并病潮热，及阳明下后心中懊憹而烦，胃有燥屎；及大下后六七日不大便，烦不解，腹满痛，本有宿食；及少阴证口燥舌干，或自利清水色纯青等证。俾奏功于顷刻。小承气，取微和胃气，勿令大泄下之义。阳明病热未潮，大便不硬，恐有燥屎，少与此汤，转矢气者，可与大承气攻之，若不转矢气者，不与；及太阳病汗吐下后，微烦，小便数，大便因硬者，令邪去而正不伤。论中逐条俱有深义。

张令韶云：胃与大肠、小肠交相贯通者也。胃接小肠，

小肠接大肠。胃主消磨水谷，化其精微，内灌溉于脏腑，外充溢于皮毛，其糟粕下入于小肠，小肠受其糟粕，复加运化，传入于大肠，大肠方变化传导于直肠而出。故曰：小肠者，受盛之官，化物出焉；大肠者，传导之官，变化出焉。是大承气者，所以通泄大肠，而上承热气者也；故用朴、实以去留滞，大黄以涤腐秽，芒硝上承热气。小承气者，所以通泄小肠，而上承胃气者也；故曰微和胃气，是承制胃腑太过之气者也。不用芒硝而亦名承气者以此。若调胃承气，乃调和胃气而上承君火之热者也，以未成糟粕，故无用枳、朴之消留滞。此三承气之义也。承者，制也，谓制其太过之气也。故曰：亢则害，承乃制。

柯韵伯曰：诸病皆因于气。秽物之不去，由于气之不顺也。故攻积之剂，必用气分之药，因以承气名汤。方分大小，有二义焉：厚朴倍大黄，是气药为君，名大承气；大黄倍厚朴，是气药为臣，名小承气。味多性猛，制大其服，欲令大泄下也；味寡性缓，制小其服，欲微和胃气也。大小之分以此。且煎法更有妙义；大承气用水一斗煮枳朴，取五升，纳大黄，再煮，取二升，去滓，纳芒硝。何哉？盖生者气锐而先行，熟者气钝而和缓。仲景欲使芒硝先化燥屎，大黄继通地道，而后枳朴除其痞满。若小承气，以三味同煎，不分次第。同一大黄而煎法不同，此可见微和之义也。

按：张宪公云，承者，以卑承尊而无专成之义。天尊地卑，一形气也；形统于气，故地统于天；形以承气，故地以承天。胃，土也，坤之类也；气，阳也，干之属也。胃为十二经之长，化糟粕，运精微，而成传化之腑，岂专以块然之形，亦惟承此乾行不息之气耳。汤名承气，确有取义，非取顺气之义也。宪公此解，超出前人。惜其所著《伤寒类疏》

未刊行世。宪公讳孝培，古吴人也。

三、猪苓汤

【原文】

若脉浮发热，渴欲饮水，小便不利者，猪苓汤主之。（223）

阳明病，汗出多而渴者，不可与猪苓汤，以汗多胃中燥，猪苓汤复利其小便故也。（224）

少阴病，下利六七日，咳而呕渴，心烦不得眠者，猪苓汤主之。（319）

【方药】猪苓（去皮）　茯苓　泽泻　阿胶　滑石（碎）各一两

【煎服法】上五味，以水四升，先煮四物，取二升，去滓，内阿胶烊尽，温服七合，日三服。

【方歌】猪苓去皮茯苓连，泽胶滑石一两煎，

　　　　煮好去渣胶后入，育阴利水法兼全。

【原按】

述：此汤与五苓之用，有天渊之别。五苓散治太阳之本，太阳司寒水，故加桂以温之，是暖肾以行水也。此汤治阳明、少阴结热，二经两关津液，惟取滋阴以行水。盖伤寒表证最忌亡阳，而里热又患亡阴。亡阴者，亡肾中之阴与胃之津液也。若过于渗利，则津液反致耗竭。方中阿胶，即从利水中育阴，是滋养无形以行有形也。故仲景云，汗多胃燥，虽渴而里无热者，不可与也。

四、蜜煎导方、猪胆汁方

【原文】

阳明病，自汗出，若发汗，小便自利者，此为津液内竭，虽硬不可攻之，当须自欲大便，宜蜜煎导而通之。若土瓜根及与大猪胆汁，皆可为导。（233）

【方药】食蜜七合

【煎服法】上一味，于铜器内，微火煎，当须凝如饴状，搅之勿令焦着，欲可丸，并手捻作挺，令头锐，大如指，长二寸许。当热时急作，冷则硬。以内谷道中，以手急抱，欲大便时乃去之。疑非仲景意，已试甚良。

【方药】又大猪胆一枚，泻汁，和少许法醋，以灌谷道内，如一食顷，当大便出宿食恶物，甚效。

【方歌】蜜煎熟后凝如饴，温纳肛门法本奇，
　　　　更有醋调胆汁灌，外通二法审谁宜。

【原按】

蔚按：津液内竭，便虽硬而不宜攻。取蜜之甘润，导大肠之气下行。若热结于下，取猪为水畜以制火，胆为甲木以制土，引以苦酒之酸收，先收而后放，其力始大。其宿食等有形之物一下，而无形之热亦荡涤无余矣。

按：《内台方》云，将蜜于铜器内微火煎之，稍凝似饴状，搅之勿令焦，滴水中坚凝，可用。蘸皂角末捻作挺，以猪胆汁或油润谷道，纳之，少顷欲大便，乃去之。又猪胆汁方：以猪胆汁二枚，以小竹管插入胆口，留一截用油润，纳入谷道中，以手将胆捻之，其汁自内出。一食顷，当大便下。又用土瓜根，削如指状，蘸猪胆汁，纳入谷道中，亦可用。

五、茵陈蒿汤

【原文】

阳明病，发热汗出者，此为热越，不能发黄也。但头汗出，身无汗，剂颈而还，小便不利，渴引水浆者，此为瘀热在里，身必发黄，茵陈蒿汤主之。（236）

伤寒七八日，身黄如橘子色，小便不利，腹微满者，茵陈蒿汤主之。（260）

【方药】茵陈蒿六两　栀子十四枚（擘）　大黄二两（去皮）

【煎服法】上三味，以水一斗二升，先煮茵陈减六升，内二味，煮取三升，去滓，分三服。小便当利，尿如皂荚汁状，色正赤，一宿腹减，黄从小便去也。

【方歌】茵陈蒿汤二黄稀，茵陈六两早煎宜，

　　　　身黄尿短腹微满，十四栀子投之奇。

【原按】

柯韵伯曰：太阳阳明俱有发黄证。但头汗出而身无汗，则热不得外越；小便不利，则热不得下利，故瘀热在里而发黄。按：太阳之发黄，乃太阳之标阳下合太阴之湿气；阳明之发黄，亦阳明之燥热内合太阴之湿化。若止病本气，不合太阴，则不发黄。故曰：太阴者身当发黄，若小便自利者，则不能发黄。张令韶之说最妙。然里有不同，肌肉是太阳之里，当汗而发之，故用麻黄连翘赤小豆汤。按：柯韵伯移此方于"太阳篇"，亦有见解。然原本系是阳明，圣经必不可擅改。心胸是太阳之里、阳明之表，当寒以胜之，故用栀子柏皮汤，乃清火法。肠胃是阳明之里，当泻之于内，故立本方，是逐秽法。茵陈禀北方之色，经冬不凋，傲霜凌雪，偏受大

寒之气，故能除热邪留结。率栀子以通水源，大黄以调胃实，令一身内外瘀热，悉从小便而出。腹满自减，肠胃无伤，乃合引而竭之之法。此阳明利水之圣剂也。又按，仲景治阳明渴饮有三法："太阳篇"之五苓散，微发汗以散水气者，不与焉。若大渴烦躁，小便自利者，白虎汤加参，清火而生津；脉浮发热，小便不利者，猪苓汤滋阴以利水。若小便不利而发黄、腹满者，茵陈汤以泄热，令黄从小便出。病情治法，胸有成竹矣。窃思仲景利小便必用气化之品，通大便必用承气之品，以小便由于气化也。兹小便不利，不用二苓者何？本论云，阳明病汗出多而渴者，不可与猪苓汤，以汗多胃中燥，猪苓汤复利小便故也。须知阳明汗出多而渴者，不可用；则汗不出而渴者，津液先虚，更不可用明矣。此主以推陈致新之茵陈，佐以屈曲下行之栀子，不用枳朴以承气与芒硝之峻利，则大黄但能滋肠泄热，缓缓而行，故必一宿而腹始减，黄从小便去而不由大肠去。仲景立法之奇，匪夷所思耳！

六、吴茱萸汤

【原文】

食谷欲呕，属阳明也，吴茱萸汤主之。得汤反剧者，属上焦也。（243）

少阴病，吐利，手足逆冷，烦躁欲死者，吴茱萸汤主之。（309）

干呕吐涎沫，头痛者，吴茱萸汤主之。（378）

【方药】吴茱萸一升（洗） 人参三两 生姜六两（切）大枣十二枚（擘）

【煎服法】上四味，以水七升，煮取二升，去滓，温服七合，日三服。

【方歌】吴萸升许三两参，生姜六两救寒侵，

　　　　枣枚十二中宫主，吐利头痛烦躁寻。

【原按】

蔚按：少阴之脏，皆本阳明之水谷以资生，而复交会于中土。若上吐下利，则中土大虚，中土虚则气不行于四末，故手足逆冷；中土虚，不能导手少阴之气下交，则为烦；不能引足少阴之气而上交，则为躁甚则烦躁欲死。方用吴茱萸之大辛大温，以救欲绝之阳。佐人参之冲和以安中气，姜、枣和胃以行四末。师于不治之证不忍坐视，专求阳明，是得绝处逢生之妙。所以与通脉四逆汤、白通加猪胆汁汤三方鼎峙也。论云：食谷欲呕者，属阳明也，吴茱萸汤主之。又云，干呕吐涎沫，头痛者，吴茱萸汤主之。此阳明之正方也。或谓吴茱萸降浊阴之气，为厥阴专药，然温中散寒，又为三阴并用之药。而佐以人参、姜、枣，为胃阳衰败之神方。昔贤所以有"论方不论药"之训也。

七、麻仁丸

【原文】

趺阳脉浮而涩，浮则胃气强，涩则小便数，浮涩相搏，大便则硬，其脾为约，麻子仁丸主之。（247）

【方药】麻子仁二升　芍药半斤　枳实半斤（炙）　大黄一斤（去皮）　厚朴一尺（炙，去皮）　杏仁一升（去皮尖，熬，别作脂）

【煎服法】上六味，蜜和丸如梧桐子大，饮服十丸，日三服，渐加，以知为度。

【方歌】麻仁升杏二升麻，枳芍半斤效可夸，

黄朴一斤丸饮下，缓通脾约是专家。

【按语】按煎服法，当炼蜜为丸，而方歌中未及蜜，一者大多丸剂均为蜜丸，不言可知；二者蜜并无一定剂量；三者伤寒制丸方现临床多用汤剂，少有制丸者。后方炼蜜为丸者方歌大多省略不言，不再赘述。厚朴剂量按教材一斤径改。

【原按】

男元犀按：脾为胃行其津液也。今胃热而津液枯，脾无所行而为穷约，故取麻仁、杏仁多脂之物以润燥，大黄、芍药苦泄之药以破结，枳实、厚朴顺气之药以行滞。以蜜为丸者，治在脾而取缓，欲脾不下泄其津液，而小便数已还津液于胃中，而大便难已也。

蔚按：古今权量尺寸不同。考之《内台方》，麻仁四两，杏仁六两，芍药、枳实各三两，厚朴三两，大黄八两，炼蜜丸如梧桐子大，熟水下五十丸。

八、栀子柏皮汤

【原文】

伤寒身黄发热，栀子柏皮汤主之。（261）

【方药】肥栀子十五个（擘） 甘草一两（炙） 黄柏二两

【煎服法】上三味，以水四升，煮取一升半，去滓，分温再服。

【方歌】见伤寒双药方歌括：

甘草干姜误汗施，二两干姜四两草。

芍药甘草汗伤血，芍草各四旨意详。

干姜附子阳将亡，一枚附子一两姜。

桂枝甘草悸欲按，桂四甘草二两匡。

赤脂余粮各一斤，下焦下利此汤欣。

栀子柏皮十五栀，一两甘草二柏资。

瓜蒂一分瓜赤豆，调豉去滓和散服。

甘草汤用二两草，不差桔梗一两方。

【原按】见麻黄连轺赤小豆汤之原按。

九、麻黄连轺赤小豆汤

【原文】

伤寒瘀热在里，身必黄，麻黄连轺赤小豆汤主之。（262）

【方药】麻黄二两（去节）　连轺二两（连翘根是）　杏仁四十个（去皮尖）　赤小豆一升　大枣十二枚（擘）　生梓白皮一升（切）　生姜二两（切）　甘草二两（炙）

【煎服法】上八味，以潦水一斗，先煮麻黄再沸，去上沫，内诸药，煮取三升，去滓，分温三服，半日服尽。

【方歌】麻黄连轺赤小豆，一升赤豆梓皮夸，

　　　　姜翘麻草俱二两，四十杏十二枣嘉。

【原按】

蔚按：栀子柏皮汤，治湿热已发于外，只有身黄发热，而无内瘀之证。此治瘀热在里，迫其湿气外蒸而为黄也。麻黄能通泄阳气于至阴之下以发之；加连翘、梓皮之苦寒以清火；赤小豆利水以导湿；杏仁利肺气而达诸药之气于皮毛；姜、枣调营卫以行诸药之气于肌腠；甘草奠安太阴，俾病气合于太阴而为黄者，仍助太阴之气，使其外出，下出而悉出也。潦水者，雨后水行涝地，取其同气相求，地气升而为雨，亦取其从下而上之义也。

少阳方

论以口苦，咽干，目眩为提纲。言少阳之上，相火主之。少阳为甲木，诸风掉眩，皆属于木。主风主火，言少阳之气化也。

论云：少阳中风，两耳无所闻，目赤，胸中满而烦。不可吐下，吐下则悸而恐。此言少阳自受之风邪也。

论云：脉弦细，头痛发热者，属少阳。少阳不可发汗，发汗则谵语。此属胃，胃和则愈，胃不和则烦而悸。此言少阳自受之寒邪也。

论云：本太阳病不解，转属少阳，胁下硬满，干呕不能食，寒热往来，尚未吐下，脉沉紧者，与小柴胡汤。此邪从太阳转属，仍达太阳之气从枢以外出也。

论云：若已吐下发汗，温针谵语，柴胡证罢，此为坏病。知犯何逆，以法治之。此言当审汗、吐、下、温针四者之逆而救之也。

一、小柴胡汤

【原文】

太阳病，十日以去，脉浮细而嗜卧者，外已解也。设胸满胁痛者，与小柴胡汤。脉但浮者，与麻黄汤。（37）

伤寒五六日中风，往来寒热，胸胁苦满，嘿嘿不欲饮食，心烦喜呕，或胸中烦而不呕，或渴，或腹中痛，或胁下痞硬，或心下悸，小便不利，或不渴，身有微热，或咳者，小柴胡

汤主之。（96）

血弱气尽，腠理开，邪气因入，与正气相搏，结于胁下。正邪分争，往来寒热，休作有时，嘿嘿不欲饮食。脏腑相连，其痛必下，邪高痛下，故使呕也，小柴胡汤主之。服柴胡汤已，渴者，属阳明，以法治之。（97）

伤寒四五日，身热恶风，颈项强，胁下满，手足温而渴者，小柴胡汤主之。（99）

伤寒，阳脉涩，阴脉弦，法当腹中急痛，先与小建中汤，不差者，小柴胡汤主之。（100）

太阳病，过经十余日，反二三下之，后四五日，柴胡证仍在者，先与小柴胡。呕不止，心下急，郁郁微烦者，为未解也，与大柴胡汤，下之则愈。（103）

伤寒十三日不解，胸胁满而呕，日晡所发潮热，已而微利，此本柴胡证，下之以不得利；今反利者，知医以丸药下之，此非其治也。潮热者，实也，先宜服小柴胡汤以解外，后以柴胡加芒硝汤主之。（104）

妇人中风，七八日续得寒热，发作有时，经水适断者，此为热入血室，其血必结，故使如疟状，发作有时，小柴胡汤主之。（144）

伤寒五六日，头汗出，微恶寒，手足冷，心下满，口不欲食，大便硬，脉细者，此为阳微结，必有表，复有里也。脉沉，亦在里也。汗出为阳微，假令纯阴结，不得复有外证，悉入在里，此为半在里半在外也。脉虽沉紧，不得为少阴病。所以然者，阴不得有汗，今头汗出，故知非少阴也，可与小柴胡汤。设不了了者，得屎而解。（148）

阳明病，发潮热，大便溏，小便自可，胸胁满不去者，与小柴胡汤。（229）

阳明病，胁下硬满，不大便而呕，舌上白苔者，可与小柴胡汤，上焦得通，津液得下，胃气因和，身濈然汗出而解。（230）

阳明中风，脉弦浮大而短气，腹都满，胁下及心痛，久按之气不通，鼻干不得汗，嗜卧，一身及目悉黄，小便难，有潮热，时时哕，耳前后肿，刺之小差，外不解，病过十日，脉续浮者，与小柴胡汤。（231）

本太阳病不解，转入少阳者，胁下硬满，干呕不能食，往来寒热，尚未吐下，脉沉紧者，与小柴胡汤。（266）

呕而发热者，小柴胡汤主之。（379）

伤寒差以后，更发热，小柴胡汤主之。脉浮者，以汗解之；脉沉实者，以下解之。（394）

【方药】柴胡半斤　黄芩三两　人参三两　半夏半升（洗）　甘草（炙）　生姜三两（切）　大枣十二枚（擘）

【煎服法】上七味，以水一斗二升，煮取六升，去滓，再煎取三升，温服一升，日三服。若胸中烦而不呕者，去半夏、人参，加栝楼实一枚；若渴，去半夏，加人参合前成四两半、栝楼根四两；若腹中痛者，去黄芩，加芍药三两；若胁下痞硬，去大枣，加牡蛎四两；若心下悸、小便不利者，去黄芩，加茯苓四两；若不渴、外有微热者，去人参，加桂枝三两，温覆微汗愈；若咳者，去人参、大枣、生姜，加五味子半升、干姜二两。

【方歌】小柴半斤少阳凭，枣十二枚夏半升，
　　　　三两姜参芩与草，去渣重煎有奇能。

【按语】笔者按少阳病本无方，今从陈修园补小柴胡汤于此，并载陈氏前文太阳方所按之小柴胡汤解。

【原按】

张令韶曰：太阳之气，不能从胸出入，逆于胸胁之间，内干动口于脏气，当借少阳之枢转而外出也。柴胡二月生苗，感一阳初生之气，香气直达云霄，又禀太阳之气，故能从少阳之枢以达太阳之气；半夏生当夏半，感一阴之气而生，启阴气之上升者也；黄芩气味苦寒，外实而内空腐，能解形身之外热；甘草、人参、大枣，助中焦之脾土，由中而达外；生姜所以发散宣通者。此从内达外之方也。

愚按：原本列于"太阳"，以无论伤寒、中风，于五六日之间，经气一周，又当来复于太阳。往来寒热，为少阳之枢象。此能达太阳之气从枢以外出，非解少阳也。各家俱移入"少阳篇"，到底是后人识见浅处。

张令韶曰：太阳之气，不能从胸出入，逆于胸胁之间，虽不干动在内有形之脏真，而亦干动在外无形之脏气。然见一脏之证，不复更及他脏，故有七或证也。胸中烦者，邪气内侵君主，故去半夏之燥；不呕者，中胃和而不虚，故去人参之补，加瓜蒌实之苦寒，导火热以下降也。渴者，阳明燥金气盛，故去半夏之辛，倍人参以生津，加瓜蒌根引阴液以上升也。腹中痛者，邪干中土，故去黄芩之苦寒，加芍药以通脾络也。胁下痞硬者，厥阴肝气不舒，故加牡蛎之纯牡，能破肝之牝脏，其味咸能软坚，兼除胁下之痞；去大枣之甘缓，欲其行之捷也。心下悸、小便不利者，肾气上乘而积水在下，故去黄芩，恐苦寒以伤君火；加茯苓保心气以制水邪也。不渴、外有微热者，其病仍在太阳，故不必生液之人参，宜加解外之桂枝，覆取微汗也。咳者，形寒伤肺，肺气上逆，故加干姜之热以温肺，五味之敛以降逆；凡咳，皆去人参；长沙之秘旨，既用干姜之温，不用生姜之散，既用五味之敛，不用大枣之缓也。

太阴方

论云：太阴之为病，腹满而吐，食不下，自利益甚，时腹自痛。若下之，必心下结硬。此总论太阴气之为病也。

论又云：太阴病，脉浮，可发汗，宜桂枝汤。

论云：自利不渴者，属太阴也。其脏有寒故也。当温之，宜四逆辈。此二节，言太阴病在外者宜桂枝以解肌；在内者不渴，无中见之燥化，属本脏有寒，宜四逆辈。曰"辈"者，理中汤、丸等温剂俱在其中也。

论云：伤寒脉浮而缓，手足自温者，系在太阴。太阴当发身黄，若小便自利者不能发黄。至七八日，虽暴烦下利，日十余行，必自止，以脾家实，腐秽当去故也。此言太阴寒证外亦有热证也。经云：太阴之上，湿气主之，中见阳明。若不得中见之化，则为脏寒之病；若中见太过，湿热相并，又为发黄之证。小便自利者不发黄。至七八日，骤得阳热之化故暴烦，阴湿在内故下利，然下利虽甚亦当自止。所以然者，以太阴中见热化，脾家实，仓廪之腐秽当自去也。

论云：本太阳病，医反下之，因以腹满时痛者，属太阴也，桂枝加芍药汤主之；大实痛，桂枝加大黄主之。此言误下转属之证也。又云，太阴为病，脉弱，其人续自便利，设当行大黄、芍药者，宜减之，以其人胃弱易动故也。此承上节脾家实，宜芍药、大黄以行腐秽，而脉弱者，大便陆续而利出，宜减芍药、大黄以存胃气。甚矣！伤寒之治，首重在胃气也。

一、桂枝加芍药汤

【原文】

本太阳病，医反下之，因尔腹满时痛者，属太阴也，桂枝加芍药汤主之；大实痛者，桂枝加大黄汤主之。（279）

【方药】桂枝三两（去皮） 芍药六两 甘草二两（炙）大枣十二枚（擘） 生姜三两（切）

【煎服法】上五味，以水七升，煮取三升，去滓，温分三服。本云桂枝汤，今加芍药。

【方歌】见桂枝汤方歌加减：

桂枝头痛汗憎风，桂芍生姜三两同，

枣十二枚甘二两，解肌还借粥之功。

项背几几葛四两，汗漏则添附一枚，

脉促胸闷去芍药，更加畏寒枚附通。

喘家若作为难症，二两厚朴杏五十，

去桂术苓添三两，水利邪除立法新。

桂枝加芍用三两，若加大黄二两明，

桂枝加黄芪二两，原剂变法黄汗详。

【原按】陈氏所按此方见桂枝加大黄汤之原按。

二、桂枝加大黄汤

【原文】

本太阳病，医反下之，因尔腹满时痛者，属太阴也，桂枝加芍药汤主之；大实痛者，桂枝加大黄汤主之。（279）

【方药】桂枝三两（去皮） 大黄二两 芍药六两 生姜三两（切） 甘草二两（炙） 大枣十二枚（擘）

【煎服法】上六味，以水七升，煮取三升，去滓，温服一升，日三服。

【方歌】见桂枝汤方歌加减：

> 桂枝头痛汗憎风，桂芍生姜三两同，
>
> 枣十二枚甘二两，解肌还借粥之功。
>
> 项背几几葛四两，汗漏则添附一枚，
>
> 脉促胸闷去芍药，更加畏寒枚附通。
>
> 喘家若作为难症，二两厚朴杏五十，
>
> 去桂术苓添三两，水利邪除立法新。
>
> 桂枝加芍用三两，**若加大黄二两明**，
>
> 桂枝加黄芪二两，原剂变法黄汗详。

【原按】

述：桂枝加芍药汤，倍用芍药之苦降，能令桂枝深入于至阴之分，举误陷之邪，而腹痛自止。桂枝加大黄者，以桂、姜升邪，倍芍药引入太阴，鼓其陷邪，加大黄运其中枢，通地道，去实满，枣、草助转输，使其邪悉从外解下行，各不相背。

少阴方

论云：少阴之为病，脉微细，但欲寐也。此以少阴标本水火阴阳之气，见于脉证者为提纲也。《内经》云：少阴之上，君火主之。又云：阴中之阴肾也。少阴本热而标寒，上火而下水，神之变，精之处也。论中言少阴自得之病，或得太阳之标，或得君火之化，或得水阴之气；或在于表，或在于里；或在于经，或归于中土。俱明神机枢转，上下出入之

至理。故其方，亦寒热攻补表里之不同。

一、麻黄细辛附子汤

【原文】

少阴病，始得之，反发热，脉沉者，麻黄细辛附子汤主之。（301）

【方药】麻黄二两（去节） 细辛二两 附子一枚（炮，去皮，破八片）

【煎服法】上三味，以水一斗，先煮麻黄，减二升，去上沫，内诸药，煮取三升，去滓，温服一升，日三服。

【方歌】麻黄细辛附子汤，麻细二两附枚雄，

　　　　若云麻附甘草汤，甘草二两代细同。

【原按】

蔚按：少阴病始得之，是当无热，而反发热，为太阳标阳外呈，脉沉为少阴之生气不升。恐阴阳内外不相接，故以熟附子助太阳之表阳而内合于少阴，麻黄、细辛启少阴之水阴而外合于太阳。须知此汤非发汗法，乃交阴阳法。

二、麻黄附子甘草汤

【原文】

少阴病，得之二三日，麻黄附子甘草汤微发汗。以二三日无证，故微发汗也。（302）

【方药】麻黄二两（去节） 甘草二两（炙） 附子一枚（炮，去皮，破八片）

【煎服法】上三味，以水七升，先煮麻黄一两沸，去上

沫，内诸药，煮取三升，去滓，温服一升，日三服。

【方歌】见麻黄附子细辛汤方歌加减：

麻黄细辛附子汤，麻细二两附枚雄，

若云麻附甘草汤，甘草二两代细同。

【原按】

蔚按：少阴病自始得以至二三日，无下利厥逆大寒之里
证，又无心中烦、不得卧热化之里证，又无口燥咽干，自利
清水，腹胀、不大便、当急下之里证，可知病少阴而得太阳
之表热。非汗不解，而又恐过汗以伤心肾之真液，故于前方
去细辛，加甘草之补中，取中焦水谷之津而为汗，则内不伤
阴，邪从汗解矣。须知此汤变交阴阳法为微发汗法。

三、黄连阿胶汤

【原文】

少阴病，得之二三日以上，心中烦，不得卧，黄连阿胶
汤主之。（303）

【方药】黄连四两　黄芩二两　芍药二两　鸡子黄二枚
阿胶三两（一云三挺）

【煎服法】上五味，以水六升，先煮三物，取二升，去
滓，内胶烊尽，小冷，内鸡子黄，搅令相得，温服七合，日
三服。

【方歌】黄连阿胶目不交，四两黄连三两胶，

芩芍各二心烦治，二枚鸡子取黄敲。

【按语】陈修园《长沙方歌括》所引本黄芩为一两，现据
教材改为二两。

【原按】

男元犀按：少阴病但欲寐为提纲。此节云心中烦不得卧，是但欲寐之病情而变为心中烦，可知水阴之气不能上交于君火也。心烦之极而为不得卧，可知君火之气不能下入于水阴也。此为少阴热化之证。方中用黄连、黄芩之苦寒以折之，芍药之苦平以降之，又以鸡子黄补离中之气，阿胶补坎中之精，俾气血有情之物，交媾其水火，斯心烦止而得卧矣。此回天手段。

四、附子汤

【原文】

少阴病，得之一二日，口中和，其背恶寒者，当灸之，附子汤主之。（304）

少阴病，身体痛，手足寒，骨节痛，脉沉者，附子汤主之。（305）

【方药】附子二枚（炮，去皮，破八片）　茯苓三两　人参二两　白术四两　芍药三两

【煎服法】上五味，以水八升，煮取三升，去滓，温服一升，日三服。

【方歌】炮附二枚附子汤，术宜四两主斯方，

　　　　　芍苓三两人参二，背冷脉沉身痛详。

【按语】陈修园《长沙方歌括》作生附子，考教材当为炮附子。

【原按】

蔚按：论云：少阴病得之一二日，口中和，其背恶寒者，

当灸之，宜此汤。此治太阳之阳虚，不能与少阴之君火相合也。又云，少阴病身体痛，手足寒，骨节疼，脉沉者，宜此汤。此治少阴君火内虚，神机不转也。方中君以生附子二枚，益下焦水中之生阳，以达于上焦之君火也；臣以白术者，以心肾借中土之气而交合也；佐以人参者，取其甘润以济生附之大辛；又佐以芍药者，取其苦降以泄生附之大毒也。然参、芍皆阴分之药，虽能化生附之暴，又恐其掣生附之肘，当此阳气欲脱之顷，杂一点阴柔之品便足害事，故又使以茯苓之淡渗，使参、芍成功之后，从小便而退于无用之地，不遗余阴之气以妨阳药也。师用此方，一以治阳虚，一以治阴虚。时医开口辄言此四字，其亦知阳指太阳，阴指少阴，一方统治之理乎？

五、桃花汤

【原文】

少阴病，下利便脓血者，桃花汤主之。（306）

少阴病，二三日至四五日，腹痛，小便不利，下利不止，便脓血者，桃花汤主之。（307）

【方药】赤石脂一斤（一半全用，一半筛末） 干姜一两 粳米一升

【煎服法】上三味，以水七升，煮米令熟，去滓，温服七合，内赤石脂末方寸匕，日三服。若一服愈，余勿服。

【方歌】桃花汤中升米宜，斤脂半筛用末奇，
　　　　一两干姜同煮服，脂末寸匕后纳剂。

【原按】

张令韶曰：少阴病下利脓血，桃花汤主之。此感少阴君火之热，不病无形之气化，而病有形之经脉也。经谓心之合脉也；又谓阴络伤则便血。赤石脂色赤而性涩，故能止下利脓血；干姜、粳米温补中焦，以资养血脉之源，所以治之。论又云，少阴二三日到四五日，腹痛，小便不利，下利不止，便脓血者，桃花汤主之。此言二三日至四五日，值太阴主气之期，而脾络不通则为腹痛；脾络不通不能转输，则为小便不利；小便不利则水谷不分，则为利不止；阴络伤则为脓血。石脂为山之血脉凝结而成，故治经脉之病。下节言便脓血可刺者，所以申明病在经脉之义也。

六、猪肤汤

【原文】

少阴病，下利咽痛，胸满心烦，猪肤汤主之。（310）

【方药】猪肤一斤

【煎服法】上一味，以水一斗，煮取五升，去滓，加白蜜一升，白粉五合，熬香，和令相得，温分六服。

【方歌】猪肤斤许斗水煎，水煎减半滓须捐，

白粉五合升蜜服，烦利咽痛胸满痊。

【原按】

张令韶曰：此方合下四方，皆以少阴主枢，旋转内外，无有止息，逆则病也。夫少阴上火下水而主枢机，下利者，水在下而火不得下济也；咽痛者，火在上而水不得上交也。上下水火不交，则神机枢转不出，故胸满；神机内郁，故心

烦。猪为水畜，肤取其遍达周身，从内而外，亦从外而内之义也。蜜乃稼穑之味，粉为五谷之精。熬香者，取香气助中土以交合水火，转运枢机者也。

七、甘草汤

【原文】

少阴病，二三日，咽痛者，可与甘草汤，不差，与桔梗汤。（311）

【方药】甘草二两

【煎服法】上一味，以水三升，煮取一升半，去滓，温服七合，日二服。

【方歌】见伤寒双药方歌括：

> 甘草干姜误汗施，二两干姜四两草。
> 芍药甘草汗伤血，芍草各四旨意详。
> 干姜附子阳将亡，一枚附子一两姜。
> 桂枝甘草悸欲按，桂四甘草二两匡。
> 赤脂余粮各一斤，下焦下利此汤欣。
> 栀子柏皮十五栀，一两甘草二柏资。
> 瓜蒂一分瓜赤豆，调豉去滓和散服。
> **甘草汤用二两草，不差桔梗一两方。**

八、桔梗汤

【原文】

少阴病，二三日，咽痛者，可与甘草汤，不差，与桔梗汤。（311）

【方药】桔梗一两　甘草二两

【煎服法】上二味，以水三升，煮取一升，去滓，温分再服。

【方歌】见伤寒双药方歌括：

　　　　甘草干姜误汗施，二两干姜四两草。

　　　　芍药甘草汗伤血，芍草各四旨意详。

　　　　干姜附子阳将亡，一枚附子一两姜。

　　　　桂枝甘草悸欲按，桂四甘草二两匡。

　　　　赤脂余粮各一斤，下焦下利此汤欣。

　　　　栀子柏皮十五栀，一两甘草二柏资。

　　　　瓜蒂一分瓜赤豆，调豉去滓和散服。

　　　　甘草汤用二两草，**不差桔梗一两方**。

【原按】

述：少阴之脉，从心系上挟咽。二三日，乃三阳主气之期，少阴君火外合三阳上循经脉，故咽痛。甘草生用，能清上焦之火而调经脉者。不差，与桔梗汤以开提肺气，不使火气壅遏于会厌狭隘之地也。

九、苦酒汤

【原文】

少阴病，咽中伤，生疮，不能语言，声不出者，苦酒汤主之。（312）

【方药】半夏（洗，破如枣核）十四枚　鸡子一枚（去黄，内上苦酒，着鸡子壳中）

【煎服法】上二味，内半夏着苦酒中，以鸡子壳置刀环中，安火上，令三沸，去滓，少少含咽之，不差，更作三剂。

【方歌】苦酒夏枚十四开，鸡清苦酒搅几回，

刀环捧壳煎三沸，咽痛频吞绝妙哉。

【原按】

蔚按：一鸡子壳之小，安能纳半夏十四枚之多？近刻以讹传讹，即张令韶、张隐庵、柯韵伯之明，亦仍之。甚矣！耳食之为害也。余考原本，半夏洗、破十四枚，谓取半夏一枚，洗去其涎，而破为十四枚也。原本"破"字模糊，翻刻口句落此一字，以致贻误至今，特正之。

张令韶曰：此治少阴水阴之气，不能上济君火也。君火在上，热伤经络，故咽中伤、生疮。经曰：诸痛疮痒，皆属心火是也。在心主言，在肺主声，皆由肾间之生气所出。少阴枢机不能环转而上达，故不能语言声不出也。张隐庵有云，人之声音，借阴中之生气而出。半夏生于夏半，感一阴之气而生，故能开发声音；破十四枚者，七为奇数，偶七而成十四，是偶中之奇，取阴中之生阳也。鸡卵属金而白象天，肺主金主天，助肺以滋水之上源也。刀为金器，环声还也，取金声环转之义。苦酒醋也。书曰："曲直作酸"。经曰：少阳属肾。一以达少阳初生之气，一以金遇木击而鸣矣。火上三沸者，金遇火而三伏，三伏已过，金气复矣。枢转利，水气升，金气清，则咽痛愈而声音出矣。

十、半夏散及汤

【原文】

少阴病，咽中痛，半夏散及汤主之。（313）

【方药】半夏（洗） 桂枝（去皮） 甘草（炙）

【煎服法】上三味，等分。各别捣筛已，合治之，白饮和服方寸匕，日三服。若不能散服者，以水一升，煎七沸，内散两方寸匕，更煮三沸，下火令小冷，少少咽之。半夏有毒，不当散服。

【方歌】半夏散及汤桂甘，散须寸匕饮调宜，

三物等分捣筛入，咽痛求枢法亦奇。

【原按】

蔚按：少阴主枢，热气不能从枢而出，逆于经脉而咽痛，为甘草汤证。寒气不能从枢而出，逆于经脉而咽中痛，为半夏散及汤证。半夏运枢，桂枝解肌，甘草缓痛，和以白饮者，即桂枝汤啜粥之义。从中以达外，俾内外之经脉通，而少阴之枢机出入矣。如咽痛不能服散，以汤少少咽之，取其轻捷，即汤亦同于散也。

十一、白通汤

【原文】

少阴病，下利，白通汤主之。（314）

少阴病，下利脉微者，与白通汤。利不止，厥逆无脉，干呕烦者，白通加猪胆汁汤主之。服汤脉暴出者死，微续者生。（315）

【方药】葱白四茎 干姜一两 附子一枚（生，去皮，破八片）

【煎服法】上三味，以水三升，煮取一升，去滓，分温再服。

【方歌】白通汤枚生附详，葱白四茎一两姜，

脉微下利肢兼厥，**尿五胆一合可襄**。

【原按】见白通加猪胆汁汤之原按。

十二、白通加猪胆汁汤

【原文】

少阴病，下利脉微者，与白通汤。利不止，厥逆无脉，干呕烦者，白通加猪胆汁汤主之。服汤脉暴出者死，微续者生。（315）

【方药】葱白四茎　干姜一两　附子一枚（生，去皮，破八片）　人尿五合　猪胆汁一合

【煎服法】上五味，以水三升，煮取一升，去滓，内胆汁、人尿，和令相得，分温再服。若无胆，亦可用。

【方歌】见白通汤方歌加减：

白通汤枚生附详，葱白四茎一两姜，

脉微下利肢兼厥，**尿五胆一合可襄**。

【原按】

男元犀按：白通汤主少阴水火不交，中虚不运者也。用生附启水脏之阳，以上承于心；葱白引君主之火，以下交于肾；干姜温中焦之土，以通上下。上下交，水火济，中土和，利自止矣。

蔚按：白通加猪胆汁汤，张令韶之注甚妙。令韶谓，脉始于足少阴肾，主于手少阴心，生于足阳明胃。诚见道之言技。少阴下利脉微者，肾脏之生阳不升也。与白通汤以启下陷之阳。若利不止，厥逆无脉，干呕烦者，心无所主，胃无所生，肾无所始也。白通汤三面俱到，加胆汁、人尿调和后

入，生气俱在，为效倍速。苦咸合为一家，入咽之顷，苦先入心，即随咸味而直交于肾，肾得心君之助，则生阳之气升，又有附子在下以启之，干姜从中而接之，葱白自上以通之，利止厥回，不烦不呕，脉可微续，危证必仗此大方也。若服此汤后，脉不微续而暴出，灯光之回焰，吾亦无如之何矣！

十三、真武汤

【原文】

太阳病发汗，汗出不解，其人仍发热，心下悸，头眩，身𥆧动，振振欲擗地者，真武汤主之。（82）

少阴病，二三日不已，至四五日，腹痛，小便不利，四肢沉重疼痛，自下利者，此为有水气。其人或咳，或小便利，或下利，或呕者，真武汤主之。（316）

【方药】茯苓三两　芍药三两　白术二两　生姜三两（切）　附子一枚（炮，去皮，破八片）

【煎服法】上五味，以水八升，煮取三升，去滓，温服七合，日三服。若咳者，加五味子半升，细辛一两，干姜一两；若小便利者，去茯苓；若下利者，去芍药，加干姜二两；若呕者，去附子加生姜，足前为半斤。

【方歌】真武生姜芍茯三，二两白术一附探，

便短咳频兼腹痛，祛寒振水与君谈。

【原按】

张令韶曰：虚者不可汗，汗后病不解而变证也。真武者，镇水之神也。水性动，今动极不安，故亦以此镇之。茯苓松之余气，潜伏于根，故归伏心神而止悸；附子启下焦之生阳，上循于头而止眩；芍药滋养营血；生姜宣通经脉，而𥆧动自

止。白术所以资中土而灌溉四旁者也。

罗东逸曰：小青龙汤治表不解有水气，中外皆寒实之病也；真武汤治表已解有水气，中外皆虚寒之病也。真武者，北方司回水之神也。以之名汤者，借以镇水之义也。夫人一身制水者脾也。主水者肾也。肾为胃关，聚水而从其类，倘肾中无阳，则脾之枢机虽运，而肾之关门不开，水即欲行，以无主制，故泛溢妄行而有是证也。用附子之辛热，壮肾之元阳，则水有所主矣；白术之温燥，建立中土，则水有所制矣；生姜之辛散，佐附子以补阳，于补水中寓散水之意；茯苓之淡渗，佐白术以健土，于制水中寓利水之道焉；而尤重在芍药之苦降，其旨甚微，盖人身阳根于阴，若徒以辛热补阳，不少佐以苦降之品，恐真阳飞越矣。芍药为春花之殿，交夏而枯，用之以亟收散漫之阳气而归根。下利减芍药者，以其苦降涌泄也；加干姜者，以其温中胜寒也。水寒伤肺则咳，加细辛、干姜者，胜水寒也；加五味子者，收肺气也。小便利者去茯苓，恐其过利伤肾也，呕者，去附子倍生姜，以其病非下焦。水停于胃，所以不须温肾以行水，只当温胃以散水，且生姜功能止呕也。

十四、通脉四逆汤

【原文】

少阴病，下利清谷，里寒外热，手足厥逆，脉微欲绝，身反不恶寒，其人面色赤，或腹痛，或干呕，或咽痛，或利止脉不出者，通脉四逆汤主之。（317）

下利清谷，里寒外热，汗出而厥者，通脉四逆汤主之。（370）

【方药】甘草二两（炙）　附子大者一枚（生用，去皮，破八片）　干姜三两（强人可四两）

【煎服法】上三味，以水三升，煮取一升二合，去滓，分温再服，其脉即出者愈。面色赤者，加葱九茎；腹中痛者，去葱，加芍药二两；呕者，加生姜二两；咽痛者，去芍药，加桔梗一两；利止脉不出者，去桔梗，加人参二两。病皆与方相应者，乃服之。

【方歌】通脉四逆二炙甘，枚附大者干姜三，
　　　　外热里寒面赤厥，脉微通脉半合胆。

【按语】陈修园《长沙方歌括》所引本为甘草三两，现按教材改为甘草二两。

【原按】

参各家说：阳气不能运行，宜四逆汤；元阳虚甚，宜附子汤；阴盛于下，格阳于上，宜白通汤；阴盛于内，格阳于外，宜通脉四逆汤。盖以生气既离，亡在顷刻，若以柔缓之甘草为君，岂能疾呼散阳而使返耶？故倍用干姜，而仍不减甘草者，恐散涣之余，不能当姜、附之猛，还借甘草以收全功也。若面赤者，虚阳上泛也，加葱白引阳气以下行；腹中痛者，脾络不和也，去葱加芍药以通脾络；呕者，胃气逆也，加生姜以宣逆气；咽痛者，少阴循经上逆也，去芍药之苦泄，加桔梗之开提；利止脉不出者，谷气内虚，脉无所禀而生，去桔梗加人参以生脉。

十五、四逆散

【原文】

少阴病，四逆，其人或咳，或悸，或小便不利，或腹中

痛，或泄利下重者，四逆散主之。(318)

【方药】甘草（炙）　枳实（破，水渍，炙干）　柴胡　芍药

【煎服法】上四味，各十分，捣筛，白饮和服方寸匕，日三服。咳者，加五味子、干姜各五分，并主下利；悸者，加桂枝五分；小便不利者，加茯苓五分；腹中痛者，加附子一枚，炮令坼；泄利下重者，先以水五升，煮薤白三升，煮取三升，去滓，以散三方寸匕内汤中，煮取一升半，分温再服。

【方歌】四逆散回少阴逆，枳甘柴芍数相均，

白饮和匀方寸匕，阴阳顺接法当循。

【原按】

张令韶曰：凡少阴病四逆，俱为阳气虚寒，然亦有阳气内郁，不得外达而四逆者，又宜四逆散主之。枳实形圆臭香，胃家之宣品也，所以宣通胃络。芍药疏泄经络之血脉，甘草调中，柴胡启达阳气而外行，阳气通而四肢温矣。若咳者，肺寒气逆也，用五味、干姜温敛肺气；并主下利者，温以散之，酸以收之也。悸者，心气虚也，加桂枝以保心气。小便不利者，水道不行也，加茯苓以行水。腹中痛者，里寒也，加附子以温寒。泄利下重者，阳气郁于下也，用薤白以通阳气也。

重订长沙方歌括卷六

厥阴方

一、乌梅丸

【原文】

伤寒脉微而厥，至七八日肤冷，其人躁无暂安时者，此为脏厥，非蛔厥也。蛔厥者，其人当吐蛔。今病者静，而复时烦者，此为脏寒，蛔上入其膈，故烦，须臾复止，得食而呕，又烦者，蛔闻食臭出，其人常自吐蛔。蛔厥者，乌梅丸主之。又主久利。（338）

【方药】乌梅三百枚　细辛六两　干姜十两　黄连十六两当归四两　附子六两（炮，去皮）　蜀椒四两（出汗）　桂枝六两（去皮）　人参六两　黄柏六两

【煎服法】上十味，异捣筛，合治之，以苦酒渍乌梅一宿，去核，蒸之五斗米下，饭熟捣成泥，和药令相得，内臼中，与蜜杵二千下，丸如梧桐子大，先食饮服十丸，日三服，稍加至二十丸。禁生冷、滑物、臭食等。

【方歌】乌梅黄连十六遵，六两桂附辛柏参，

归椒四两梅三百，十两干姜记要真。

【按语】炼蜜为丸，方歌中省蜜。

【原按】

论云：厥阴之为病，消渴，气上撞心，心中疼热，饥而不欲食，食则吐蛔，下之利不止。此厥阴病之提纲也。经云：厥阴之上，风气主之，中见少阳。是厥阴以风为本，以阴寒为标，而火热在中也。至厥阴而阴已极，故不从标本而从于中治。

沈尧封云：此厥阴证之提纲也。消渴等证外，更有厥热往来，或呕或利等证，犹之阳明病胃家实之外，更有身热汗出，不恶寒反恶热等证。故阳明病必须内外证合见，乃是真阳明；厥阴病亦必内外证合见，乃是真厥阴。其余或厥、或利、或呕，而内无气上撞心、心中疼热等证，皆似厥阴而非厥阴也。

男元犀按：论云：伤寒脉微而厥，至七八日肤冷，其人躁无暂安时者，是以少阴证之脏厥，唤起厥阴之蛔厥也。然少阴证水火不交，则为烦躁，若真阳欲脱危证，则但躁不烦，与厥阴之但烦不躁者不同。故曰肤冷而躁，名曰脏厥，非蛔厥也。蛔厥为厥阴病的证。厥阴，阴极阳生，中为少阴相火，名曰蛔厥，此"蛔"字所包者广。厥阴主风木，若名为风厥，则遗去"木"字；若名为木厥，则遗去"风"字，且用字亦不雅驯。若名为风木厥，更见执著，第以"蛔厥"二字该之，盖以蛔者风木之虫也，而吐蛔为厥阴之真面目。拈此二字，而病源、病证俱在其中。其人当吐蛔者，以风木之病当有是证，亦必不泥于蛔之有无，如本节"静而复烦"，与上节"气上冲心、心中疼热"皆是也。曰蛔闻食臭出，其人当自吐蛔，又用一"当"字者，言吐蛔者其常，即不吐蛔而呕而又烦，风木之动亦可以吐蛔例之也。曰静而复烦，曰须臾复止，曰又烦者，风有作、止也。然通篇之眼目，在"此为脏寒"四字。言见证虽曰风木为病，相火上攻，而其脏则为寒。何也？厥阴为三阴之尽也。《周易·震卦》一阳居二阴之下，为厥阴本象，病则阳逆于上，阴陷于下。饥不欲食，下之利不止，是下寒之确证也；消渴，气上撞心，心中疼热，吐蛔，是上热之确证也。方用乌梅渍以苦酒，顺曲直作酸之本性，逆者顺之，还其所固有，去其所本无，治之所以臻于上理也。桂、椒、辛、附，辛温之品，导逆上之火，以还震卦下一划之奇；黄连、黄柏，苦寒之品，泻心胸之热，以还震卦上四划之偶。又佐以人参之甘寒，当归之苦温，干姜之辛温，三物合用，能令中焦受气而取汁；而乌梅蒸于米下，服丸送以米饮，无非补养中焦之法，所谓厥阴不治取之阳明者此也。此为厥阴证之总方。注家第谓蛔得酸则静，得辛则伏，得苦则下，犹浅之乎测乌梅丸也。

二、当归四逆汤

【原文】

手足厥寒，脉细欲绝者，当归四逆汤主之。（351）

【方药】当归三两　桂枝三两（去皮）　芍药三两　细辛三两　甘草二两（炙）　通草二两　大枣二十五枚（擘，一法，十二枚）

【煎服法】上七味，以水八升，煮取三升，去滓，温服一升，日三服。

【方歌】当归四逆枣廿五，三两辛归桂芍行，
　　　　甘通二两能回厥，二升吴萸姜半斤。

【原按】见当归四逆加吴茱萸生姜汤之原按。

三、当归四逆加吴茱萸生姜汤

【原文】

若其人内有久寒者，宜当归四逆加吴茱萸生姜汤。（352）

【方药】当归三两　芍药三两　甘草二两（炙）　通草二两　桂枝三两（去皮）　细辛三两　生姜半斤（切）　吴茱萸二升　大枣二十五枚（擘）

【煎服法】上九味，以水六升，清酒六升和，煮取五升，去滓，温分五服（一方，水、酒各四升）。

【方歌】见当归四逆汤方歌加减：

   当归四逆枣廿五，三两辛归桂芍行，

   甘通二两能回厥，**二升吴萸姜半斤**。

【原按】

罗东逸曰：厥阴为三阴之尽，阴尽阳生。若受寒邪，则阴阳之气不相顺接，故脉微而厥。然厥阴之脏，相火游行其间，经虽受寒，而脏不即寒，故先厥者后必发热。所以伤寒初起，见其手足厥冷、脉细欲绝者，不得遽认为寒而用姜、附也。此方用桂枝汤君以当归者，厥阴主肝，肝为血室也。佐细辛，其味极辛，能达三阴，外温经而内温脏。通草其性极通，善开关节，内通窍而外通荣。去生姜者，恐其过表也。倍大枣者，即建中加饴之义；用二十五枚者，取五五之数也。肝之志苦急，肝之神欲散，辛甘并举，则志遂而神悦。未有厥阴神志遂悦，而脉微不出、手足不温者也。不须参、苓之补，不用姜、附之峻，此厥阴厥逆与太少不同治也。若其人内有久寒，非辛温之品不能兼治，则加吴萸、生姜之辛热，更用酒煎，佐细辛，直通厥阴之脏，迅散内外之寒，是又救厥阴内外两伤于寒之法也。

四、麻黄升麻汤

【原文】

伤寒六七日，大下后，寸脉沉而迟，手足厥逆，下部脉不至，喉咽不利，唾脓血，泄利不止者，为难治，麻黄升麻汤主之。（357）

【方药】麻黄二两半（去节）　升麻一两一分　当归一两一分　知母十八铢　黄芩十八铢　葳蕤十八铢（一作菖蒲）芍药六铢　天门冬六铢（去心）　桂枝六铢（去皮）　茯苓六铢　甘草六铢（炙）　石膏六铢（碎，绵裹）　白术六铢　干姜六铢

【煎服法】上十四味，以水一斗，先煮麻黄一两沸，去上沫，内诸药，煮取三升，去滓，分温三服。相去如炊三斗米顷令尽，汗出愈。

【方歌】麻升两半一两归，六铢苓术芍冬依，

　　　　膏姜桂草同分两，十八铢兮芩母葳。

【按语】陈修园《长沙方歌括》所引本为麻黄一两半，升麻一两半，当归一两，教材为麻黄二两半，升麻一两一分，当归一两一分。笔者认为当从陈修园之说，故于方歌径改。

【原按】

张令韶曰：伤寒六七日，乃由阴出阳之期也。粗工以为大热不解而大下之，虚其阳气，故寸脉沉迟，手足厥逆也。下为阴，下部脉不至，阴虚不能上通于阳也。咽喉不利，吐脓血，阳热在上也。泄利不止，阴寒在下也。阴阳两不相接，故为难治。与升麻、麻黄、桂枝以升阳，而复以茯苓、白术、干姜调其下利，与当归、白芍、天冬、葳蕤以止脓血，与知母、黄芩、甘草以利咽喉。石膏性重，引麻黄、升麻、桂枝直从里阴而透达于肌表，则阳气下行，阴气上升，阴阳和而

汗出矣。

此方药虽驳杂，意义深长，学者宜潜心细玩可也。

五、干姜黄连黄芩人参汤

【原文】

伤寒本自寒下，医复吐下之，寒格更逆吐下，若食入口即吐，干姜黄芩黄连人参汤主之。（359）

【方药】干姜　黄芩　黄连　人参各三两

【煎服法】上四味，以水六升，煮取二升，去滓，分温再服。

【方歌】干姜芩连人参汤，芩连苦降借姜开，

济以人参均三两，诸凡拒格此方该。

【原按】

蔚按：伤寒本自寒下者，以厥阴之标阴在下也。医复吐下之，在下益寒而反格热于上，以致食入即吐。方用干姜，辛温以救其寒；芩、连苦寒，降之且以坚之。然吐下之后，阴阳两伤，胃家索然，必借人参以主之。俾胃气如分金之炉，寒热各不相碍也。方名以干姜冠首者，取干姜之温能除寒下，而辛烈之气又能开格而纳食也。家君每与及门论此方及甘草附子汤，谓古人不独审病有法，用方有法，即方名中药品之前后亦寓以法。善读书者，当读于无字处也。

六、白头翁汤

【原文】

热利下重者，白头翁汤主之。（371）

下利欲饮水者，以有热故也，白头翁汤主之。（373）

【方药】白头翁二两　黄柏三两　黄连三两　秦皮三两

【煎服法】上四味，以水七升，煮取二升，去滓，温服一升，不愈，更服一升。

【方歌】白头二两妙通神，三两黄连秦柏珍，

产后下利虚极者，甘草阿胶二两分。

【原按】

蔚按：厥阴标阴病，则为寒下；厥阴中见病，则为热利下重者，即经所谓暴注是也。白头翁临风偏静，特立不挠，用以为君者，欲平走窍之火，必先定摇动之风也。秦皮浸水青蓝色，得厥阴风木之化，故用以为臣。以黄连、黄柏为佐使者，其性寒，能除热，其味苦，苦又能坚也。总使风木遂其上行之性，则热利重自除；风火不相煽而燎原，则热渴饮水自止。

霍乱方

一、四逆加人参汤

【原文】

恶寒脉微而复利，利止亡血也，四逆加人参汤主之。（385）

【方药】甘草二两（炙）　附子一枚（生，去皮，破八片）干姜一两半　人参一两

【煎服法】上四味，以水三升，煮取一升二合，去滓，分温再服。

【方歌】四逆汤方歌加减：

四逆汤是少阴方，生附一枚两半姜，

建功姜附如良将，草须二两从容匡。

茯苓四两参两入，即为茯苓四逆汤，

四逆原方主救阳，加参一两救阴方。

【原按】

蔚按：论云恶寒脉微而复利，利止无血也。言霍乱既利而复利，其证恶寒，其脉又微，可知阳气之虚也。然脉证如是，利虽止而非真止，知其血已亡，此亡血非脱血之谓，即下则亡阴之义也。《金匮》曰：水竭则无血，即为津液内竭。故以四逆汤救其阳气，又加人参生其津液。柯韵伯疑四逆汤原有人参，不知仲景于回阳方中屏绝此味，即偶用之，亦是制热药之太过，惟救阴方中乃加之。韵伯此言，可知未尝梦见《本草经》也。

二、理中丸

【原文】

霍乱，头痛发热，身疼痛，热多欲饮水者，五苓散主之；寒多不用水者，理中丸主之。（386）

大病差后，喜唾，久不了了，胸上有寒，当以丸药温之，宜理中丸。（396）

【方药】人参　干姜　甘草（炙）　白术各三两

【煎服法】上四味，捣筛，蜜和为丸，如鸡子黄许大。以沸汤数合，和一丸，研碎，温服之，日三四，夜二服。腹中未热，益至三四丸，然不及汤。汤法：以四物依两数切，用水八升，煮取三升，去滓，温服一升，日三服。若脐上筑者，肾气动也，去术，加桂四两；吐多者，去术，加生姜三两；下多者，还用术；悸者，加茯苓二两；渴欲得水者，加术，足前成四两半；腹中痛者，加人参，足前成四两半；寒者，加干姜，足前成四两半；腹满者，去术，加附子一枚。服汤后如食顷，饮热粥一升许，微自温，勿发揭衣被。

【方歌】理中吐利腹疼用，丸汤分两各三同，

术姜参草刚柔济，服后还余啜粥功。

【按语】炼蜜为丸，方歌中省蜜。

【原按】

蔚按：论云霍乱头痛，发热，身疼痛，热多饮水者，五苓散主之；寒多不用水者，理中丸主之。曰霍乱者，呕吐而利也。头痛发热，身疼痛者，内霍乱而外伤寒也。热渴者，以五苓散助脾土，以滋水津之四布；寒而不渴者，用理中丸理中焦，而交上下之阴阳。盖以上吐下利，不论寒热，治以专顾其中也。王晋三云：人参、甘草，甘以和阴，白术、干姜，辛以和阳。辛甘相辅以处中，则阴阳自然和顺矣。此为温补第一方，论中言四逆辈，则此汤俱在其中。又治大病瘥后喜睡，善读书者，于"喜睡"二字推广之，凡脾虚胃虚皆是，便可悟调理之善方矣。

程郊倩曰：参、术、炙草，所以固中州，干姜守中，必假之焰釜薪而腾阳气，是以谷入于阴，长气于阳，上输华盖，下摄州都，五脏六腑皆以受气矣。此理中之旨也。

三、通脉四逆加猪胆汁汤

【原文】

吐已下断，汗出而厥，四肢拘急不解，脉微欲绝者，通

132

脉四逆加猪胆汤主之。（390）

【方药】甘草二两（炙） 干姜三两（强人可四两） 附子大者一枚（生，去皮，破八片） 猪胆汁半合

【煎服法】上四味，以水三升，煮取一升二合，去滓，内猪胆汁，分温再服，其脉即来。无猪胆，以羊胆代之。

【方歌】见通脉四逆汤方歌加减：

> 通脉四逆此指南，一生附二草姜三，
>
> 外热里寒面赤厥，**脉微通脉半合胆**。

【按语】陈修园《长沙方歌括》所引本为猪胆汁四合，现据教材改为猪胆汁半合。

【原按】

蔚按：论云：吐已下断者，言阴阳气血俱虚，水谷俱竭，无有可吐而自已，无有可下而自断也。曰汗出而厥，脉微欲绝者，无阳气以主之也。曰四肢拘急者，无津液以养之也。此际，若用四物汤，姜、附之温，未尝不可以回阳，倍用甘草之甘，未尝不可以滋阴，然犹恐其缓而无济也。若用通脉四逆汤，倍干姜之勇，似可追返元阳，然犹恐大吐大利之余，骤投大辛之味，内而津液愈涸，外而筋脉欲挛，顷刻死矣。师于万死中觅一生路，取通脉四逆汤以回其厥，以止其汗，更佐以猪胆生调，取生气俱在，苦先入心而脉复，以汁补中焦之汁，灌溉于筋则拘挛解。辛甘与苦甘相济，斯阴阳二气顷刻调和，即四逆加人参汤之意。但人参亦无情之草根，不如猪胆汁之异类有情，生调得其生气，为效倍神也。诸家囿于白通加法，谓格阳不入，借苦寒以从治之，堪发一笑。

按：古本只加胆汁，无人尿，张隐庵注有人尿，必有所本。读其注文，极有见解。张隐庵云：此节重言，以结上文两节之意。上两节皆主四逆汤，此言气血皆虚，更宜通脉四

逆加猪胆、人尿以治之。不曰吐利止，而曰吐已下断者，谓津液内竭，吐无所吐，下无所下也。若吐已下断，如所谓汗出而厥四肢拘急之证，仍然不解；所谓脉微欲绝之脉，依然如故；此谓阴阳血气俱虚，更宜通脉四逆加猪胆汁汤主之。通脉四逆汤解见"少阴篇"。加水畜之甲胆，乃起肾脏之精汁，上资心主之血，更加人尿，乃引膀胱之津液，还入胃中，取精汁内滋而血气调和之意。盖风雨寒暑之邪，直入中焦，皆为霍乱。若吐利太过而生气内伤，手足厥冷脉微欲绝者，宜四逆汤主之，无分寒与暑也。何也？正气受伤，止救正而不论邪。后人补立藿香正气散以治吐利，此治微邪在胃，正气不伤，如此之证，弗药亦愈，即阴阳汤、黄土汤，皆能疗之。若霍乱里虚，古圣止立四逆、理中二方，为急救正气之法。有谓藿香正气散治暑霍乱者，亦非也。愚每见暑月病霍乱，四肢逆冷无脉而死，藿香正气，不过宽胸解表之剂，焉能治之？况夏月元气发泄在外，中气大虚，外邪卒至，救正犹迟，况疏散之剂乎！夫邪正相搏，有风雨寒暑之分。正受邪伤，止论正气之虚实，入脏即为不治之死证，非风暑为阳而寒雨为阴也。此为霍乱之大纲，学者宜服膺而弗失。高子曰：霍乱之证，至汗出而厥，四肢拘急，脉微欲绝，乃纯阴无阳，用四逆汤不必言矣，又加猪胆汁、人尿者，津液竭而阴血并虚，不当但助其阳，更当滋益其阴之意。每见夏月霍乱之证，四肢厥逆，脉微欲绝，投以理中、四逆不能取效，反以明矾少许和凉水服之而即愈，亦即胆汁、人尿之意。先贤立法，可谓周遍详明矣。

阴阳易差后劳复方

一、烧裈散

【原文】

伤寒阴易之为病，其人身体重，少气，少腹里急，或引阴中拘挛，热上冲胸，头重不欲举，眼中生花，膝胫拘急者，烧裈散主之。（392）

【方药】妇人中裈，近隐处，取烧作灰。

【煎服法】上一味，水服方寸匕，日三服，小便即利，阴头微肿，此为愈矣。妇人病取男子裈烧服。

【方歌】烧裈剪裤近阴烧，研末寸匕用水调，

同气相求疗二易，长沙无法不翘翘。

【原按】

张隐庵曰：裈裆，乃阴吹注精之的。盖取彼之余气，劫彼之余邪。邪毒原从阴入，复使之从阴以出。故曰：小便利，阴头微肿即愈。

二、枳实栀子豉汤

【原文】

大病差后，劳复者，枳实栀子汤主之。（393）

【方药】枳实三枚（炙） 栀子十四个（擘） 豉一升（绵裹）

【煎服法】上三味，以清浆水七升，空煮取四升，内枳

实、栀子，煮取二升，下豉，更煮五六沸，去滓，温分再服，覆令微似汗。若有宿食者，内大黄如博棋子五六枚，服之愈。

【方歌】枳实栀豉十四栀，一升香豉枳三枚，

　　　　浆水法煎微取汗，食停还借大黄开。

【原按】

张隐庵曰：大病瘥后，则阴阳水火始相交会。劳其形体，则气血内虚，其病复作，其证不一，故不着其病形，只以此方统治之。方中栀子清上焦之烦热，香豉散下焦之水津，枳实炙香宣中焦之土气。三焦和而津液生，津液生而气血复矣。若有宿食，则三焦未和，加大黄以行之，令燥屎行而三焦气血自相和矣。今之医辈，凡遇此证，无不以补中益气汤误之也！

三、牡蛎泽泻散

【原文】

大病差后，从腰以下有水气者，牡蛎泽泻散主之。（395）

【方药】牡蛎（熬）　泽泻　蜀漆（暖水洗，去腥）　葶苈子（熬）　商陆根（熬）　海藻（洗，去咸）　栝楼根各等分

【煎服法】上七味，异捣，下筛为散，更于臼中治之。白饮和服方寸匕，日三服。小便利，止后服。

【方歌】牡蛎泽泻水偏停，泽泻蒌根蜀漆葶，

　　　　牡蛎商陆同海藻，捣称等分饮调灵。

【原按】

蔚按：太阳之气，因大病不能周行于一身，气不行而水聚之。今在腰以下，宜从小便利之。牡蛎、海藻生于水，故

能行水，亦咸以软坚之义也。葶苈利肺气而导水之源，商陆攻水积而疏水之流。泽泻一茎直上，瓜蒌生而蔓延，二物皆引水液而上升，可升而后降也。蜀漆乃常山之苗，自内而出外，自阴而出阳，所以引诸药而达于病所。又，散以散之，欲其散布而行速也。但其性甚烈，不可多服，故曰小便利止后服。此方用散，不可作汤，以商陆水煮服，杀人。

四、竹叶石膏汤

【原文】

伤寒解后，虚羸少气，气逆欲吐，竹叶石膏汤主之。（397）

【方药】竹叶二把　石膏一斤　半夏半升（洗）　麦门冬一升（去心）　人参二两　甘草二两（炙）　粳米半升

【煎服法】上七味，以水一斗，煮取六升，去滓，内粳米，煮米熟，汤成去米，温服一升，日三服。

【方歌】竹叶石膏虚呕叨，二参二草一斤膏，

　　　　半升粳米半升夏，二把竹叶升冬熬。

【按语】陈修园《长沙方歌括》所引本为人参三两，现据教材改为人参二两。

【原按】

张隐庵曰：竹叶凌冬青翠，得冬令寒水之气，半夏生当夏半，得一阴之气；参、草、粳米，资养胃气以生津液；麦冬通胃气之络；石膏纹肌色白，能通胃中之逆气达于肌腠。总令津液生而中气足，虚热解而吐自平矣。

男元犀按：徐灵胎云，此仲景先生治伤寒愈后调养之方

也。其法专于滋养肺胃之阴气以复津液。盖伤寒虽六经传遍，而汗吐下三者，皆肺胃当之。又《内经》云，人之伤于寒也，则为病热。故滋养肺胃，岐黄以至仲景之不易之法也。后之庸医，则用温热之药峻补脾肾，而千圣相传之精义，消亡尽矣。

上册附一：重订长沙方歌括全部方歌

此部分包括"伤寒多方合编方歌括"和"六经病方歌括"两个部分。前者又包括"伤寒双药方歌括"和"伤寒加减方歌括"两部分。后者则按卷细分六经病篇诸方歌括。先抽离出"伤寒多方合编方歌括"是为了方便背诵，不致同样的方歌在"六经病方歌括"部分反复出现。

【伤寒多方合编方歌括】

【伤寒双药方歌括】

甘草干姜汤、芍药甘草汤、干姜附子汤、桂枝甘草汤、赤石脂禹余粮汤、栀子柏皮汤、瓜蒂散、甘草汤、桔梗汤（其中甘草汤虽为单方，但因与桔梗汤为加减关系，亦编入）。

甘草干姜误汗施，二两干姜四两草。

芍药甘草汗伤血，芍草各四旨意详。

干姜附子阳将亡，一枚附子一两姜。

桂枝甘草悸欲按，桂四甘草二两匡。

赤脂余粮各一斤，下焦下利此汤欣。

栀子柏皮十五栀，一两甘草二柏资。

瓜蒂一分瓜赤豆，调豉去滓和散服。

甘草汤用二两草，不差桔梗一两方。

【伤寒加减方歌括】

桂枝汤、桂枝加葛根汤、桂枝加附子汤、桂枝去芍药汤、桂枝去芍药加附子汤、桂枝加厚朴杏仁汤、桂枝去桂加茯苓白术汤、桂枝加芍药汤、桂枝加大黄汤、桂枝加黄芪汤

桂枝头痛汗憎风，桂芍生姜三两同，
枣十二枚甘二两，解肌还借粥之功。
项背几几葛四两，汗漏则添附一枚，
脉促胸闷去芍药，更加畏寒枚附通。
喘家若作为难症，二两厚朴杏五十，
去桂术苓添三两，水利邪除立法新。
桂枝加芍用三两，若加大黄二两明，
桂枝加黄芪二两，原剂变法黄汗详。

四逆汤、茯苓四逆汤、四逆加人参汤

四逆汤是少阴方，生附一枚两半姜，
建功姜附如良将，草须二两从容匡。
茯苓四两参两入，即为茯苓四逆汤，
四逆原方主救阳，加参一两救阴方。

通脉四逆汤、通脉四逆加猪胆汁汤

通脉四逆二炙甘，枚附大者干姜三，
外热里寒面赤厥，脉微通脉四合胆。

当归四逆汤、当归四逆加吴茱萸生姜汤

当归四逆枣廿五，三两辛归桂芍行，

甘通二两能回厥，二升吴萸姜半斤。

白通汤、白通加猪胆汁汤
白通汤枚生附详，葱白四茎一两姜，
脉微下利肢兼厥，尿五胆一合可襄。

麻黄附子细辛汤、麻黄附子甘草汤
麻黄细辛附子汤，麻细二两附枚雄，
若云麻附甘草汤，甘草二两代细同。

桂枝附子汤、桂枝附子去桂加白术汤
桂枝附子需枚三，四桂三姜二草难，
大枣方中十二枚，去桂加术四两探。

黄芩汤、黄芩加半夏生姜汤
黄芩甘芍各二两，三两黄芩十二枣，
不利而呕即加味，姜三夏取半升斟。

大黄黄连泻心汤、附子泻心汤
三黄泻心芩连一，大黄二两麻沸汤，
附子泻心加枚附，专煎轻渍要参详。

半夏泻心汤、生姜泻心汤、甘草泻心汤
半夏泻心一连寻，三两姜参炙草芩，
半升半夏枣十二，去滓重煎仲圣心。
生姜泻心一干姜，四两生姜替夏方，
甘草泻心草四两，不用人参余同向。

小陷胸汤、大陷胸汤

小陷胸汤一两连，半升半夏一蒌煎，

大陷胸汤六大黄，钱匕甘遂一升硝。

抵当汤、抵当丸

抵当汤用三两黄，蛭虻三十廿桃方，

作丸蛭虻皆二十，桃仁廿五定其狂。

栀子厚朴汤、栀子干姜汤

栀子厚朴不用豉，栀同朴四四枚枳，

栀子干姜用二两，十四栀子尽所长。

栀子豉汤、栀子甘草豉汤、栀子生姜豉汤

栀子豉汤豉四合，栀子十四枚用擘，

少气加入二两草，呕者生姜五两合。

葛根汤、葛根加半夏汤

葛根四两三两麻，枣枚十二效堪嘉，

桂甘芍二姜三两，不利但呕半升夏。

【六经病方歌括】

【重订长沙方歌括卷一方歌】

【太阳方】

桂枝麻黄各半汤

桂枝麻黄各半汤，桂枝一两十六铢，

杏廿四枚枣四粒，甘芍麻姜一两符。

桂枝二麻黄一汤

桂二麻一形如疟，日虽再发汗必解，
一两六铢芍与姜，麻铢十六杏同行，
桂枝一两铢十七，草两二铢五枣匡。

【重订长沙方歌括卷二方歌】

【太阳方】

白虎加人参汤

白虎人参大汗倾，大渴大热属阳明，
膏斤知六参三两，二草六粳米熟成。

桂枝二越婢一汤

桂二越一旨各殊，桂芍麻甘十八铢，
生姜一两二铢俱，四枚枣膏廿四铢。

调胃承气汤

调胃承气炙甘功，硝用半升地道通，
草二大黄四两足，法中之法妙无穷。

葛根黄芩黄连汤

葛根芩连八葛谈，三两芩连二两甘，
喘而汗出脉兼促，误下风邪利不堪。

麻黄汤

麻黄汤中三两麻，二桂一甘效堪夸，
七十杏仁专主喘，温服休教粥到牙。

大青龙汤

大青龙汤表兼热，二两桂甘三两姜，
大枣十枚四十杏，膏如鸡子六麻黄。

小青龙汤

小青龙汤表兼水，咳而发热句中推，
桂麻姜芍草辛三，夏味半升实为贵。

桂枝加芍药生姜各一两人参三两新加汤

《伤寒论》第六十一条中方名本兼有剂量以及用药，故不单作歌诀。

麻黄杏仁甘草石膏汤

麻杏石甘八两膏，二甘五十杏同熬，
需知禁桂为阳盛，四两麻黄逊石膏。

茯苓桂枝甘草大枣汤

苓桂草枣奔豚治，八两茯苓四桂枝，
枣推十五扶中土，煮取甘澜两度施。

厚朴生姜半夏甘草人参汤（即朴姜夏草人参汤）

朴姜草夏人参汤，一参二草须分明，
厚姜半斤半升夏，汗后调和法出群。

茯苓桂枝白术甘草汤

苓桂术甘气冲胸，起则头眩身振从，
茯四桂三术草二，温中降逆效从容。

芍药甘草附子汤

芍药甘草附子汤，一枚附子胜灵丹，
甘芍平行三两看，汗后恶寒虚故攒。

五苓散

五苓散治太阳府，猪术茯苓十八铢，
泽泻一两六铢符，桂枝半两磨调服。

茯苓甘草汤

茯苓甘草汗不渴，又治伤寒厥悸优，
二桂一甘三姜茯，须知水汗共源流。

【重订长沙方歌括卷三方歌】

【太阳方】

真武汤

真武生姜芍茯三，二两白术一附探，
便短咳频兼腹痛，祛寒振水与君谈。

小建中汤

小建中即桂枝汤，原方倍芍加升饴，
黄芪建中两半芪，虚劳里急愈之必。

大柴胡汤

大柴胡汤下之良，八柴四枳五生姜，
半夏半升枣十二，芩芍三两二大黄。

柴胡加芒硝汤

柴胡加芒硝二两，小柴三分之一量，
误下热来日晡所，补兼荡涤可参详。

桃仁承气汤

桃仁承气解攻汤，五十桃仁四两黄，
桂硝炙草俱二两，膀胱热结证如狂。

柴胡加龙骨牡蛎汤

柴胡龙牡桂丹铅，参芩苓夏枣姜全，
枣六余皆一两半，大黄二两后同煎。

桂枝去芍药加蜀漆牡蛎龙骨救逆汤

桂枝去芍已名汤，蜀漆还加龙牡藏，
五牡四龙三两漆，能疗火劫病惊狂。

桂枝加桂汤

《伤寒论》第一百一十七条原文指出此方为桂枝汤"更加桂二两也"，故不另出方歌。

桂枝甘草龙骨牡蛎汤

桂枝甘草龙牡汤，二甘一桂不雷同，
火逆下之烦躁起，龙牡均行二两通。

大陷胸丸

大陷胸丸法最超，半升葶苈杏硝调，
项强如痉君须记，八两大黄取急消。

文蛤散

同金匮文蛤散方歌"文蛤五两杵散沸"，不另外记忆。

三子白散

三子白散守成规，巴豆研脂只一分，
更加桔贝均三分，寒实结胸细辨医。

【重订长沙方歌括卷四方歌】

【太阳方】

柴胡桂枝汤

柴胡桂枝偏柴胡，小柴原方取半煎，
阳中太少相因病，桂芍两半复方全。

柴胡桂枝干姜汤

柴胡桂枝干姜汤，芩桂宜三栝四尝，
八柴二草蛎干姜，少阳枢病要精详。

十枣汤

十枣先煮十肥枣，遂戟芫花等分捣，
强人一匕羸者半，快下利后糜粥养。

旋覆代赭汤

旋覆代赭花草三，五两生姜夏半升，
人参二两赭石一，擘枣十二重煎斟。

桂枝人参汤

桂枝人参桂草四，参姜术俱用三两，
先煮四味后纳桂，表里不解此方尝。

黄连汤

黄连汤治呕吐疼，二两参甘夏半升，
连桂干姜各三两，枣枚十二妙层层。

甘草附子汤

甘草附子桂四明，术附甘兮二两平，
方中主药推甘草，风湿同祛要缓行。

白虎汤（见白虎加人参汤加减）

白虎人参大汗倾，大渴大热属阳明，
膏斤知六参三两，二草六粳米熟成。

炙甘草汤

炙甘草汤四两甘，枣枚三十桂姜三，
半升麦麻一斤地，二两参胶酒水涵。

【重订长沙方歌括卷五方歌】

【阳明方】

大承气汤

大承四黄朴半斤，枳五硝三急下云，
枳朴先熬黄后入，去滓硝入火微熏。

小承气汤

小承微结好商量，朴二枳三四两黄，
长沙下法分轻重，妙在同煎切勿忘。

猪苓汤

猪苓去皮茯苓连，泽胶滑石一两煎，
煮好去渣胶后入，育阴利水法兼全。

蜜煎导方、猪胆汁方

蜜煎熟后样如饴，温纳肛门法本奇，
更有醋调胆汁灌，外通二法审谁宜。

茵陈蒿汤

茵陈蒿汤二黄稀，茵陈六两早煎宜，
身黄尿短腹微满，十四栀子投之奇。

吴茱萸汤

吴萸升许三两参，生姜六两救寒侵，
枣枚十二中宫主，吐利头痛烦躁寻。

麻仁丸

麻仁升杏二升麻，枳芍半斤效可夸，
黄朴一斤丸饮下，缓通脾约是专家。

麻黄连轺赤小豆汤

麻黄连轺赤小豆，一升赤豆梓皮夸，
姜翘麻草俱二两，四十杏十二枣嘉。

【少阳方】

小柴胡汤方

小柴半斤少阳凭，枣十二枚夏半升，
三两姜参芩与草，去渣重煎有奇能。

【太阴方】（此篇无方）

【少阴方】

黄连阿胶汤

黄连阿胶目不交，四两黄连三两胶，
一芩二芍心烦治，二枚鸡子取黄敲。

附子汤

炮附二枚附子汤，术宜四两主斯方，
芍苓三两人参二，背冷脉沉身痛详。

桃花汤

桃花汤中升米宜，斤脂半筛用末齐，
一两干姜同煮服，少阴脓血是良剂。

猪肤汤

猪肤斤许斗水煎，水煎减半滓须捐，
白粉五合升蜜服，烦利咽痛胸满痊。

苦酒汤

苦酒夏枚十四开，鸡清苦酒搅几回，
刀环捧壳煎三沸，咽痛频吞绝妙哉。

半夏散及汤

半夏散及汤桂甘，散须寸匕饮调宜，
三物等分捣筛入，咽痛求枢法亦奇。

真武汤

真武生姜芍茯三，二两白术一附探，
便短咳频兼腹痛，祛寒振水与君谈。

四逆散

四逆散回少阴逆，枳甘柴芍数相均，
白饮和匀方寸匕，阴阳顺接法当循。

【重订长沙方歌括卷六方歌】

【厥阴方】

乌梅丸

乌梅黄连十六遵，六两桂附辛柏参，
归椒四两梅三百，十两干姜记要真。

麻黄升麻汤

麻升两半一两归，六铢苓术芍冬依，

膏姜桂草同分两，十八铢兮苓母葳。

干姜黄连黄芩人参汤

干姜芩连人参汤，芩连苦降借姜开，

济以人参均三两，诸凡拒格此方该。

白头翁汤

白头二两妙通神，三两黄连秦柏珍，

产后下利虚极者，甘草阿胶二两分。

【霍乱方】

理中丸

理中吐利腹疼用，丸汤分两各三同，

术姜参草刚柔济，服后还余啜粥功。

【阴阳易差后劳复方】

烧裈散

烧裈剪裤近阴烧，研末寸匕用水调，

同气相求疗二易，长沙无法不翘翘。

枳实栀子豉汤

枳实栀豉十四栀，一升香豉枳三枚，

浆水法煎微取汗，食停还借大黄开。

牡蛎泽泻散

牡蛎泽泻水偏停，泽泻葶根蜀漆葶，
牡蛎商陆同海藻，捣称等分饮调灵。

竹叶石膏汤

竹叶石膏虚呕叨，二参二草一斤膏，
半升粳米半升夏，二把竹叶升冬熬。

上册附二:《伤寒杂病论》序并前四章

《伤寒杂病论》自序

余每览越人入虢之诊，望齐侯之色，未尝不慨然叹其才秀也！怪当今居世之士，曾不留神医药，精究方术，上以疗君亲之疾，下以救贫贱之厄，中以保身长全，以养其身。但竞逐荣势，企踵权豪，孜孜汲汲，惟名利是务，崇饰其末，忽弃其本，华其外而悴其内。皮之不存，毛将安附焉？卒然遭邪风之气，婴非常之疾，患及祸至，而方震栗。降志屈节，钦望巫祝，告穷归天，束手受败。赍百年之寿命，持至贵之重器，委付凡医，恣其所措。咄嗟呜呼！厥身已毙，神明消灭，变为异物，幽潜重泉，徒为啼泣。痛夫！举世昏迷，莫能觉悟，不惜其命，若是轻生，彼何荣势之云哉？而进不能爱人知人，退不能爱身知己，遇灾值祸，身居厄地，蒙蒙昧昧，蠢若游魂。哀乎！趋世之士，驰竞浮华，不固根本，忘躯徇物，危若冰谷，至于是也！余宗族素多，向余二百。建安纪年以来，犹未十稔，其死亡者，三分有二，伤寒十居其七。感往昔之沦丧，伤横夭之莫救，乃勤求古训，博采众方，撰用《素问》《九卷》《八十一难》《阴阳大论》《胎胪药录》，并平脉辨证，为《伤寒杂病论》合十六卷。虽未能尽愈诸病，庶可以见病知源。若能寻余所集，思过半矣。夫天布五行，以运万类；人禀五常，以有五脏。经络腑俞，阴阳会通；玄冥幽微，变化难极。自非才高识妙，岂能探其理致哉？上古有神农、黄帝、岐伯、伯高、雷公、少俞、少师、仲文，中世有长桑、扁鹊，汉有公乘阳庆及仓公。下此以往，未之闻也。观今之医，不念思求经旨，以演其所知，各承家技，终始顺旧。省疾问病，务在口给；相对斯须，便处汤药。按寸不及尺，握手不及足；人迎趺阳，三部不参；动数发息，不满五十。短期未知决诊，九候曾无仿佛；明堂阙庭，尽不见察。所谓窥管而已。夫欲视死别生，实为难矣！孔子云：生而知之者上，学则亚之。多闻博识，知之次也。余宿尚方术，请事斯语。

辨脉法第一

问曰：脉有阴阳，何谓也？答曰：凡脉大、浮、数、动、滑，此名阳也；脉沉、涩、弱、弦、微，此名阴也。凡阴病见阳脉者生，阳病见阴脉者死。

问曰：脉有阳结、阴结者，何以别之？答曰：其脉浮而数，能食，不大便者，此为实，名曰阳结也，期十七日当剧。其脉沉而迟，不能食，身体重，大便反硬，名曰阴结也，期十四日当剧。

问曰：病有洒淅恶寒，而复发热者何？答曰：阴脉不足，阳往从之，阳脉不足，阴往乘之。曰：何谓阳不足？答曰：假令寸口脉微，名曰阳不足，阴气上入阳中，则洒淅恶寒也。曰：何谓阴不足？答曰：尺脉弱，名曰阴不足，阳气下陷入阴中，则发热也。阳脉浮，一作微。阴脉弱者，则血虚，血虚则筋急也。其脉沉者，荣气微也。其脉浮，而汗出如流珠者，卫气衰也。荣气微者，加烧针，则血留不行，更发热而躁烦也。

脉蔼蔼如车盖者，名曰阳结也。一云秋脉。

脉累累如循长竿者，名曰阴结也。一云夏脉。

脉瞥瞥，如羹上肥者，阳气微也。

脉萦萦如蜘蛛丝者，阳气衰也。一云阴气。

脉绵绵如泻漆之绝者，亡其血也。

脉来缓，时一止复来者，名曰结。脉来数，时一止复来者，名曰促。一作纵。脉阳盛则促，阴盛则结，此皆病脉。

阴阳相搏，名曰动。阳动则汗出，阴动则发热。形冷恶寒者，此三焦伤也。若数脉见于关上，上下无头尾，如豆大，厥厥动摇者，名曰动也。

阳脉浮大而濡，阴脉浮大而濡，阴脉与阳脉同等者，名曰缓也。

脉浮而紧者，名曰弦也。弦者，状如弓弦，按之不移也。脉阴（紧）者，如转索无常也。

脉弦而大，弦则为减，大则为芤，减则为寒，芤则为虚，寒虚相搏，此名为革，妇人则半产漏下，男子则亡血失精。

问曰：病有战而汗出，因得解者，何也？答曰：脉浮而紧，按之反芤，此为本虚，故当战而汗出也。其人本虚，是以发战，以脉浮，故当汗出而解也。若脉浮而数，按之不芤，此人本不虚，若欲自解，但汗出耳，不发战也。

问曰：病有不战而汗出解者，何也？答曰：脉大而浮数，故知不战汗出而解也。

问曰：病有不战不汗出而解者，何也？答曰：其脉自微，此以曾发汗、若吐、若下、若亡血，以内无津液，此阴阳自和，必自愈，故不战不汗出而解也。

问曰：伤寒三日，脉浮数而微，病人身凉和者，何也？

答曰：此为欲解也，解以夜半。脉浮而解者，濈然汗出也；脉数而解者，必能食也；脉微而解者，必大汗出也。

问曰：脉病欲知愈未愈者，何以别之？答曰：寸口、关上、尺中三处，大小浮沉迟数同等，虽有寒热不解者，此脉阴阳为和平，虽剧当愈。

师曰：立夏得洪一作浮大脉，是其本位，其人病身体苦疼重者，须发其汗。若明日身不疼不重者，不须发汗。若汗濈濈自出者，明日便解矣。何以言之？立夏脉洪大，是其时脉，故使然也。四时仿此。

问曰：凡病欲知何时得，何时愈？答曰：假令夜半得病者，明日日中愈，日中得病者，夜半愈。何以言之？日中得病，夜半愈者，以阳得阴则解也；夜半得病，明日日中愈者，以阴得阳则解也。

寸口脉浮为在表，沉为在里，数为在腑，迟为在脏，假令脉迟，此为在脏也。

趺阳脉浮而涩，少阴脉如经者，其病在脾，法当下利。何以知之？若脉浮大者，气实血虚也。今趺阳脉浮而涩，故知脾气不足，胃气虚也。以少阴脉弦而浮一作沉才见，此为调脉，故称如经也。若反滑而数者，故知当屎脓也。《玉函》作溺。

寸口脉浮而紧，浮则为风，紧则为寒。风则伤卫，寒则伤荣，荣卫俱病，骨节烦疼，当发其汗也。

趺阳脉迟而缓，胃气如经也。趺阳脉浮而数，浮则伤胃，数则动脾，此非本病，医特下之所为也。荣卫内陷，其数先微，脉反但浮，其人必大便硬，气噫而除，何以言之？本以数脉动脾，其数先微，故知脾气不治，大便硬，气噫而除。今脉反浮，其数改微，邪气独留，心中则饥，邪热不杀谷，潮热发渴，数脉当迟缓，脉因前后度数如法，病者则饥，数脉不时，则生恶疮也。

师曰：病人脉微而涩者，此为医所病也。大发其汗，又数大下之，其人亡血，病当恶寒，后乃发热，无休止时，夏月盛热，欲着复衣，冬月盛寒，欲裸其身。所以然者，阳微则恶寒，阴弱则发热，此医发其汗，使阳气微，又大下之，令阴气弱。五月之时，阳气在表，胃中虚冷，以阳气内微，不能胜冷，故欲着复。十一月之时，阳气在里，胃中烦热，以阴气内弱，不能胜热，故欲裸其身。又阴脉迟涩，故知亡血也。

脉浮而大，心下反硬，有热，属脏者，攻之，不令发汗；属腑者，不令溲数，溲数则大便硬。汗多则热愈，汗少则便难，脉迟尚未可攻。

脉浮而洪，身汗如油，喘而不休，水浆不下，形体不仁，乍静乍乱，此为命绝也。又未知何脏先受其灾，若汗出发润，喘不休者，此为肺先绝也。阳反独留，形体如烟熏，直视摇头者，此为心绝也。唇吻反青，四肢漐习者，此为肝绝也。环口黧黑，柔汗发黄者，此为脾绝也。溲便遗失，狂言、目反直视者，此为肾绝也。又未知何脏阴阳前绝，若阳气前绝，阴气后竭者，其人死，身色必青；阴气前绝，阳气后竭者，其人死，身色必赤，腋下温，心下热也。

寸口脉浮大，而医反下之，此为大逆，浮则无血，大则为寒，寒气相搏，则为肠鸣。医乃不知，而反饮冷水，令汗大出，水得寒气，冷必相搏，其人即（噎，音噎，下同）。

趺阳脉浮，浮则为虚，浮虚相搏，故令气（噎），言胃气虚竭也。脉滑则为哕，此为医咎，责虚取实，守空迫血，脉浮、鼻中燥者，必衄也。

诸脉浮数，当发热而洒淅恶寒。若有痛处，饮食如常者，畜积有脓也。

脉浮而迟，面热赤而战惕者，六七日当汗出而解。反发热者，差迟，迟为无阳，不能作汗，其身必痒也。

寸口脉阴阳俱紧者，法当清邪中于上焦，浊邪中于下焦。清邪中上，名曰洁也；浊邪中下，名曰浑也。阴中于邪，必内栗也。表气微虚，里气不守，故使邪中于阴也。阳中于邪，必发热头痛，项强颈挛，腰痛胫酸，所为阳中雾露之气。故曰清邪中上，浊邪中下。阴气为栗，足膝逆冷，便溺妄出。表气微虚，里气微急，三焦相溷，内外不通。上焦怫（音佛，下同。）郁，脏气相熏，口烂食龂也。中焦不治，胃气上冲，脾气不转，胃中为浊，荣卫不通，血凝不流。若卫气前通者，小便赤黄，与热相搏，因热作使，游于经络，出入脏腑，热气所过，则为痈脓。若阴气前通者，阳气厥微，阴无所使，客气内入，嚏而出之，声嗢（乙骨切）。咽塞，寒厥相追，为热所拥，血凝自下，状如豚肝。阴阳俱厥，脾气孤弱，五液注下。下焦不盍（一作阖），清便下重，令便数难，齐筑湫痛，命将难全。

脉阴阳俱紧者，口中气出，唇口干燥，踡卧足冷，鼻中涕出，舌上胎滑，勿妄治也。到七日以来，其人微发热，手足温者，此为欲解；或到八日以上，反大发热者，此为难治。设使恶寒者，必欲呕也；腹内痛者，必欲利也。

脉阴阳俱紧，至于吐利，其脉独不解；紧去入安，此为欲解。若脉迟，至六七日不欲食，此为晚发，水停故也，为未解；食自可者，为欲解。病六七日，手足三部脉皆至，大烦而口禁不能言，其人躁扰者，必欲解也。若脉和，其人大烦，目重睑内际黄者，此欲解也。

脉浮而数，浮为风，数为虚，风为热，虚为寒，风虚相搏，则洒淅恶寒也。

脉浮而滑，浮为阳，滑为实，阳实相搏，其脉数疾，卫气失度。浮滑之脉数疾，发热汗出者，此为不治。

伤寒咳逆上气，其脉散者死，谓其形损故也。

平脉法第二

问曰：脉有三部，阴阳相乘，荣卫血气，在人体躬。呼吸出入，上下于中，因息游布，津液流通。随时动作，效象形容，春弦秋浮，冬沉夏洪。察色观脉，大小不同，一时之间，变无经常，尺寸参差，或短或长，上下乖错，或存或亡。病辄改易，进退低昂，心迷意惑，动失纪纲。愿为具陈，令得分明。师曰：子之所问，道之根源。脉有三部，尺寸及关，荣卫流行，不失衡铨。肾沉心洪，肺浮肝弦，此自经常，不失铢分。出入升降，漏刻周旋，水下百刻，一周循环。当复寸口，虚实见焉，变化相乘，阴阳相干。风则浮虚，寒则牢坚，沉潜水蓄，支饮急弦。动则为痛，数则热烦，设有不应，知变所缘。三部不同，病各异端，大过可怪，不及亦然。邪不空见，终必有奸，审察表里，三焦别焉。知其所舍，消息诊看，料度腑脏，独见若神。为子条记，传与贤人。

师曰：呼吸者，脉之头也。初持脉，来疾去迟，此出疾入迟，名曰内虚外实也。初持脉，来迟去疾，此出迟入疾，名曰内实外虚也。

问曰：上工望而知之，中工问而知之，下工脉而知之，愿闻其说。师曰：病家人请云，病人苦发热，身体疼，病人自卧，师到诊其脉，沉而迟者，知其差也。何以知之？若表有病者，脉当浮大，今脉反沉迟，故知愈也。假令病人云腹内卒痛，病人自坐，师到脉之，浮而大者，知其差也。何以知之？若里有病者，脉当沉而细，今脉浮大，故知愈也。

师曰：病家人来请云，病人发热烦极。明日师到，病人向壁卧，此热已去也。设令脉不和，处言已愈。设令向壁卧，闻师到，不惊起而盼视，若三言三止，脉之咽唾者，此诈病也。设令脉自和，处言此病大重，当须服吐下药，针灸数十百处乃愈。

师持脉，病人欠者，无病也。脉之呻者，病也。言迟者，风也。摇头言者，里痛也。行迟者，表强也。坐而伏者，短气也。坐而下一脚者，腰痛也。里实护腹，如怀卵物者，心痛也。

师曰：伏气之病，以意候之，今月之内，欲有伏气。假令旧有伏气，当须脉之。若脉微弱者，当喉中痛似伤，非喉痹也。病人云，实咽中痛。虽尔，今复欲下利。

问曰：人恐怖者，其脉何状？师曰：脉形如循丝累累然，其面白脱色也。

问曰：人不饮，其脉何类？师曰：脉自涩，唇口干燥也。

问曰：人愧者，其脉何类？师曰：脉浮而面色乍白乍赤。

问曰：经说脉有三菽六菽重者，何谓也？师曰：脉人以指按之，如三菽之重者，肺气也；如六菽之重者，心气也；如九菽之重者，脾气也；如十二菽之重者，肝气也；按之至骨者，肾气也。菽者，小豆也。假令下利，寸口、关上、尺中，悉不见脉，然尺中时一小见，脉再举头一云按投者，肾气也；若见损脉来至，为难治。肾为脾所胜，脾胜不应时。

问曰：脉有相乘，有纵有横，有逆有顺，何谓也？师曰：水行乘火，金行乘木，名曰纵；火行乘水，木行乘金，名曰横；水行乘金，火行乘木，名曰逆；金行乘水，木行乘火，名曰顺也。

问曰：脉有残贼，何谓也？师曰：脉有弦、紧、浮、滑、沉、涩，此六脉名曰残贼，能为诸脉作病也。

问曰：脉有灾怪，何谓也？师曰：假令人病，脉得太阳，与形证相应，因为作汤，比还送汤，如食顷，病人乃大吐，若下利，腹中痛。师曰：我前来不见此证，今乃变异，是名灾怪。又问曰：何缘作此吐利？答曰：或有旧时服药，今乃发作，故为灾怪耳。

问曰：东方肝脉，其形何似？师曰：肝者，木也，名厥阴，其脉微弦濡弱而长，是肝脉也。肝病自得濡弱者，愈也。假令得纯弦脉者，死。何以知之？以其脉如弦直，此是肝脏伤，故知死也。

南方心脉，其形何似？师曰：心者，火也，名少阴，其脉洪大而长，是心脉也。心病自得洪大者，愈也。假令脉来微去大，故名反，病在里也。脉来头小本大，故名覆，病在表也。上微头小者，则汗出。下微本大者，则为关格不通，不得尿，头无汗者，可治，有汗者死。

西方肺脉，其形何似？师曰：肺者，金也，名太阴，其脉毛浮也。肺病自得此脉，若得缓迟者，皆愈。若得数者则剧。何以知之？数者，南方火，火克西方金，法当痈肿，为难治也。

问曰：二月得毛浮脉，何以处言至秋当死？师曰：二月之时，脉当濡弱，反得毛浮者，故知至秋死。二月肝用事，肝属木，脉应濡弱，反得毛浮脉者，是肺脉也。肺属金，金来克木，故知至秋死。他皆仿此。师曰：脉肥人责浮，瘦人责沉。肥人当沉，今反浮，瘦人当浮，今反沉，故责之。

师曰：寸脉下不至关，为阳绝；尺脉上不至关，为阴绝，此皆不治，决死也。若计其余命生死之期，期以月节克之也。

师曰：脉病人不病，名曰行尸，以无王气，卒眩仆不识人者，短命则死。人病脉不病，名曰内虚，以无谷神，虽困无苦。

问曰：翕奄沉，名曰滑，何谓也？师曰：沉为纯阴，翕为正阳，阴阳和合，故令脉滑，关尺自平。阳明脉微沉，食饮自可。少阴脉微滑，滑者，紧之浮名也，此为阴实，其人必股内汗出，阴下湿也。

问曰：曾为人所难，紧脉从何而来？师曰：假令亡汗，若吐，以肺里寒，故令脉紧也。假令咳者，坐饮冷水，故令脉紧也。假令下利以胃虚冷，故令脉紧也。

寸口卫气盛，名曰高，高者，暴狂而肥。荣气盛，名曰章。章者，暴泽而光。高章相搏，名曰纲。纲者，身筋急，脉强直故也。卫气弱，名曰惵。惵者，心中气动迫怯。荣气弱，名曰卑。卑者，心中常自羞愧。惵卑相搏，名曰损。损者，五脏六腑俱乏气，虚惙故也。卫气和，名曰缓。缓者，四肢不能自收。荣气和，名曰迟。迟者，身体俱重，但欲眠也。缓迟相搏，名曰沉。沉者，腰中直，腹内急痛，但欲卧，不欲行。

寸口脉缓而迟，缓则阳气长，其色鲜，其颜光，其声商，毛发长。迟则阴气盛，骨髓生，血满，肌肉紧薄鲜硬，阴阳相抱，荣卫俱行，刚柔相得，名曰强也。

趺阳脉滑而紧，滑者胃气实，紧者脾气强，持实击强，痛还自伤，以手把刃，坐作疮也。

寸口脉浮而大，浮为虚，大为实，在尺为关，在寸为格，关则不得小便，格则吐逆。

趺阳脉伏而涩，伏则吐逆，水谷不化，涩则食不得入，名曰关格。

脉浮而大，浮为风虚，大为气强，风气相搏，必成隐疹，身体为痒。痒者，名泄风，久久为痂癞。眉少发稀，身有干疮而腥臭也。

寸口脉弱而迟，弱者卫气微，迟者荣中寒。荣为血，血寒则发热。卫为气，气微者心内饥，饥而虚满，不能食也。

趺阳脉大而紧者，当即下利，为难治。

寸口脉弱而缓，弱者阳气不足，缓者胃气有余，噫而吞酸，食卒不下，气填于膈上也。一作下。

趺阳脉紧而浮，浮为气，紧为寒，浮为腹满，紧为绞痛，浮紧相搏，肠鸣而转，转即气动，膈气乃下，少阴脉不出，其阴肿大而虚也。

寸口脉微而涩，微者卫气不行，涩者荣气不逮，荣卫不能相将，三焦无所仰，身体痹不仁。荣气不足，则烦疼口难言。卫气虚者，则恶寒数欠，三焦不归其部，上焦不归者，噫而酢吞；中焦不归者，不能消谷引食；下焦不归者，则遗溲。

趺阳脉沉而数，沉为实，数消谷，紧者病难治。

寸口脉微而涩，微者卫气衰，涩者荣气不足。卫气衰，面色黄；荣气不足，面色青。荣为根，卫为叶，荣卫俱微，则根叶枯槁而寒栗、咳逆、唾腥、吐涎沫也。

趺阳脉浮而芤，浮者胃气虚，芤者荣气伤，其身体瘦，肌肉甲错，浮芤相搏，宗气微衰，四属断绝。四属者，谓皮、肉、脂、髓。俱竭，宗气则衰矣。

寸口脉微而缓，微者胃气疏，疏则其肤空；缓者胃气实，实则谷消而水化也。谷入于胃，脉道乃行，水入于经，其血乃成。荣盛则其肤必疏，三焦绝经，名曰血崩。

跌阳脉微而紧，紧则为寒，微则为虚，微紧相搏，则为短气。

少阴脉弱而涩，弱者微烦，涩者厥逆。

跌阳脉不出，脾不上下，身冷肤硬，

少阴脉不至，肾气微，少精血，奔气促迫，上入胸膈，宗气反聚，血结心下，阳气退下，热归阴股，与阴相动，令身不仁，此为尸厥，当刺期门、巨阙。宗气者，三焦归气也，有名无形，气之神使也。下荣玉茎，故宗筋聚缩之也。

寸口脉微，尺脉紧，其人虚损多汗，知阴常在，绝不见阳也。

寸口诸微亡阳，诸濡亡血，诸弱发热，诸紧为寒。诸乘寒者，则为厥，郁冒不仁，以胃无谷气，脾涩不通，口急不能言，战而栗也。

问曰：濡弱何以反适十一头？师曰：五脏六腑相乘，故令十一。

问曰：何以知乘腑？何以知乘脏？师曰：诸阳浮数为乘腑，诸阴迟涩为乘脏也。

伤寒例第三

四时八节二十四气七十二候决病法

立春正月节斗指艮	雨水正月中指寅
惊蛰二月节指甲	春分二月中指卯
清明三月节指乙	谷雨三月中指辰
立夏四月节指巽	小满四月中指巳
芒种五月节指丙	夏至五月中指午

小暑六月节指丁　　大暑六月中指未

立秋七月节指坤　　处暑七月中指申

白露八月节指庚　　秋分八月中指酉

寒露九月节指辛　　霜降九月中指戌

立冬十月节指干　　小雪十月中指亥

大雪十一月节指壬　冬至十一月中指子

小寒十二月节指癸　大寒十二月中指丑

《阴阳大论》云：春气温和，夏气暑热，秋气清凉，冬气冰冽，此则四时正气之序也。冬时严寒，万类深藏，君子固密，则不伤于寒，触冒之者，乃名伤寒耳。其伤于四时之气，皆能为病，以伤寒为毒者，以其最成杀厉之气也。中而即病者，名曰伤寒。不即病者，寒毒藏于肌肤，至春变为温病，至夏变为暑病。暑病者，热极重于温也。是以辛苦之人，春夏多温热病者，皆由冬时触寒所致，非时行之气也。凡时行者，春时应暖而反大寒，夏时应热而反大凉，秋时应凉而反大热，冬时应寒而反大温，此非其时而有其气，是以一岁之中，长幼之病多相似者，此则时行之气也。夫欲候知四时正气为病及时行疫气之法，皆当按斗历占之。九月霜降节后宜渐寒，向冬大寒，至正月雨水节后宜解也。所以谓之雨水者，以冰雪解而为雨水故也。至惊蛰二月节后，气渐和暖，向夏大热，至秋便凉。从霜降以后，至春分以前，凡有触冒霜露，体中寒即病者，谓之伤寒也。九月十月寒气尚微，为病则轻，十一月十二月寒冽已严，为病则重。正月二月寒渐将解，为病亦轻。此以冬时不调，适有伤寒之人，即为病也。其冬有非节之暖者，名为冬温。冬温之毒与伤寒大异，冬温复有先后，更相重沓，亦有轻重，为治不同，证如后章。从立春节后，其中无暴大寒又不冰雪，而有人壮热为病者，此属春时阳气发于冬时伏寒，亦为温病。从春分以后至秋分节前，天有暴寒者，皆为时行寒疫也。三月四月或有暴寒，其时阳气尚弱，为寒所折，病热犹轻。五月六月阳气已盛，为寒所折，病热则重。七月八月阳气已衰，为寒所折，病热亦微，其病与温及暑病相似，但治有殊耳。十五日得一气，于四时之中，一时有六气，四六名为二十四气。然气候亦有应至仍不至，或有未应至而至者，或有至而太过者，皆成病气也。但天地动静，阴阳鼓击者，各正一气耳。是以彼春之暖，为夏之暑；彼秋之忿，为冬之怒。是故冬至之后，一阳爻升，一阴爻降也；夏至之后，一阳气下，一阴气上也。斯则冬夏二至，阴阳合也。春秋二分，阴阳离也。阴阳交易，人变病焉。此君子春夏养阳，秋冬养阴，顺天地之刚柔也。小人触冒，必婴暴疹。须知毒烈之气，留在何经，而发何病，详而取之。是以春伤于风，夏必飧泄；夏伤于暑，秋必病疟；秋伤于湿，冬必咳嗽；冬伤于寒，春必病温。此必然之道，可不审明之。伤寒之病，逐日浅深，以施方治。今世人伤寒，或始不早治，或治不对病，或日数久淹，困乃告医，医人又不依次第而治之，则不中病，皆宜临时消息制方，无不效也。今搜采仲景旧论，录其证候、诊脉声色、对病真方有神验者拟防世急也。

又土地温凉，高下不同，物性刚柔，飧居亦异。是故黄帝兴四方之问，岐伯举四治之能，以训后贤，开其未悟者。临病之工，宜须两审也。

凡伤于寒，则为病热，热虽甚不死。若两感于寒而病者，必死。

尺寸俱浮者，太阳受病也，当一二日发。以其脉上连风府，故头项痛，腰脊强。

尺寸俱长者，阳明受病也。当二三日发。以其脉夹鼻络于目，故身热目痛鼻干，不得卧。

尺寸俱弦者，少阳受病也，当三四日发。以其脉循胁络于耳，故胸胁痛而耳聋。此三经皆受病，未入于腑者，可汗而已。

尺寸俱沉细者，太阴受病也，当四五日发。以其脉布胃中、络于嗌，故腹满而嗌干。

尺寸俱沉者，少阴受病也，当五六日发。以其脉贯肾络于肺，系舌本，故口燥舌干而渴。

尺寸俱微缓者，厥阴受病也，当六七日发。以其脉循阴器络于肝，故烦满而囊缩。此三经皆受病，已入于腑，可下而已。

若两感于寒者，一日太阳受之，即与少阴俱病，则头痛口干、烦满而渴。二日阳明受之，即与太阴俱病，则腹满身热，不欲食，谵（之廉切，又女监切，下同）语。三日少阳受之，即与厥阴俱病，则耳聋、囊缩而厥，水浆不入，不知人者，六日死。若三阴三阳，五脏六腑皆受病，则荣卫不行，脏腑不通，则死矣。其不两感于寒，更不传经，不加异气者，至七日太阳病衰，头痛少愈也。八日阳明病衰，身热少歇也。九日少阳病衰，耳聋微闻也。十日太阴病衰，腹减如故，则思饮食。十一日少阴病衰，渴止舌干，已而嚏也。十二日厥阴病衰，囊纵，少腹微下，大气皆去，病人精神爽慧也。若过十三日以上不间，尺寸陷者，大危。若更感异气，变为他病者，当依后坏病证而治之。若脉阴阳俱盛，重感于寒者，变成温疟。阳脉浮滑，阴脉濡弱者，更遇于风，变为风温。阳脉洪数，阴脉实大者，更遇温热，变为温毒，温毒为病最重也。阳脉濡弱，阴脉弦紧者，更遇温气，变为温疫。一本作疟。以此冬伤于寒，发为温病。脉之变证，方治如说。

凡人有疾，不时即治，隐忍冀差，以成痼疾。小儿女子，益以滋甚。时气不和，便当早言，寻其邪由，及在腠理，以时治之，罕有不愈者。患人忍之，数日乃说，邪气入脏，则难可制。此为家有患，备虑之要。凡作汤药，不可避晨夜，觉病须臾，即宜便治，不等早晚，则易愈矣。如或差迟，病即传变，虽欲除治，必难为力。服药不如方法，纵意违师，不须治之。

凡伤寒之病，多从风寒得之。始表中风寒，入里则不消矣，未有温覆而当不消散者。不在证治，拟欲攻之，犹当先解表，乃可下之。若表已解，而内不消，非大满，犹生寒热，则病不除。若表已解，而内不消，大满大实坚有燥屎，自可除下之，虽四五日，不能为祸也。若不宜下，而便攻之，内虚热入，协热遂利，烦躁诸变，不可胜数，轻者困笃，重者必死矣。

夫阳盛阴虚，汗之则死，下之则愈。阳虚阴盛，汗之则愈，下之则死。夫如是，则神丹安可以误发，甘遂何可以妄攻！虚盛之治，相背千里，吉凶之机，应若影响，岂容易哉！况桂枝下咽，阳盛即毙；承气入胃，阴盛以亡。死生之要，在乎须臾，视身之尽，不暇计日，此阴阳虚实之交错，其候至微，发汗吐下之相反，其祸至速。而医术浅狭，懵然不知病源，为治乃误，使病者殒没，自谓其分。至令冤魂塞于冥路，死尸盈于旷野，仁者鉴此，岂不痛欤！

凡两感病俱作，治有先后，发表攻里，本自不同。而执迷用意者，乃云神丹甘遂合而饮之，且解其表，又除其里。言巧似是，其理实违。夫智者之举错也，常审以慎，愚者之动作也，必果而速。安危之变，岂可诡哉！世上之士，但务彼翕习之荣，而莫见此倾危之败，惟明者居然能护其本，近取诸身，夫何远之有焉？

　　凡发汗温暖汤药，其方虽言日三服，若病剧不解，当促其间，可半日中尽三服。若与病相阻，即便有所觉。病重者，一日一夜当晬时观之，如服一剂，病证犹在，故当复作本汤服之。至有不肯汗出，服三剂乃解。若汗不出者，死病也。

　　凡得时气病，至五六日而渴欲饮水，饮不能多，不当与也。何者？以腹中热尚少，不能消之，便更与人作病也。至七八日，大渴欲饮水者，犹当依证而与之。与之常令不足，勿极意也，言能饮一斗，与五升。若饮而腹满，小便不利，若喘若哕，不可与之也。忽然大汗出，是为自愈也。

　　凡得病，反能饮水，此为欲愈之病。其不晓病者，但闻病饮水自愈，小渴者乃强与饮之，因成其祸，不可复数也。

　　凡得病，厥脉动数，服汤药更迟，脉浮大减小，初躁后静，此皆愈证也。

　　凡治温病，可刺五十九穴。又，身之穴三百六十有五，其三十穴灸之有害，七十九穴刺之为灾，并中髓也。

　　脉四损，三日死。平人四息，病人脉一至，名曰四损。

　　脉五损，一日死。平人五息，病人脉一至，名曰五损。

　　脉六损，一时死。平人六息，病人脉一至，名曰六损。

　　脉盛身寒，得之伤寒；脉虚身热，得之伤暑。脉阴阳俱盛，大汗出不解者死。脉阴阳俱虚，热不止者死。脉至乍数乍疏者死。脉至如转索，其日死。谵言妄语，身微热，脉浮大，手足温者生；逆冷，脉沉细者，不过一日死矣。此以前是伤寒热病证候也。

辨痉湿暍脉证第四

伤寒所致太阳，痉、湿、暍三种，此三种宜应别论，以为与伤寒相似，故此见之。

太阳病，发热无汗，反恶寒者，名曰刚痉。

太阳病，发热汗出，不恶寒者，名曰柔痉。

太阳病，发热，脉沉而细者，名曰痉。

太阳病，发汗太多，因致痉。

病身热足寒，颈项强急，恶寒，时头热面赤，目脉赤，独头面摇，卒口噤，背反张者，痉病也。

太阳病，关节疼痛而烦，脉沉而细（一作缓）者，此名湿痹（一云中湿）。湿痹之候，其人小便不利，大便反快，但当利其小便。湿家之为病，一身尽疼，发热，身色如似熏黄。湿家，其人但头汗出，背强，欲得被覆，向火，若下之早则哕。胸满，小便不利，舌上如胎者，以丹田有热，胸中有寒，渴欲得水而不能饮，则口燥烦也。

湿家下之，额上汗出，微喘，小便利（一云不利）者，死。若下利不止者，亦死。

问曰：风湿相搏，一身尽疼痛，法当汗出而解。值天阴雨不止，医云此可发汗，汗之病不愈者，何也？答曰：发其汗，汗大出者，但风气去，湿气在，是故不愈。若治风湿者，发其汗，但微微似欲汗出者，风湿俱去也。

湿家病，身上疼痛，发热，面黄而喘，头痛鼻塞而烦，其脉大，自能饮食，腹中和无病，病在头中寒湿，故鼻塞，内药鼻中，则愈。

病者一身尽疼，发热，日晡所剧者，此名风湿。此病伤于汗出当风，或久伤取冷所致也。

太阳中热者，暍是也，其人汗出恶寒，身热而渴也。

太阳中暍者，身热疼重，而脉微弱，此以夏月伤冷水，水行皮中所致也。

太阳中暍者，发热，恶寒，身重而疼痛，其脉弦细芤迟，小便已，洒洒然毛耸，手足逆冷，小有劳，身即热，口开，前板齿燥。若发汗，则恶寒甚；加温针，则发热甚；数下之，则淋甚。

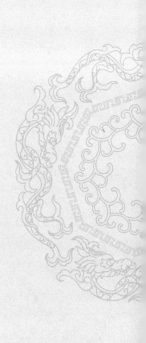

下册　重订金匮方歌括

重订金匮方歌括凡例

1. 本书《金匮要略》原文内容所从之底本为十三五规划教材《金匮要略》，校本为《金匮方歌括》（中国中医药出版社，2016年5月版）。全书均采用横排、简体，现代标点，所引之方皆依底本中出现先后编排。

2. 所引【原文】、【煎服法】、【方药】都从底本，唯底本有误或者笔者认为底本应当据校本修改时，将对比修改取去结果写在【按语】中，不在原文中修改。我们也同样保留了其中林亿等的校正说明。同样的方在不同篇章中多次出现的，则将相应条文搜集，共同置于初次出现的条文之下，便于对比认识。原文条文序号反映了该条文在《金匮要略》的第几篇第几条，如第二十篇第五条标为"22-5"，附方则标出是第几篇之附方，如第十六篇的附方标为"16-附方"。

3. 所编写【方歌】，均为根据陈修园《金匮方歌括》改写，按照底本原量所修订，务必使读者能借之将剂量记忆清楚。其中表示重量、容量单位的量词大多为两、升等常见量词，特殊药物则往往出现特殊量词，这些特殊量词大多在方歌中特别指出。一些特殊的比较复杂的药物名称，方歌大多只取其具有标志性的一个字代称全药名，该字往往具有特点而可准确提示药名全称。但必须指出的是，仍需对原文、方比较熟悉，才能对相应剂量单位和药名具备过硬的辨别能力。另，《金匮要略》用方与《伤寒论》用方有部分重复，如大承气汤，白虎加人参汤等，两书中同方剂量或有所不同，然凡

《金匮要略》与《伤寒论》重复之方，均使用《伤寒论》中方歌、剂量，不另编方歌。

4. 针对金匮部分经方中只用单味药或两味药的方剂，笔者以为用四句方歌记忆实无必要，故将此类方统一编写为"金匮单药方歌括""金匮双药方歌括"，使读者能一起记忆而减少背诵量。

5.《金匮要略》中所有附方，亦改编歌诀附入。

6.【按语】主要对原本《金匮方歌括》所引之剂量有不同于改编之《重订金匮方歌括》者进行说明，同时对于部分歌诀内容不易理解，以及方歌未能详细说明者（比如炼蜜为丸）作出简单说明。对于方歌剂量在笔者斟酌之后并未采用底本剂量者，亦在按语中做出说明。

7.【原按】为《金匮方歌括》原书中陈修园及其二子之注或其引用各家之注，用以阐发该方理法，此处尊重陈氏原意，故对此均不做改动。唯一方多次使用者，顺其条文将相应按语归于初次出现的条文原按之下。

8.《金匮要略》本有二十五篇，除较为公认的前二十二篇外，二十三至二十五等三篇内容文义驳杂，泥沙俱下，有"退五脏虚热四时加减柴胡饮子"等经方，亦有"凡肉以及肝，落地不着尘土者，不可食之"等存在争议的内容，但出于对经典的尊重，我们在正文后附有《金匮要略》二十三至二十五篇条文，便于参考，前二十二篇正文中已有，不再附录。

9. 为便于直接背诵，我们在书后附有《金匮要略》全书方歌。

10. 在【方歌】及收集全书方歌的附录中，几方而合编为一方歌者（如越婢汤、越婢加术汤、越婢加半夏汤）及单味药方（如文蛤散），我们取此方所在之完整合编方歌写出，在其中将本方标粗。而二味药方则因全方歌较长，我们单独写出该方所在的文句，并在方名后写明见"金匮双药方歌括"。部分金匮和伤寒重复方直接使用伤寒方歌，不另做说明，如桔梗汤。《金匮》部分方有方同而名异问题（如千金越婢加术汤和越婢加术汤），在附录中都归在一方的方歌之中，在方名后加括号说明。

11. 为对经方剂量与现代剂量的转换提供参考，我们将公认较为权威的剂量转化表附录于全书最后，便于查证。

重订金匮方歌括目录

重订金匮方歌括卷一

脏腑经络先后病方第一

此篇无方。

痉湿暍病方第二

一、栝楼桂枝汤

【原文】

太阳病，其证备，身体强，几几然，脉反沉迟，此为痉，栝楼桂枝汤主之。（2-11）

【方药】栝楼根二两　桂枝三两　芍药三两　甘草二两　生姜三两　大枣十二枚

【煎服法】上六味，以水九升，煮取三升，分温三服，取微汗。汗不出，食顷，啜热粥发之。

【方歌】栝楼桂枝脉沉迟，身体几几欲痉时，

　　　　三两桂芍兼生姜，二甘二蒌十二枣。

【按语】陈修园《金匮方歌括》为栝楼根三两，现据教材改为栝楼根二两。

【原按】

元犀按：痉是血虚筋燥为病，言湿者，是推其未成痉之前，湿气挟风而郁成内热也。本条云：太阳证备脉反沉迟者，此沉迟乃血虚所致，非脏寒证也。故以桂枝汤和营卫以祛风；加瓜蒌根则清气分之热，而大润太阳既耗之液，则经气流通，风邪自解，湿气自行，筋不燥而痉愈矣。

又按：方中姜、桂合甘、枣，为辛甘化阳；芍药合甘、枣，为苦甘化阴，阴阳和则得微汗而邪解矣。啜粥则又资阳明之谷气以胜邪，更深一层立法。但项背几几、脉浮数者，为风淫于外而内之津液未伤，故加葛根以宣外；脉沉迟者，为风淫于外而内之津液已伤，故加瓜蒌根以滋内，以瓜蒌根苦寒润燥之功大也。《内经》云：肺移热于肾，传为柔痉。庞安常谓：此方瓜蒌根不主项强几几，其意以肺热不令移于肾也。此解亦超。

二、葛根汤

【原文】

太阳病，无汗而小便反少，气上冲胸，口噤不得语，欲作刚痉，葛根汤主之。（2-12）

【方药】葛根四两　麻黄三两（去节）　桂枝三两（去皮）芍药二两　甘草二两（炙）　生姜三两　大枣十二枚

【煎服法】上七味，㕮咀，以水七升，先煮麻黄、葛根，减二升，去沫，内诸药，煮取三升，去滓，温服一升，覆取微似汗，不须啜粥，余如桂枝汤法将息及禁忌。

【方歌】葛根四两三两麻，枣枚十二效堪嘉，

　　　　桂甘芍二姜三两，不利但呕半升夏。

【按语】陈修园《金匮方歌括》为桂枝二两，现金匮教材为桂枝三两，从伤寒为二两。

【原按】

元犀按：无汗例用麻黄汤，然恶其太峻，故于桂枝汤加麻黄以发汗，君葛根以清经络之热，是发表中寓养阴之意也。又此方与前方皆是太阳中兼阳明之药，以阳明主宗筋也。

三、大承气汤

【原文】

痉为病（一本痉字上有刚字），胸满口噤，卧不着席，脚挛急，必齘齿，可与大承气汤。（2-13）

腹满不减，减不足言，当须下之，宜大承气汤。（10-13）

问曰：人病有宿食，何以别之？师曰：寸口脉浮而大，按之反涩，尺中亦微而涩，故知有宿食，大承气汤主之。（10-21）

脉数而滑者，实也，此有宿食，下之愈，宜大承气汤。（10-22）

下利不欲食者，有宿食也，当下之，宜大承气汤。（10-23）

下利，三部脉皆平，按之心下坚者，急下之，宜大承气汤。（17-37）

下利脉迟而滑者，实也，利未欲止，急下之，宜大承气汤。（17-38）

下利脉反滑者，当有所去，下乃愈，宜大承气汤。（17-39）

下利已差，至其年月日时复发者，以病不尽故也，当下

之，宜大承气汤。（17-40）

病解能食，七八日更发热者，此为胃实，大承气汤主之。
（21-3）

产后七八日，无太阳证，少腹坚痛，此恶露不尽，不大
便、烦躁发热，切脉微实，再倍发热，日晡时烦躁者，不食，
食则谵语，至夜即愈，宜大承气汤主之。热在里，结在膀胱
也。（21-7）

【方药】大黄四两（酒洗） 厚朴半斤（炙，去皮） 枳实
五枚（炙） 芒硝三合

【煎服法】上四味，以水一斗，先煮二物，取五升；去
滓，内大黄，煮取二升；去滓，内芒硝，更上火微一二沸，
分温再服，得下止服。

【方歌】大承四黄朴半斤，枳五硝三急下云，

　　　　枳朴先熬黄后入，去滓硝入火微熏。

【原按】

元犀按：胸满、口噤、脚挛急、齘齿等证，皆热甚灼筋，
筋急而甚之象，以此汤急下而救阴。

　　齘齿药不能进，以此汤从鼻中灌之。

孙男心典按：无太阳症者，外无病也。脉微实、烦躁发
热、食则谵语者，胃热也。恶露不尽者，主太阳之气随经也。
盖膀胱接胃，连于少腹，血结其所，热聚其中，宜此汤以下
瘀除热。

四、麻黄加术汤

【原文】

湿家身烦疼，可与麻黄加术汤发其汗为宜，慎不可以火

攻之。（2-20）

【方药】麻黄三两（去节）　桂枝二两（去皮）　甘草一两（炙）　杏仁七十个（去皮尖）　白术四两

【煎服法】上五味，以水九升，先煮麻黄，减二升，去上沫，内诸药，煮取二升半，去滓，温服八合，覆取微似汗。

【方歌】麻黄加术烦疼中，发汗为宜忌火攻，

　　　　麻三桂二甘草一，杏仁七十术四融。

【原按】

元犀按：身烦疼者，寒湿之邪着于肤表也。肤表实，故无汗；无汗，则邪无从出矣。方用麻黄汤发肤表之汗，以散表寒。又恐大汗伤阴，寒去而湿反不去，加白术补土生液，而助除湿气，此发汗中寓缓汗之法也。又白术补脾驱湿之功甚大，且能助脾之转输而利水。观仲祖用术各方可知。今人炒燥、炒黑、上蒸、水漂等制，皆失经旨。

五、麻黄杏仁薏苡甘草汤

【原文】

病者一身尽疼，发热，日晡所剧者，名风湿。此病伤于汗出当风，或久伤取冷所致也，可与麻黄杏仁薏苡甘草汤。（2-21）

【方药】麻黄（去节）半两（汤泡）　甘草一两（炙）　薏苡仁半两　杏仁十个（去皮尖，炒）

【煎服法】上锉麻豆大，每服四钱匕，水盏半，煮八分，去滓，温服。有微汗，避风。

【方歌】麻杏苡甘日晡时，风湿身疼病之基，

　　　　苡麻半两十枚杏，炙草扶中一两宜。

【原按】

参：以上二方，为湿家立法也。又有风湿之证，其痛轻掣叫不可屈伸，非如湿家之痛，重着不能转侧，且湿家发热旦暮不殊，风湿发热日晡增甚（晡，申时也。阳明旺于申酉戌，土恶湿，今为风湿所干，当其旺时，邪正相搏，则反剧也）。湿无去来，风有休作，故名风湿。然言风，寒亦在其中。观原文云：汗出当风，或久伤取冷，意可知矣。盖痉病非风不成，湿痹无寒不作，方中麻黄散寒；薏苡除湿；杏仁利气，助麻黄驱寒之力；甘草补中，予薏苡胜湿之权。制方之精密如此。

六、防己黄芪汤

【原文】

风湿，脉浮，身重，汗出，恶风者，防己黄芪汤主之。（2-22）

风水，脉浮身重，汗出恶风者，防己黄芪汤主之。腹痛加芍药。（14-22）

治风水，脉浮为在表，其人或头汗出，表无他病，病者但下重，从腰以上为和，腰以下当肿及阴，难以屈伸（方见风湿中）。（14-附方）

【方药】防己一两　甘草半两（炒）　白术七钱半　黄芪一两一分（去芦）

【煎服法】上锉麻豆大，每抄五钱匕，生姜四片，大枣一枚，水盏半，煎八分，去滓，温服，良久再服。喘者，加麻黄半两；胃中不和者，加芍药三分；气上冲者，加桂枝三分；下有陈寒者，加细辛三分。服后当如虫行皮中，从腰下如冰，后坐被上，又以一被绕腰以下，温，令微汗，差。

【方歌】防己黄芪身恶风，七钱半术半草通，

己芪一两磨分服，四片生姜一枣充。

【按语】方中黄芪实为一两一分，为方便起见，方歌中编为一两。

【原按】

合参：上方治实邪无汗，即桂枝、麻黄二汤例也。虚汗自出，故不用麻黄以散之，只用防己以驱之。服后如虫行，及腰下如冰云云，皆湿气下行之征也。然非芪、术、甘草，焉能使卫阳复振而祛湿下行哉？

元犀按：张隐庵《本草经注》云：防己生于汉中者，破之纹如车辐，茎藤空通，主通气行水，以防己土之药，故有防己之名。《金匮》治水、治痰诸方，盖取气运于上而水能就下也。李东垣谓防己乃下焦血分之药，上焦气分者禁用等论，张隐庵历历指驳，使东垣闻之，当亦俯首无词。噫！不读《神农本经》而妄为臆说，甘为伊岐之罪人，复何责焉？防己功用，余先君注有《神农本草经》，议论甚详，毋庸再赘。

男元犀按：恶风者，风伤肌腠也。身重者，湿伤经络也。脉浮者，病在表也。何以不用桂枝、麻黄以发表祛风，而用防己、黄芪以补虚行水乎？盖以汗出为腠理之虚，身重为土虚湿胜，故用黄芪以走表塞空；枣、草、白术以补土胜湿；生姜辛以去风，温以行水；重用防己之走而不守者，领诸药环转于周身，使上行下出，外通内达，迅扫而无余矣。

七、桂枝附子汤（兼白术附子汤）

【原文】

伤寒八九日，风湿相搏，身体疼烦，不能自转侧，不呕

194

不渴，脉浮虚而涩者，桂枝附子汤主之；若大便坚，小便自利者，去桂加白术汤主之。（2-23）

【方药】

桂枝附子汤方：桂枝四两（去皮）　生姜三两（切）　附子三枚（炮，去皮，破八片）　甘草二两（炙）　大枣十二枚（擘）

白术附子汤方：白术二两　附子一枚半（炮，去皮）　甘草一两（炙）　生姜一两半（切）　大枣六枚

【煎服法】

桂枝附子汤方：上五味，以水六升，煮取二升，去滓，分温三服

白术附子汤方：上五味，以水三升，煮取一升，去滓，分温三服。一服觉身痹，半日许再服，三服都尽，其人如冒状，勿怪，即是术、附并走皮中逐水气，未得除故耳。

【方歌】桂枝附子需枚三，四桂三姜二草难，
　　　　大枣方中十二枚，去桂加术四两探。

【按语】陈修园《金匮方歌括》中白术附子汤为白术四两、甘草二两、附子三枚、大枣十二枚、生姜三两，剂量折半是因为煎煮法用水也为一半，其方剂量实与桂枝附子汤同也。故白术附子汤即桂枝附子汤原方去桂枝加白术四两，歌括所谓"去桂加术四两探"是也。

【原按】

参见伤寒桂枝附子汤之原按。

八、甘草附子汤

【原文】

风湿相搏，骨节疼烦，掣痛不得屈伸，近之则痛剧，汗出短气，小便不利，恶风不欲去衣，或身微肿者，甘草附子汤主之。（2-24）

【方药】甘草二两（炙） 附子二枚（炮，去皮） 白术二两 桂枝四两（去皮）

【煎服法】上四味，以水六升，煮取三升，去滓，温服一升，日三服。初服得微汗则解，能食，汗出复烦者，服五合。恐一升多者，服六七合为妙。

【方歌】甘草附子桂四明，术附甘兮二两平，

方中主药推甘草，风湿同祛要缓行。

【原按】

参见《伤寒》甘草附子汤之原按。

九、白虎人参汤

【原文】

太阳中热者，暍是也。汗出恶寒，身热而渴，白虎加人参汤主之。（2-26）

渴欲饮水，口干舌燥者，白虎加人参汤主之。（13-12）

【方药】知母六两 石膏一斤（碎） 甘草二两 粳米六合 人参三两

【煎服法】上五味，以水一斗，煮米熟汤成，去滓，温服一升，日三服。

【方歌】白虎人参大汗倾，大渴大热属阳明，

　　　　膏斤知六参三两，二草六粳米熟成。

【按语】伤寒剂量为加人参二两，从伤寒。

【原按】

元犀按：白虎，西方神名也。其令为秋，其政清肃。凉风至，白露降，则溽暑潜消，以此汤有彻暑热之功，行清肃之政，故以白虎名之。

十、瓜蒂汤

【原文】

太阳中暍，身热疼重而脉微弱，此以夏月伤冷水，水行皮中所致也，一物瓜蒂汤主之。（2-27）

治诸黄。（15-附方）

【方药】瓜蒂二十个

【煎服法】上锉，以水一升，煮取五合，去滓，顿服。

【方歌】见金匮单药方歌括：

　　　　瓜蒂汤用二十枚，文蛤五两杵散沸。

　　　　百合洗身一升渍，皂荚八两蜜枣膏。

　　　　苦参一升去滓熏，狼牙三两浸阴疮。

　　　　鸡屎白散寸匕服，诃梨勒散十枚炮。

【按语】陈修园《金匮方歌括》为瓜蒂二七个，现据教材改为瓜蒂二十。

【原按】

元犀按：此物能去水气，水去则暑无所依而自愈矣。

尤在泾云：暑虽阳邪，而气恒与湿相合，阳求阴之义也；暑因湿入，而暑反居湿之中，阴包阳之象也。

又云：暑之中人也，阴虚而多火者，暑即寓于火之中，为汗出而烦渴；阳虚而多湿者，暑即伏于湿之内，为身热而疼重。故暑病恒以湿为病，而治湿即所以治暑。瓜蒂苦寒，能吐能下，去身、面、四肢水气，水去而暑解。此治中暑兼湿者之法也。

男元犀按：瓜蒂散（笔者查原文当为瓜蒂汤）《伤寒论》三见，俱主胸中之病。《金匮》取之附治诸黄，何也？盖黄乃湿热相并，郁蒸不得外越，用瓜蒂散吐而越之，使上膈开而下窍达，湿热之邪自有出路矣。故曰治诸黄。

百合狐惑阴阳毒病方第三

一、百合知母汤

【原文】

百合病发汗后者，百合知母汤主之。（3-2）

【方药】百合七枚（擘） 知母三两（切）

【煎服法】上先以水洗百合，渍一宿，当白沫出，去其水，更以泉水二升，煎取一升，去滓；别以泉水二升煎知母，取一升，去滓，后合和煎，取一升五合，分温再服。

【方歌】见金匮双药方歌括：

百合知母误汗用，七枚百合三两母。

【按语】陈修园《金匮方歌括》为百合十枚，现据教材改为百合七枚。

【原按】

元犀按：百脉俱朝于肺，百脉俱病，病形错杂，不能悉治，只于肺治之。肺主气，气之为病，非实而不顺，即虚而不足。百合能治邪气之实，而补正气之虚；知母入肺金，益其水源，下通膀胱，使天水之气合，而所伤之阴，转则其邪从小便出矣。若误汗伤阴者，汗为阴液，阴液伤，故以此汤维其阳，维阳即所以救阴也。

王晋三云：本文云百脉一宗，明言病归于肺，君以百合甘凉清肺，即此可疗此疾，再佐以各经清解络热之药，治其病所从来。当用先后煮法，使不悖于手足经各行之理。若误汗伤太阳者，溺时头痛，以知母救肺之阴，使膀胱水腑知有母气，救肺即所以救膀胱，是阳病救阴之法也。

二、百合滑石代赭石汤

【原文】

百合病下之后者，滑石代赭汤主之。（3-3）

【方药】百合七枚（擘） 滑石三两（碎，绵裹） 代赭石如弹丸大一枚（碎，绵裹）

【煎服法】上先以水洗百合，渍一宿，当白沫出，去其水，更以泉水二升，煎取一升，去滓；别以泉水二升煎滑石、代赭，取一升，去滓，后合和重煎，取一升五合，分温服。

【方歌】滑石代赭下之差，既下还当竭旧邪，

百合七枚赭弹大，滑石三两效堪夸。

【原按】

元犀按：误下者，其热必陷，热陷必伤下焦之阴，故以

百合清补肺金，引动水源；以代赭石镇离火，而不使其上腾；以滑石导热气而能通水腑，则所陷之邪从小便而出，自无灼阴之患矣，此即见阳救阴法也。

王晋三云：误下伤少阴者，溺时淅然，以滑石上通肺，下通太阳之阳，恐滑石通腑利窍，仍蹈出汗之弊，乃复代赭石重镇心经之气，使无汗泄之虞，是阴病救阳之法也。

三、百合鸡子黄汤

【原文】

百合病吐之后者，百合鸡子汤主之。（3-4）

【方药】百合七枚（擘）　鸡子黄一枚

【煎服法】上先以水洗百合，渍一宿，当白沫出，去其水，更以泉水二升，煎取一升，去滓，内鸡子黄，搅匀，煎五分，温服。

【方歌】见金匮双药方歌括：

　　　　百合鸡子吐后宜，七合别煎纳一黄。

【原按】

元犀按：吐后伤中者，病在阴也。阴伤，故用鸡子黄养心胃之阴，百合滋肺气，下润其燥。胃为肺母，胃安则肺气和而令行，此亦用阴和阳，无犯攻阳之戒。

王晋三云：误吐伤阳明者，以鸡子黄救厥阴之阴，以安胃气，救厥阴，即所以奠阳明，救肺之母气，是亦阳病救阴之法也。

四、百合地黄汤

【原文】

百合病不经吐、下、发汗，病形如初者，百合地黄汤主之。（3-5）

【方药】百合七枚（擘）　生地黄汁一升

【煎服法】上以水洗百合，渍一宿，当白沫出，去其水，更以泉水二升，煎取一升，去滓，内地黄汁，煎取一升五合，分温再服。中病，勿更服。大便当如漆。

【方歌】见金匮双药方歌括：

　　　　百合地黄七百合，沫出泉煎升地汁。

【原按】

元犀按：病久不经吐、下、发汗，病形如初者，是郁久生热，耗伤气血矣。主之百合地黄汤者，以百合苦寒清气分之热，地黄汁甘润泄血分之热，皆取阴柔之品以化阳刚，为泄热救阴法也。中病者，热邪下泄，由大便而出矣，故曰如漆色。

五、百合洗方

【原文】

百合病一月不解，变成渴者，百合洗方主之。（3-6）

【方药】百合一升

【煎服法】上以百合一升，以水一斗，渍之一宿，以洗身。洗已，食煮饼，勿以盐豉也。

【方歌】见金匮单药方歌括：

　　　　瓜蒂汤用二十枚，文蛤五两杵散沸。

百合洗身一升渍，皂荚八两蜜枣膏。

苦参一升去滓熏，狼牙三两浸阴疮。

鸡屎白散寸匕服，诃梨勒散十枚炮。

【原按】

合参：皮毛为肺之合，洗其外，亦所以通其内也。又食煮饼者，假麦气、谷气以输津。勿以盐豉者，恐盐味耗水以增渴也。

六、瓜蒌牡蛎散

【原文】

百合病渴不差者，栝楼牡蛎散主之。（3-7）

【方药】栝楼根　牡蛎（熬）等分

【煎服法】上为细末，饮服方寸匕，日三服。

【方歌】见金匮双药方歌括：

栝楼牡蛎渴不差，俱各等分寸匕服。

【原按】

元犀按：洗后而渴不差，是内之阴气未复。阴气未复，由于阳气之亢，故用牡蛎以潜其阳，瓜蒌根以生其津，津生阳降，而渴愈矣。

七、百合滑石散

【原文】

百合病变发热者（一作发寒热），百合滑石散主之。（3-8）

【方药】百合一两（炙）　滑石三两

【煎服法】上为散，饮服方寸匕，日三服。当微利者，止服，热则除。

【方歌】见金匮双药方歌括：

　　　　百合滑石散发热，一两百合三滑石。

【原按】

元犀按：百合病原无偏热之证，变发热者，内热充满，淫于肌肤，非如热之比。主以百合滑石散者，百合清金泻火降逆气，从高源以导之；滑石退表里之热，利小便，二味合为散者，取散以散之之义。散调络脉于周身，引内外之热气，悉从小便出矣。

八、甘草泻心汤

【原文】

狐惑之为病，状如伤寒，默默欲眠，目不得闭，卧起不安，蚀于喉为惑，蚀于阴为狐，不欲饮食，恶闻食臭，其面目乍赤、乍黑、乍白。蚀于上部则声喝（一作嗄），甘草泻心汤主之。（3-10）

【方药】甘草四两　黄芩　人参　干姜各三两　黄连一两大枣十二枚　半夏半升

【煎服法】上七味，水一斗，煮取六升，去滓，再煎，温服一升，日三服。

【方歌】甘草泻心腹雷鸣，甘四姜芩三两平，

　　　　　一连半夏十二枣，金匮狐惑参三明。

【原按】

元犀按：虫有情识，故能乱有情识之心脏而生疑惑矣。虫为血化之物，故仍归于主血之心。方且类聚群分，若有妖

妄，凭借而然，其实不外本身之血气以为祟耳。此方补虚而化湿热，杂以辛苦之味，名曰泻心，意深哉！

九、苦参汤

【原文】

蚀于下部则咽干，苦参汤洗之。（3-11）

【方药】苦参一升

【煎服法】以水一斗，煎取七升，去滓，熏洗，日三服。

【方歌】见金匮单药方歌括：

瓜蒂汤用二十枚，文蛤五两杵散沸。

百合洗身一升渍，皂荚八两蜜枣膏。

苦参一升去滓熏，狼牙三两浸阴疮。

鸡屎白散寸匕服，诃梨勒散十枚炮。

【原按】

元犀按：蚀于喉为惑，蚀于阴为狐。狐惑病乃感风木湿热之气而生，寒极而化也。苦参苦寒，气清属阳，洗之以通阳道；雄黄苦寒，气浊属阴，熏之以通浊道，但雄黄禀纯阳之色，取其阳能胜阴之义也。熏洗二法，按阴阳分配前后二阴，此又别其阴中之阴阳也。二味俱苦寒而燥者，苦以泻火，寒以退热，燥以除湿，湿热退而虫不生矣。

十、雄黄熏法

【原文】

蚀于肛者，雄黄熏之。（3-12）

【方药】雄黄

【煎服法】上一味为末，筒瓦二枚合之，烧，向肛熏之。（《脉经》云：病人或从呼吸上蚀其咽，或从下焦蚀其肛阴，蚀上为惑，蚀下为狐。狐惑病者，猪苓散主之。）

【方歌】雄黄熏法一味成，肛门虫蚀亦良箴。

【原按】见上方苦参汤之原按。

十一、赤小豆当归散

【原文】

病者脉数，无热，微烦，默默但欲卧，汗出，初得之三四日，目赤如鸠眼；七八日，目四眦（一本此有黄字）黑。若能食者，脓已成也，赤小豆当归散主之。（3-13）

下血，先血后便，此近血也，赤小豆当归散主之。（16-16）

【方药】赤小豆三升（浸令芽出，曝干） 当归三两

【煎服法】上二味，杵为散，浆水服方寸匕，日三服。

【方歌】赤豆当归变多般，小豆生芽曝令干，

豆取三升归三两，杵调浆水日三餐。

【按语】陈修园《金匮方歌括》为当归十分，现据教材改为当归三两。

【原按】

元犀按：此治湿热侵阴之病，大抵湿变为热，则偏重于热。少阴主君火，厥阴主风木，中见少阳相火。病入少阴，故见微烦，默默但欲卧等证；病入厥阴，故目赤现出火色，目眦黑，现出火极似水之色。主以赤豆去湿，清热解毒，治少阴之病；当归导热养血，治厥阴之病；下以浆水，以和胃气。胃气与少阴和，则为火土合德；胃气与厥阴和，则为土

木无忤。微乎！微乎！

又按：或谓是狐惑病，或谓是阴阳毒病，然二者皆湿热蕴毒之病，《金匮》列于二证交界处，即是承上启下法。

十二、升麻鳖甲汤

【原文】

阳毒之为病，面赤斑斑如锦文，咽喉痛，唾脓血。五日可治，七日不可治，升麻鳖甲汤主之。（3-14）

【方药】升麻二两　当归一两　蜀椒（炒去汗）一两　甘草二两　鳖甲手指大一片（炙）雄黄半两（研）

【煎服法】上六味，以水四升，煮取一升，顿服之，老少再服取汗。

【方歌】升麻鳖甲毒为阳，鳖用甲大草二两，

　　　　半雄升二椒归一，阴毒更去雄蜀椒。

【按语】陈修园《金匮方歌括》为甘草一两，现据教材改为甘草二两。

【原按】

元犀按：非常灾疠之气，从口鼻而入咽喉，故阴阳二毒皆咽痛也。阴阳二证，不以寒热脏腑分之，但以面赤斑纹，吐脓血，其邪着于表者，谓之阳；面目青，身痛如被杖，其邪隐于表中之里者，为阴。

十三、升麻鳖甲汤去雄黄蜀椒方

【原文】

阴毒之为病，面目青，身痛如被杖，咽喉痛。五日可治，

七日不可治，升麻鳖甲汤去雄黄、蜀椒主之。（3-15）

【方药】升麻二两　当归一两　甘草二两　鳖甲手指大一片（炙）

【煎服法】即升麻鳖甲汤煎服法，见上方。

【方歌】见升麻鳖甲汤方歌加减：

升麻鳖甲毒为阳，鳖用甲大草二两，

半雄升二椒归一，**阴毒更去雄蜀椒**。

【按语】陈修园《金匮方歌括》为甘草一两，现据教材改为甘草二两。

【原按】

王晋三云：升麻入阳明、太阳二经，升清逐秽，辟百邪，解百毒，统治温疫阴阳二病。如阳毒为病，面赤斑如锦纹；阴毒为病，面青，身如被杖，咽喉痛，毋论阴阳二毒，皆已入营矣。但升麻仅走二经气分，故必佐当归通络中之血，甘草解络中之毒，微加鳖甲守护营神，俾椒、黄猛烈之品攻毒透表，不能乱其神明；阴毒去椒、黄者，太阳主内，不能透表，恐反动疠毒也。《肘后》《千金方》阳毒无鳖甲者，不欲其守，亦恐留恋疠毒也。

重订金匮方歌括卷二

疟病方第四

一、鳖甲煎丸

【原文】

病疟，以月一日发，当以十五日愈；设不差，当月尽解；如其不差，当云何？师曰：此结为癥瘕，名曰疟母，急治之，宜鳖甲煎丸。（4-2）

【方药】鳖甲十二分（炙） 乌扇三分（烧） 黄芩三分 柴胡六分 鼠妇三分（熬） 干姜三分 大黄三分 芍药五分 桂枝三分 葶苈一分（熬） 石韦三分（去毛） 厚朴三分 牡丹五分（去心） 瞿麦二分 紫葳三分 半夏一分 人参一分 䗪虫五分（熬） 阿胶三分（炙） 蜂窠四分（炙） 赤硝十二分 蜣螂六分（熬） 桃仁二分

【煎服法】上二十三味为末，取锻灶下灰一斗，清酒一斛五斗，浸灰，候酒尽一半，着鳖甲于中，煮令泛烂如胶漆，绞取汁，内诸药，煎为丸，如梧子大，空心服七丸，日三服。

【方歌】鳖甲煎丸治疟母，十二鳖甲六柴胡，

　　　　芩姜桂韦朴紫军，胶妇乌扇各三取，

䗪虫丹五蜂窠四，赤硝十二蜣螂六，

葶参夏一瞿桃二，灶灰清酒煎如梧。

【按语】陈修园《金匮方歌括》为干姜、大黄、桂枝、石韦、厚朴、紫葳、半夏、阿胶各五分，现据教材改为干姜、大黄、桂枝、石韦、厚朴、紫葳、阿胶各三分，半夏一分。乌扇即射干，紫葳即凌霄花。

【原按】

尤在泾云：天气十五日一更，人之气亦十五日一更，气更则邪当解也。否则，三十日天人之气再更，而邪自不能留矣。设更不愈，其邪必假血依痰，结为癥瘕，僻处胁下，将成负固不服之势，故宜急治。鳖甲煎丸行气逐血之药颇多，而不嫌其峻；一日三服，不嫌其急，所谓乘其未集而击之也。

王晋三云：鳖甲煎丸，都用异类灵动之物，若水陆，若飞潜，升者降者，走者伏者，咸备焉。但恐诸虫扰乱神明，取鳖甲为君守之，其泄厥阴破癥瘕之功，有非草木所能比者。阿胶达表熄风，鳖甲入里守神，蜣螂动而性升，蜂房毒可引下，䗪虫破血，鼠妇走气，葶苈泄气闭，大黄泄血闭，赤硝软坚，桃仁破结，乌扇降厥阴相火，紫葳破厥阴血结，干姜和阳退寒，黄芩和阴退热，和表里则有柴胡、桂枝，调营卫则有人参、白芍，厚朴达原，劫去其邪，丹皮入阴，提出其热，石韦开上焦之水，瞿麦涤下焦之水，半夏和胃而通阴阳，灶灰性温走气，清酒性暖走血。统而言之，不越厥阴、阳明二经之药，故久疟邪去营卫而着脏腑者，即非疟母，亦可借以截之。按《金匮》唯此丸及薯蓣丸药品最多，皆治正虚邪着久而不去之病，非集血气之药，攻补兼施，未易奏功。

二、白虎加桂枝汤

【原文】

温疟者，其脉如平，身无寒但热，骨节疼烦，时呕，白虎加桂枝汤主之。（4-4）

【方药】知母六两　甘草二两（炙）　石膏一斤　粳米二合　桂枝（去皮）三两

【煎服法】上锉，每五钱，水一盏半，煎至八分，去滓，温服，汗出愈。

【方歌】白虎桂枝论未详，桂加三两另名方，

无寒但热为温疟，骨节烦疼呕又妨。

【按语】陈修园《金匮方歌括》为粳米六合，教材为粳米二合，然伤寒白虎汤，白虎加人参汤均为六合，故从白虎汤，白虎加人参汤之剂量，并于方歌径改。

【原按】

王晋三云：《内经》论疟，以先热后寒、邪藏于骨髓者，为温、瘅二疟；仲景以但热不寒、邪藏于心者，为温、瘅二疟。《内经》所言，是邪之深者；仲景所言，是邪之浅者也，其殆补《内经》之未逮欤？治以白虎加桂枝汤，方义原在心营肺卫，白虎汤清营分热邪，加桂枝引领石膏、知母上行至肺，从卫分泄热，使邪之郁于表者，顷刻致和而疟已。至于《内经》温、瘅疟，虽未有方，然同是少阴之伏邪。在手经者为实邪，在足经者为虚邪。实邪尚不发表而用清降，何况虚邪有不顾虑其亡阴者耶？临证之生心化裁，是所望于用之者矣。

三、蜀漆散

【原文】

疟多寒者，名曰牝疟，蜀漆散主之。（4-5）

【方药】蜀漆（烧去腥）　云母（烧二日夜）　龙骨等分

【煎服法】上三味，杵为散，未发前，以浆水服半钱。温疟加蜀漆半分，临发时，服一钱匕。一方云母作云实。

【方歌】蜀漆云龙平等杵，阳为痰阻伏心间，

　　　　牝疟阴邪自往来，先时浆服不逾闲。

【原按】

王晋三云：邪气结伏于心下，心阳郁遏不舒，疟发寒多热少，不可谓其阴寒也。主之以蜀漆散，通心经之阳，开发伏气而使营卫调和。蜀漆，常山苗也，苗性轻扬，生用能吐；云母在土中，蒸地气上升而为云，故能入阴分，逐邪外出于表；然邪气久留心主之宫城，恐逐邪涌吐，内乱神明，故佐以龙骨镇心宁神，则吐法转为和法矣。

附《外台秘要》三方

一、牡蛎汤

【原文】

治牝疟。（4-附方）

【方药】牡蛎四两（熬）　麻黄四两（去节）　甘草二两蜀漆三两

【煎服法】上四味，以水八升，先煮蜀漆、麻黄，去上

沫，得六升，内诸药，煮取二升，温服一升。若吐，则勿更服。

【方歌】外台牡蛎吐越方，祛寒散结并通阳，

先煎三漆四麻黄，四蛎二甘后煮良。

【原按】

犀按：疟多寒者名牝疟，是痰饮填塞胸中，阻心阳之气不得外通故也。赵氏云：牡蛎软坚消结，麻黄非独散寒，且能发越阳气，使通于外，结散阳通，其病自愈。

二、柴胡去半夏加栝楼汤

【原文】

治疟病发渴者，亦治劳疟。（4- 附方）

【方药】柴胡八两　人参　黄芩　甘草各三两　栝楼根四两　生姜二两　大枣十二枚

【煎服法】上七味，以水一斗二升，煮取六升，去滓，再煎取三升，温服一升，日二服。

【方歌】柴胡去夏加栝楼，小柴去夏恐伤阴，

更加栝楼根四两，泻火润燥可生津。

【按语】陈修园《金匮方歌括》为生姜三两，现据教材改为生姜二两。

【原按】

王晋三云：正疟，寒热相间，邪发于少阳，与伤寒邪发于少阳者稍异。《内经》言：夏伤于大暑，秋伤于风，病以时作，名曰寒疟。《金匮》云：疟脉多弦，弦数者风发，正于凄怆之水寒，久伏于腠理皮肤之间，营气先伤，而后风伤卫，故仲景用柴胡去半夏，而加瓜蒌根，其义深且切矣。盖少阳

疟病发渴者，由风火内淫，劫夺津液而然，奚堪半夏性滑利窍，重伤阴液，故去之。而加天花粉生津润燥，岂非与正伤寒半表半里之邪当用半夏和胃而通阴阳者有别乎？

三、柴胡桂姜汤

【原文】

治疟寒多微有热，或但寒不热。服一剂如神。（4-附方）

【方药】柴胡半斤　桂枝三两（去皮）　干姜二两　栝楼根四两　黄芩三两　牡蛎三两（熬）　甘草二两（炙）

【煎服法】上七味，以水一斗二升，煮取六升，去滓，再煎取三升，温服一升，日三服。初服微烦，复服汗出，便愈。

【方歌】柴胡桂枝干姜汤，芩桂宜三栝四尝，

八柴二草蛎干姜，少阳枢病要精详。

【按语】陈修园《金匮方歌括》为牡蛎二两，现据教材改为牡蛎三两。

【原按】

王晋三云：夏月暑邪，先伤在内之伏阴，至秋复感凉风，更伤卫阳。其疟寒多微有热，显然阴阳无争，故疟邪从卫气行阴二十五度；内无捍格之状，是营卫俱病矣，故和其阳即当和其阴。用柴胡和少阳之阳，即用黄芩和里；用桂枝和太阳之阳，即用牡蛎和里；用干姜和阳明之阳，即用天花粉和里；使以甘草调和阴阳。其分两阳分独重柴胡者，以正疟不离乎少阳也；阴药独重于花粉者，阴亏之疟以救液为急务也。和之得其当，故一剂如神。

元犀按：先贤云：疟病不离少阳。少阳居半表半里之间，邪入与阴争则寒，出与阳争则热。争则病作，息则病止。止

后其邪仍居于少阳之经。愚意：外为阳，内为阴。先寒者，邪欲出，其气干于太阳，冲动寒水之气而作也。后热者，以胃为燥土，脾为湿土，湿从燥化则木亦从其化，故为热为汗也。汗后木邪仍伏于阳明之中，应期而发者，土主信也，盖久疟胃虚，得补可愈，故先君用白术生姜汤多效。

中风历节病方第五

一、侯氏黑散

【原文】

侯氏黑散：治大风，四肢烦重，心中恶寒不足者。《外台》治风癫。（5-3）

【方药】菊花四十分　白术十分　细辛三分　茯苓三分　牡蛎三分　桔梗八分　防风十分　人参三分　矾石三分　黄芩三分　当归三分　干姜三分　芎䓖三分　桂枝三分

【煎服法】上十四味，杵为散，酒服方寸匕，日一服，初服二十日，温酒调服，禁一切鱼肉大蒜，常宜冷食，六十日止，即药积在腹中不下也。热食即下矣，冷食自能助药力。

【方歌】黑散辛苓归桂芎，参姜矾蛎芩三同，
　　　　菊宜四十术防十，桔梗八分温酒融。

【按语】陈修园《金匮方歌括》为黄芩五分，现据教材改为黄芩三分。

【原按】

元犀按：王晋三云程云来谓金匮侯氏黑散，系宋人校正附入唐人之方，因逸之，其辨论颇详。而喻嘉言独赞其立方

之妙，驱风补虚，行堵截之法，良非思议可到。方中取用矾石以固涩诸药，冷服四十日，使之留积不散，以渐填其空窍，则风自熄而不生矣。此段议论，独开千古之秘，诚为治中风之要旨。读方下云，初服二十日，用温酒调，是不欲其遽填也；后服六十日，并禁热食，则一任填空窍矣。夫填窍本之《内经》"久塞其空"，是谓良工之语，煞有来历。

二、风引汤

【原文】

风引汤：除热癫痫。（5-3）

【方药】大黄　干姜　龙骨各四两　桂枝三两　甘草　牡蛎各二两　寒水石　滑石　赤石脂　白石脂　紫石英　石膏各六两

【煎服法】上十二味，杵，粗筛，以韦囊盛之，取三指撮，井花水三升，煮三沸，温服一升。治大人风引，少小惊痫瘛疭，日数十发，医所不疗，除热方。巢氏云：脚气宜风引汤。

【方歌】风引三桂二牡甘，龙姜大黄四两掺，
　　　　滑寒赤白紫膏六，井花水煮瘫痫探。

【原按】

元犀按：大人中风牵引，小儿惊痫瘛疭，正火热生风，五脏亢盛，及其归并入心，其治同也。此方用大黄为君，以荡涤风火热湿之邪，随用干姜之止，而不行者以补之；用桂枝、甘草以缓其势，又用石药之涩以堵其路；而石药之中又滑石、石膏清金以平其木；赤白石脂厚土以除其湿；龙骨、牡蛎以敛其精神魂魄之纷驰；用寒水石以助肾之真阴不为阳

光所劫；更用紫石英以补心神之虚，恐心不明而十二经危也。明此以治入脏之风，游刃有余矣。后人以石药过多而弃之，昧孰甚焉！

三、防己地黄汤

【原文】

防己地黄汤：治病如狂状，妄行，独语不休，无寒热，其脉浮。（5-3）

【方药】防己一分　桂枝三分　防风三分　甘草二分

【煎服法】上四味，以酒一杯，浸之一宿，绞取汁，生地黄二斤，㕮咀，蒸之如斗米饭久，以铜器盛其汁，更绞地黄汁，和分再服。

【方歌】防己地黄病如狂，己一草二三桂防，
　　　　杯酒淋来取清汁，二斤蒸地绞和尝。

【按语】陈修园《金匮方歌括》为甘草一分，现据教材改为甘草二分。

【原按】

徐灵胎云：生渍取清汁归之于阳，以散邪热，蒸取浓汁归之于阴，以养血。此皆治风邪归并于心，而为癫痫惊狂之病，与中风、风痹自当另看。

四、头风摩散

【原文】（5-3）

【方药】大附子一枚（炮）　盐等分

【煎服法】上二味，为散。沐了，以方寸匕，已摩疾上，

令药力行。

【方歌】见金匮双药方歌括：

头风摩散一枚附，等分用盐摩疾上。

【原按】

《灵枢》：马膏，白酒和桂，桑钩钩之。醇酒入椒、姜，棉絮熨之，三十遍而止。皆外法也。特于此推论之。

五、桂枝芍药知母汤

【原文】

诸肢节疼痛，身体尪羸，脚肿如脱，头眩短气，温温欲吐，桂枝芍药知母汤主之。（5-8）

【方药】桂枝四两　芍药三两　甘草二两　麻黄二两　生姜五两　白术五两　知母四两　防风四两　附子二枚（炮）

【煎服法】上九味，以水七升，煮取二升，温服七合，日三服。

【方歌】桂枝芍药知母灵，芍三姜术五前行，

知桂防风均需四，麻甘二两附二停。

【按语】陈修园《金匮方歌括》为附子二两、白术四两，现据教材改为附子二枚、白术五两。

【原按】

元犀按：用桂枝汤去枣加麻黄，以助其通阳；加白术、防风，以伸其脾气；加附子、知母，以调其阴阳；多用生姜，以平其呕逆。

六、乌头汤

【原文】

病历节不可屈伸，疼痛，乌头汤主之。（5-10）

【方药】麻黄 芍药 黄芪各三两 甘草三两（炙） 川乌五枚（㕮咀，以蜜二升，煎取一升，即出乌头）

【煎服法】上五味，㕮咀四味，以水三升，煮取一升，去滓，内蜜煎中，更煎之，服七合。不知，尽服之。

【方歌】见金匮双药方歌括：

乌头汤疼难屈伸，或加脚气痛为均，

芍芪麻草皆三两，五粒乌头煮蜜匀。

【原按】

尤在泾云：此治寒湿历节之正法也。寒湿之邪，非麻黄、乌头不能去；而病在筋节，又非皮毛之邪可一汗而散者。故以黄芪之补、白芍之平、甘草之缓，牵制二物，俾得深入而去留邪，如卫瓘监钟、邓入蜀，使其成功而不及于乱，乃制方之要妙也。

七、矾石汤

【原文】

矾石汤：治脚气冲心。（5-10）

【方药】矾石二两

【煎服法】上一味，以浆水一斗五升，煎三五沸，浸脚良。

【方歌】见金匮双药方歌括：

矾石汤中二两矾，煮需浆水浸脚安。

【原按】

尤在泾云：脚气之病，湿伤于下而气冲于上。矾石味酸涩性燥，能却水收湿解毒，毒解湿收，上冲自止。

附　方

一、古今录验续命汤

【原文】

《古今录验》续命汤治中风痱，身体不能自收，口不能言，冒昧不知痛处，或拘急不得转侧。姚云：与大续命同，兼治妇人产后去血者及老人小儿。（5- 附方）

【方药】麻黄　桂枝　当归　人参　石膏　干姜　甘草各三两　芎劳一两　杏仁四十枚

【煎服法】上九味，以水一斗，煮取四升，温服一升，当小汗，薄覆脊，凭几坐，汗出则愈；不汗，更服。无所禁，勿当风。并治但伏不得卧，咳逆上气，面目浮肿。

【方歌】古今验录续命汤，杏仁四十芎一两，

姜归参桂草膏麻，三两均匀寿延长。

【按语】陈修园《金匮方歌括》为川芎一两五钱，现据教材改为川芎一两。

【原按】

元犀按：风，阳邪也。气通于肝。痱，闭也。风入闭塞其毛窍，阻滞荣卫不行也。盖风多挟寒，初中时由皮肤而入，以渐而深入于内，郁久则化热，热则伤阴，阴伤内无以养其脏腑，外不能充于形骸言，此即身体不能自收持、口不能言、

冒昧不知痛处所由来也。主以《古今录验》续命汤者，取其祛风走表，安内攘外，旋转上下也。方中麻黄、桂枝、干姜、杏仁、石膏、甘草，以发其肌表之风邪，兼理其内蕴之热；又以人参、当归、川芎补血调气，领麻黄、石膏等药，穿筋骨，通经络，调荣卫，出肌表之邪。是则此方从内达外，圜转周身，驱邪开痹，无有不到。称曰《古今录验》续命汤，其命名岂浅哉？

二、千金三黄汤

【原文】

《千金》三黄汤治中风，手足拘急，百节疼痛，烦热心乱，恶寒，经日不欲饮食。（5-附方）

【方药】麻黄五分　独活四分　细辛二分　黄芪二分　黄芩三分

【煎服法】上五味，以水六升，煮取二升，分温三服。一服小汗，二服大汗。心热加大黄二分，腹满加枳实一枚，气逆加人参三分，悸加牡蛎三分，渴加栝楼根三分，先有寒加附子一枚。

【方歌】千金三黄治中风，节痛肢拘络不通，

　　　　二分芪辛四分独，黄芩三分五麻攻。

【原按】

元犀按：此附子治风中太、少，通护阴阳，驱邪之方也。足少阴属脾，主四肢，手足拘急，恶寒。经日不欲饮食者，脾不运也。手少阴心，主神，心病则神昏，故心乱而发烦热也。足少阴属肾，主筋骨，病则百节疼痛也。方用麻黄、黄芪入太阴，宣阳发表，净脾中之邪，以黄芩清其心热以止

烦，又用细辛、独活入肾，穿筋骨，以散肾邪，此主治之大意也。方下气逆加人参等六法，其意未会，不敢强解，留俟后之学者。

三、近效术附汤

【原文】

《近效方》术附汤治风虚头重眩，苦极，不知食味，暖肌补中，益精气。（5-附方）

【方药】白术二两　附子一枚半（炮，去皮）　甘草一两（炙）

【煎服法】上三味，锉，每五钱匕，姜五片，枣一枚。水盏半，煎七成，去滓，温服。

【方歌】近效术附枚半附，二两白术一草需，
　　　　生姜五片枣一枚，一剂五匕分之服。

【原按】

喻嘉言云：此方全不用风药，但以附子暖其水脏，术、草暖其土脏。水土一暖，则浊阴之气尽趋于下，而头重苦眩及食不知味之证除矣。

血痹虚劳病方第六

一、黄芪桂枝五物汤

【原文】

血痹阴阳俱微，寸口关上微，尺中小紧，外证身体不仁，

如风痹状，黄芪桂枝五物汤主之。（6-2）

【方药】黄芪三两　芍药三两　桂枝三两　生姜六两　大枣十二枚

【煎服法】上五味，以水六升，煮取二升，温服七合，日三服。一方有人参。

【方歌】黄芪桂枝五物汤，桂枝三两芪芍详，
　　　　枣枚十二生姜六，阳通血痹除无恙。

【原按】

元犀按：《内经》云：邪入于阴则为痹。然血中之邪，以阳气伤而得入，亦必以阳气通而后出。上节云：宜针引阳气，此节而出此方，此以药代针引之意也。

又按：此即桂枝汤去甘草之缓，加黄芪之强有力者，于气分中调其血，更妙倍用生姜以宣发其气，气行则血不滞而痹除，此夫唱妇随之理也。

二、桂枝加龙骨牡蛎汤

【原文】

夫失精家，少腹弦急，阴头寒，目眩（一作目眶痛）发落，脉极虚芤迟，为清谷、亡血、失精。脉得诸芤动微紧，男子失精，女子梦交，桂枝加龙骨牡蛎汤主之。天雄散并主之。（6-8）

【方药】桂枝　芍药　生姜各三两　甘草二两　大枣十二枚　龙骨　牡蛎各三两

【煎服法】上七味，以水七升，煮取三升，分温三服。

【方歌】桂枝龙骨牡蛎妙，坎离救治在中爻，
　　　　桂枝汤内加龙牡，三两相均要细敲。

【按语】实为桂枝汤原方加上龙骨牡蛎各三两耳。

【原按】

《小品》云：虚弱浮热汗出者，除桂加白薇一两五钱、附子一两，名曰二加龙骨汤。

徐氏云：桂枝汤，外证得之能解肌去邪气，内证得之能补虚调阴阳，加龙骨、牡蛎者，以失精、梦交为神精间病，非此不足以敛其浮越矣。

元犀按：徐忠可以龙骨、牡蛎"敛其浮越"四字括之，未免以二味为涩药，犹有人之见存也。吾于龙之飞潜，见阳之变化莫测；于海之潮汐，见阴之运动不穷。龙骨乃龙之脱换所遗，牡蛎乃海之精英所结，分之为对待之阴阳，合之为各具之阴阳，亦为互根之阴阳，难以一言尽也。其治效无所不包，余亦恐举一而漏万，惟能读《本经》《内经》、仲景书者，自知其妙。

三、天雄散

【原文】

夫失精家，少腹弦急，阴头寒，目眩（一作目眶痛）发落，脉极虚芤迟，为清谷、亡血、失精。脉得诸芤动微紧，男子失精，女子梦交，桂枝加龙骨牡蛎汤主之。天雄散并主之。（6-8）

【方药】天雄三两（炮） 白术八两 桂枝六两 龙骨三两

【煎服法】上四味，杵为散，酒服半钱匕，日三服，不知，稍增之。

【方歌】天雄固阴本之阳，龙骨天雄三两匡，

　　　　六两桂枝八两术，酒调钱匕日三尝。

【原按】

元犀按：此方虽系后人采取，然却认出春之脚，阳之家，而施以大温大补大镇纳之剂，可谓有胆有识。方中白术入脾以纳谷，以精生于谷也；桂枝入膀胱以化气，以精生于气也；龙骨具龙之性，龙能致水，以海为家，盖以精归于肾，犹水归于海而龙得其安宅也。深得《难经》所谓损其肾者益其精之旨。然天雄不可得，可以附子代之，断不可泥于小家天雄主上、附子主下之分。

四、小建中汤

【原文】

虚劳里急，悸，衄，腹中痛，梦失精，四肢酸疼，手足烦热，咽干口燥，小建中汤主之。（6-13）

男子黄，小便自利，当与虚劳小建中汤。（15-22）

妇人腹中痛，小建中汤主之。（22-18）

【方药】桂枝三两（去皮）　甘草三两（炙）　大枣十二枚　芍药六两　生姜三两　胶饴一升

【煎服法】上六味，以水七升，煮取三升，去滓，内胶饴，更上微火消解，温服一升，日三服。呕家不可用建中汤，以甜故也。

【方歌】小建中即桂枝汤，原方倍芍加升饴，

　　　　黄芪建中两半芪，虚劳里急愈之必。

【按语】陈修园《金匮方歌括》为甘草二两，现据教材改为甘草三两。当从伤寒为二两，故于方歌径改。

【原按】

张心在云：肺损之病，多由五志生火，销铄金脏，咳嗽发热，渐至气喘，侧眠，消瘦羸瘠，虚证交集，咽痛失音而不起矣。壮水之主，以制阳光。王冰成法，于理则通，而多不效，其故何欤？窃尝观于炉中之火而得之，炊饭者始用武火，将熟则掩之以灰。饭徐透而不焦黑，则知以灰养火，得火之用而无火之害，断断如也。五志之火内燃，温脾之土以养之，而焰自息，方用小建中汤。虚甚加黄芪，火得所养而不燃，金自清肃；又况饴糖为君，治嗽妙品，且能补土以生金，肺损虽难着手，不患其不可治也。然不独治肺损，凡五劳七伤，皆可以通治。

男蔚按：此言土虚而现出黄色也。虚极者，宜补土之母，四逆辈可与间服。然单言男子，谓妇人血瘀发黄，尚有桃仁承气汤法也。苟属虚黄，亦宜以此汤加当归、益母叶之类也。

元犀按：妇人腹中痛主以建中汤者，其意在于补中生血，非养血定痛也。盖血无气不生，无气不行，得建中之力，则中气健运，为之生生不息，即有瘀痛者，亦可平之。

五、黄芪建中汤

【原文】

虚劳里急，诸不足，黄芪建中汤主之。（6-14）

【方药】桂枝三两（去皮） 甘草三两（炙） 大枣十二枚 芍药六两 生姜三两 胶饴一升 黄芪一两半

【煎服法】于小建中汤内，加黄芪一两半，余依上法。气短胸满者加生姜；腹满者，去枣加茯苓一两半；及疗肺虚损不足，补气加半夏三两。

【方歌】见小建中汤方歌加减：

小建中即桂枝汤，原方倍芍加升饴，

黄芪建中两半芪，虚劳里急愈之必。

【按语】陈修园《金匮方歌括》为甘草二两，现据教材改为甘草三两。当从伤寒为二两，故于方歌径改。

【原按】

元犀按：虚劳里急者，里虚脉急也；诸不足者，五脏阴精阳气俱不足也。经云：阴阳俱不足，补阴则阳脱，泻阳则阴竭，如是者，当调以甘药。又云：针药所莫及，调以甘药，故用小建中汤。君以饴糖、甘草，本稼穑作甘之味，以建立中气，即《内经》所谓"精不足者，补之以味"是也；又有桂枝、姜、枣之辛甘，以宣上焦阳气，即《内经》所谓"辛甘发散为阳"是也。夫血气生于中焦，中土虚则木邪肆，故用芍药之苦泄，于土中泻木，使土木无忤，而精气以渐而复，虚劳诸不足者，可以应手而得耳。加黄芪者，以其补虚塞空，贯膈通络，尤有专长也。

六、八味肾气丸

【原文】

虚劳腰痛，少腹拘急，小便不利者，八味肾气丸主之。（6-15）

夫短气，有微饮，当从小便去之，苓桂术甘汤主之；肾气丸亦主之。（12-17）

男子消渴，小便反多，以饮一斗，小便一斗，肾气丸主之。（13-3）

问曰：妇人病，饮食如故，烦热不得卧，而反倚息者，

何也？师曰：此名转胞，不得溺也，以胞系了戾，故致此病，但利小便则愈，宜肾气丸主之。（22-19）

崔氏八味丸治脚气上入，少腹不仁。（5-附方）

【方药】干地黄八两　薯蓣四两　山茱萸四两　泽泻三两　茯苓三两　牡丹皮三两　桂枝一两　附子一两（炮）

【煎服法】上八味，末之，炼蜜和丸梧子大，酒下十五丸，加至二十五丸，日再服。

【方歌】金匮肾气整胞宫，丹泽苓三地八融，

　　　　四两萸薯桂附一，蜜丸酒下肾元充。

【原按】

次孙男心兰禀按：微者，不显之谓也。饮，水也。微饮者，犹阴霾四布，细雨轻飞之状，阻于胸中，蔽其往来之气，故曰短气。有微饮者，谓微饮阻其气路也。经云：呼出心与肺，吸入肝与肾。若心肺之阳虚，则不能行水化气，用苓桂术甘汤振心阳崇土以防御之，使天日明而阴霾散，则气化行矣。若肾虚而水泛，则吸引无权，当用肾气丸补肾行水，使肾气足，则能通腑而化气，化气则水道通矣。余解见妇人杂病，不再赘。

尤在泾云：水液属阴，非气不至。气虽属阳，中实含水，水与气非一亦非二也。方中若无桂、附，何以振作肾中颓落之阳，游溢精气，上输脾肺耶？

男元犀按：胞为血海，与膀胱并列于脐下，俱悬空之腑，其气相通，全赖肾气充溢于其间，其胞系乃正。若肾气不充，则胞系了戾，胞系了戾，必不得溺矣。是病虽在胞，其权则专在肾也，故以肾气丸主之。方中地黄、山药固肾脏之阴，山茱萸、附子补肾脏之阳，桂枝化腑气，茯苓行水道，妙在泽泻形圆善转，俾肾气旺，则能充于胞而系自正，系正则小

便不利者而可利矣。又主虚劳腰痛、少腹拘急、小便不利者。以腰为肾之外腑，肾司开合，主骨髓，为作强之官，与膀胱相表里。若少阴精气虚，不能主骨，则腰痛；少阴阳气虚，不能通腑，则少腹拘急，小便不利。本方补益真阴，蒸动水气，使阴平阳秘，开合之枢自如，故能治虚劳之病，然小便自利者，不宜服之，以其渗泄而更劫阴也。

七、薯蓣丸

【原文】

虚劳诸不足，风气百疾，薯蓣丸主之。(6-16)

【方药】薯蓣三十分　当归　桂枝　神曲　干地黄　豆黄卷各十分　甘草二十八分　人参七分　芎䓖　芍药　白术　麦门冬　杏仁各六分　柴胡　桔梗　茯苓各五分　阿胶七分　干姜三分　白蔹二分　防风六分　大枣百枚为膏

【煎服法】上二十一味，末之，炼蜜和丸，如弹子大，空腹酒服一丸，一百丸为剂。

【方歌】薯蓣三十二八草，三姜二蔹百枚枣，

　　　　桔茯柴胡五分匀，人参阿胶七分讨，

　　　　更有六分不参差，芎芍杏防麦术好，

　　　　豆卷地归曲桂枝，均宜十分和蜜捣。

【按语】陈修园《金匮方歌括》为甘草二十分，现据教材改为甘草二十八分。当和酒服，此处略。

【原按】

魏念庭曰：人之元气在肺，人之元阳在肾，既剥削则难于遽复矣，全赖后天之谷气资益其生。是营卫非脾胃不能宣通，而气血非饮食无由平复也。仲景故为虚劳诸不足而兼风

气百疾立此薯蓣丸之法。方中以薯蓣为主，专理脾胃，上损下损，至此可以撑持；以人参、白术、茯苓、干姜、豆黄卷、大枣、神曲、甘草助之，除湿益气，而中土之令得行矣；以当归、芎䓖、芍药、地黄、麦冬、阿胶养血滋阴；以柴胡、桂枝、防风去邪散热；以杏仁、桔梗、白敛下气开郁。惟恐虚而有热之人，滋补之药上拒不受，故为散其邪热，开其逆郁，而气血平顺，补益得纳，为至当不易之道也。

八、酸枣仁汤

【原文】

虚劳虚烦不得眠，酸枣仁汤主之。(6-17)

【方药】酸枣仁二升　甘草一两　知母二两　茯苓二两芎䓖二两　（《深师》有生姜二两）

【煎服法】上五味，以水八升，煮酸枣仁，得六升，内诸药，煮取三升，分温三服。

【方歌】酸枣二升先煮汤，茯知芎二煮之良，

　　　　甘草一两相调剂，服后恬然足睡乡。

【按语】陈修园《金匮方歌括》为川芎一两，现据教材改为川芎二两。

【原按】

尤在泾云：人寤则魂寓于目，寐则魂藏于肝。虚劳之人，肝气不荣，故以枣仁补敛之。然不眠由于虚烦，必有燥火痰气之扰，故以知母、甘草清热滋燥，茯苓、川芎行气除痰。皆所以求肝之治而宅其魂也。

九、大黄䗪虫丸

【原文】

五劳虚极羸瘦，腹满不能饮食，食伤、忧伤、饮伤、房室伤、饥伤、劳伤、经络荣卫气伤，内有干血，肌肤甲错，两目黯黑。缓中补虚，大黄䗪虫丸主之。(6-18)

【方药】大黄十分（蒸） 黄芩二两 甘草三两 桃仁一升 杏仁一升 芍药四两 干地黄十两 干漆一两 虻虫一升 水蛭百枚 蛴螬一升 䗪虫半升

【煎服法】上十二味，末之，炼蜜和丸小豆大，酒饮服五丸，日三服。

【方歌】大黄䗪虫干血劳，缓中补虚治大旨，
　　　　蛴螬一升䗪半升，桃杏虻虫一升止，
　　　　一两干漆十地黄，更用大黄十分已，
　　　　三甘四芍二黄芩，五劳要证须用此。

【按语】陈修园《金匮方歌括》为蛴螬百枚，现据教材改为蛴螬一升。炼蜜为丸，方中当有蜜，但略之。当和酒服，此处亦略。

【原按】

尤在泾曰：风气不去，则足以贼正气而生长不荣，故薯蓣丸为要方。干血不去，则足以留新血而渗灌不周，此丸为上剂。

愚按：此丸从《内经》四乌鲗一藘茹丸悟出，但不如四乌鲗一藘茹丸之平易近人也。

王晋三云：《金匮》血痹虚劳脉证九条，首条是汗出而风吹之，血凝于肤而为痹，然痹未至于干血，后六条是诸虚不足而成劳，然劳亦不至于虚极，故治法皆以补虚、和营卫、

去风气为主方。若五劳虚极，痹而内成干血者，悉皆由伤而血瘀，由血瘀而为干血也。假如阴之五宫，伤在五味，饮食自倍，则食伤于脾。西方生燥，在脏为肺，在志为忧，忧患不止，则营涩卫除，故忧伤于肺。以酒为浆，以妄为常，女子脱血，醉入房中，则饮伤于肝。嗜欲无穷，精气弛坏，则房劳伤于肾。谷气不盈，上焦不行，下脘不通，胃热阴亏，则饥伤于胃。尊荣人有所劳倦，喘息汗出，其伤在荣，若负重努力人，亦伤于荣，荣气属心，故劳伤于心。诸伤而胃亦居其一者，以五脏皆禀气于胃，为四时之病变，死生之要会。胃热液涸，则五脏绝阴气之源，而络痹血干愈速，故饥伤亦列于脏伤之间。其第七句是总结诸伤皆伤其经络营卫之气也。细绎本文云：腹满不能食，肌肤甲错，面目黯黑。明是不能内谷以通流营卫，则营卫凝泣，瘀积之血牢不可破，即有新生之血，亦不得畅茂条达，惟有日渐羸瘦而成内伤干血劳，其有不死者几希矣。仲景乃出佛心仙手，治以大黄䗪虫丸。君以大黄，从胃络中宣瘀润燥，佐以黄芩清肺卫，杏仁润心营，桃仁补肝虚，生地滋肾燥，干漆性急飞窜，破脾胃关节之瘀血，虻虫性升，入阳分破血，水蛭性下，入阴分逐瘀，蛴螬去两胁下之坚血，䗪虫破坚通络行阳，却有神功，故方名标而出之，芍药、甘草扶脾胃，解药毒。缓中补虚者，缓，舒也，绰也，指方中宽舒润血之品而言也。故喻嘉言曰：可用琼玉膏补之，勿以芪、术补中，失却宽舒胃气之义。

附　方

一、《千金翼》炙甘草汤

【原文】

《千金翼》炙甘草汤一云复脉汤：治虚劳不足，汗出而闷，脉结悸，行动如常，不出百日，危急者，十一日死。（6-附方）

《外台》炙甘草汤。治肺痿涎唾多，心中温温液液者。（7-附方）

【方药】甘草四两（炙）　桂枝　生姜各三两　麦门冬半升　麻仁半升　人参　阿胶各二两　大枣三十枚　生地黄一斤

【煎服法】上九味，以酒七升，水八升，先煮八味，取三升，去滓，内胶消尽，温服一升，日三服。

【方歌】炙甘草汤四两甘，枣枚三十桂姜三，

　　　　半升麦麻一斤地，二两参胶酒水涵。

【按语】即伤寒炙甘草汤也。

【原按】

徐云：此虚劳中润燥复脉之神方，今人喜用胶、麦等，而畏用姜、桂，岂知阴凝燥气，非阳不能化耶？

魏云：仲景用阴阳两补之法，较后人所制十全、八珍等汤，纯美多矣。

元犀按：肺痿涎唾多，心中温温液液者，心阴不足也。心阴不足则心阳上炽，势必克金而成肺痿。方用炙甘草汤生

津润燥，养阴维阳，使阴复而阳不浮，则清肃之令自行于肺矣。余义见《伤寒论》，不再赘。

二、《肘后》獭肝散

【原文】

《肘后》獭肝散：治冷劳，又主鬼疰一门相染。（6-附方）

【方药】獭肝一具

【煎服法】炙干末之，水服方寸匕，日三服。

【方歌】獭肝变化少人知，一月能生一叶奇，

鬼疰冷劳宜此物，炙干寸匕日三服。

【原按】

王晋三云：獭肝散，奇方也。葛稚川治尸疰、鬼疰，仲景治冷痨，皆取用之。

按：獭肝性温，能驱阴邪而镇肝魂，不使魂游于上，而生变动之证。盖疰者，邪注于脏也。若注于肝，则肝为善变之脏，邪与魂相合，证变便有二十二种，其虫三日一食，五日一退，变见之证，无非阴象，而獭肝一月生一叶，又有一退叶，是其性亦能消长出入，以杀隐见变幻之虫。真神品也。

重订金匮方歌括卷三

肺痿肺痈咳嗽上气病方第七

一、甘草干姜汤

【原文】

肺痿吐涎沫而不咳者，其人不渴，必遗尿，小便数，所以然者，以上虚不能制下故也。此为肺中冷，必眩，多涎唾，甘草干姜汤以温之。若服汤已渴者，属消渴。（7-5）

【方药】甘草四两（炙）　干姜二两（炮）

【煎服法】上咬咀，以水三升，煮取一升五合，去滓，分温再服。

【方歌】见伤寒双药方歌括：

　　　　甘草干姜误汗施，二两干姜四两草。

　　　　芍药甘草汗伤血，芍草各四旨意详。

　　　　干姜附子阳将亡，一枚附子一两姜。

　　　　桂枝甘草悸欲按，桂四甘草二两匡。

　　　　赤脂余粮各一斤，下焦下利此汤欣。

　　　　栀子柏皮十五栀，一两甘草二柏资。

　　　　瓜蒂一分瓜赤豆，调豉去滓和散服。

　　　　甘草汤用二两草，不差桔梗一两方。

【原按】

蔚按：肺痿皆为热证，然热有虚实之不同。实热宜用寒剂，而此则亡津液而致虚，以虚而生热。若投以苦寒之剂，非苦从火化而增热，则寒为热拒而不纳矣。此方妙在以甘草之大甘为主，佐以炮透之干姜，变其辛温之性而为苦温之用，于甘温除大热成法中，又参以活法。面面周到，神乎！神乎！

二、射干麻黄汤

【原文】

咳而上气，喉中水鸡声，射干麻黄汤主之。（7-6）

【方药】射干十三枚（一法三两）　麻黄四两　生姜四两　细辛　紫菀　款冬花各三两　五味子半升　大枣七枚　半夏（大者，洗）八枚（一法半升）

【煎服法】上九味，以水一斗二升，先煮麻黄两沸，去上沫，内诸药，煮取三升，分温三服。

【方歌】射干麻黄水鸡声，三两干辛款菀成，
　　　　夏味半升枣七枚，姜麻四两宣肺能。

【按语】陈修园《金匮方歌括》取射干三两、半夏半升，教材为射干十三枚（一法三两）、半夏八枚（一法半升），笔者认为此处当取射干三两、半夏半升，故于方歌径改。

【原按】

尤在泾云：咳而上气，肺有邪则气不降而反逆也。肺中寒饮，上入喉间，为呼吸之气所激，则作声如水鸡。射干、紫菀、款冬利肺气，麻黄、细辛、生姜发邪气，半夏降逆气，而以大枣安中，五味敛肺，恐劫散之药并伤及其正气也。

三、皂荚丸

【原文】

咳逆上气，时时吐唾浊，但坐不得眠，皂荚丸主之。（7-7）

【方药】皂荚八两（刮去皮，用酥炙）

【煎服法】上一味，末之，蜜丸梧子大，以枣膏和汤服三丸，日三夜一服。

【方歌】见金匮单药方歌括：

　　　　瓜蒂汤用二十枚，文蛤五两杵散沸。

　　　　百合洗身一升渍，**皂荚八两蜜枣膏。**

　　　　苦参一升去淬熏，狼牙三两浸阴疮。

　　　　鸡屎白散寸匕服，诃梨勒散十枚炮。

【原按】

蔚按：痰有固而不拔之势，故用皂荚开其壅闭、涤其污垢，又以枣膏安其胃气，祛邪中不离养正之法。

四、厚朴麻黄汤

【原文】

咳而脉浮者，厚朴麻黄汤主之。（7-8）

【方药】厚朴五两　麻黄四两　石膏如鸡子大　杏仁半升　半夏半升　干姜二两　细辛二两　小麦一升　五味子半升

【煎服法】上九味，以水一斗二升，先煮小麦熟，去淬，内诸药，煮取三升，温服一升，日三服。

【方歌】厚朴麻黄脉浮喘，杏仁夏味半升量，

　　　　二两姜辛膏蛋大，升麦四麻五朴良。

【原按】

元犀按：咳而脉浮者，内有饮而表有邪也。表邪激动内饮，饮气上凌，则心肺之阳为之蒙蔽，故用厚朴麻黄汤宣上焦之阳，降逆上之饮。方中厚朴宽胸开蔽，杏仁通泄肺气，助麻黄解表出邪，干姜、五味、半夏、细辛化痰涤饮，小麦保护心君，然表邪得辛温而可散，内饮非质重而难平，故用石膏之质重者，降天气而行治节，使水饮得就下之性，而无上逆之患也。尤妙先煮小麦，补心养液，领诸药上行下出，为攘外安内之良图。可知仲师之方无微不到，学者当细心体认，方得其旨焉。

五、泽漆汤

【原文】

脉沉者，泽漆汤主之。（7-9）

【方药】半夏半升　紫参五两（一作紫菀）　泽漆三斤（以东流水五斗，煮取一斗五升）　生姜五两　白前五两　甘草　黄芩　人参　桂枝各三两

【煎服法】上九味，㕮咀，内泽漆汁中，煮取五升，温服五合，至夜尽。

【方歌】泽漆三斤法分煎，五两紫参姜白前，
　　　　桂芩参草同三两，半夏半升涤痰坚。

【按语】陈修园《金匮方歌括》为泽漆三升，现据教材改为泽漆三斤。

【原按】

元犀按：咳而脉浮者，表有邪也。表邪不解，则干动内饮而为咳，用厚朴麻黄汤宽胸解表，一鼓而下，则外邪、内

饮一并廓清矣。至于咳而脉沉者，里不和也。里气不和，由于天气不降，治节不行，而水道不通，致内饮上逆为咳矣。用泽漆汤者，君泽漆，壮肾阴，镇水逆；佐以紫菀、白前，开肺气，散结气，以达阳气；又以半夏、黄芩，分阴阳，安胃气，以降逆气，并和里气；生姜、桂枝，调营卫，运阳气，并行饮气；人参、甘草，奠中土，交阴阳以和之。犹治水者，先修堤岸，以杜其泛滥之患也。先煮泽漆者，取其气味浓厚，领诸药入肾，充肾气，使其吸引有权，则能通腑以神其妙用焉。

受业朝林礼丰按：本方主太阳之里，太阳底面便是少阴，咳而脉沉者，病在太阳之里、少阴之表也。盖太阳主皮毛，邪伤皮毛，必干于肺，肺伤则不能生水，而少阴之枢逆于下，故立此方。君以泽漆者，以其气味苦寒，壮肾阴，利水而止咳也，复用白前宣肺气，黄芩泄肺，人参补肺虚，甘草安脾气，紫菀开结气，桂枝化膀胱，半夏降逆，生姜涤饮，则肺邪可驱，肺虚可补，肾阴可壮，州都可达矣。煎法先煮泽漆，汤成而后入诸药者，取其领诸药以神其妙用也。

六、麦门冬汤

【原文】

大逆上气，咽喉不利，止逆下气者，麦门冬汤主之。（7-10）

【方药】麦门冬七升　半夏一升　人参二两　甘草二两　粳米三合　大枣十二枚

【煎服法】上六味，以水一斗二升，煮取六升，温服一升，日三夜一服。

【方歌】麦门冬汤火逆上，一升半夏七升冬，

参甘二两粳三合，枣十二枚是正宗。

【原按】

喻嘉言云：于大建中气、大生津液队中，增入半夏之辛温一味，其利咽下气，非半夏之功，善用半夏之功，擅古今未有之奇矣！

七、葶苈大枣泻肺汤

【原文】

肺痈，喘不得卧，葶苈大枣泻肺汤主之。（7-11）

肺痈胸满胀，一身面目浮肿，鼻塞清涕出，不闻香臭酸辛，咳逆上气，喘鸣迫塞，葶苈大枣泻肺汤主之。（7-15）

支饮不得息，葶苈大枣泻肺汤主之。（12-27）

【方药】葶苈（熬令黄色，捣丸如弹丸大） 大枣十二枚

【煎服法】上先以水三升，煮枣取二升，去枣，内葶苈，煮取一升，顿服。

【方歌】见金匮双药方歌括：

葶苈大枣泻肺汤，葶苈一丸十二枣。

【按语】陈修园《金匮方歌括》葶苈为"熬令黄色，捣丸如鸡子大"，现据教材改为葶苈"熬令黄色，捣丸如弹丸大"。

【原按】

尤在泾云：葶苈苦寒，入肺泄气闭，加大枣甘温以和药力，与皂荚丸之饮以枣膏同法。

元犀按：肺主气，为出入之路。师云：支饮不得息者，乃饮邪壅肺，填塞气路矣。方用葶苈泄肺气以开之，大枣补脾土以纳之，则气息得矣。

八、桔梗汤

【原文】

咳而胸满，振寒脉数，咽干不渴，时出浊唾腥臭，久久吐脓如米粥者，为肺痈，桔梗汤主之。（7-12）

【方药】桔梗一两　甘草二两

【煎服法】上二味，以水三升，煮取一升，分温再服，则吐脓血也。

【方歌】见伤寒双药方歌括：

甘草干姜误汗施，二两干姜四两草。
芍药甘草汗伤血，芍草各四旨意详。
干姜附子阳将亡，一枚附子一两姜。
桂枝甘草悸欲按，桂四甘草二两匡。
赤脂余粮各一斤，下焦下利此汤欣。
栀子柏皮十五栀，一两甘草二柏资。
甘草汤用二两草，不差桔梗一两方。

【原按】

元犀按：肺痈尚未成脓，用葶苈泻之，今已溃后，用此汤排脓解毒，宜缓治，不可峻攻也。余解见《伤寒长沙方歌括》。

九、越婢加半夏汤

【原文】

咳而上气，此为肺胀，其人喘，目如脱状，脉浮大者，越婢加半夏汤主之。（7-13）

【方药】麻黄六两　石膏半斤　生姜三两　大枣十五枚

甘草二两　半夏半升

【煎服法】上六味，以水六升，先煎麻黄，去上沫，内诸药，煮取三升，分温三服。

【方歌】见越婢汤方歌加减：

越婢身肿属风多，水为风翻涌巨波，

二草三姜十五枣，石膏八两六麻和，

里水脉沉四两术，**肺胀半夏半升多**。

【按语】陈修园《金匮方歌括》为大枣十二枚，现据教材改为大枣十五枚。

【原按】

元犀按：此肺胀，原风水相搏，热气奔腾，上蒸华盖，走入空窍，故咳而上气喘，目如脱状证。脉浮大者，风为阳邪，鼓荡于其间故也。方用麻黄、生姜直攻外邪，石膏以清内热，甘草、大枣可补中气，加半夏以开其闭塞之路，俾肺窍中之痰涎净尽，终无肺痈之患也。

十、小青龙加石膏汤

【原文】

肺胀，咳而上气，烦躁而喘，脉浮者，心下有水，小青龙加石膏汤主之。（7-14）

【方药】麻黄　芍药　桂枝　细辛　甘草　干姜各三两　五味子　半夏各半升　石膏二两

【煎服法】右九味，以水一斗，先煮麻黄，去上沫，内诸药，煮取三升。强人服一升，羸者减之，日三服，小儿服四合。

【方歌】见小青龙汤方歌加减：

　　小青龙汤表兼水，咳而发热句中推，

　　桂麻姜芍草辛三，夏味半升实为贵。

　　肺胀加石膏二两，金匮别法更发挥。

【原按】

尤在泾云：此亦内邪外饮相搏之证，但兼烦躁，则挟有热邪。特加石膏，即大青龙例也。然心下有水，非温药不得开而去之，故不用越婢加半夏，而用小青龙加石膏。寒温并进，水热俱捐，于法为尤密矣。

魏念庭云：师为肺冷而干燥将痿者，立甘草干姜汤一方；为肺热而枯焦将致痿者，立麦门冬汤一方，皆预治肺痿之法也，师为有表邪而肺郁，恐成痿与痈者，立射干汤一法；为无外邪而气上逆者，恐其成痈，立皂荚丸一法；为有外邪而预理其肺者，立厚朴麻黄汤一法；有外邪而复有内热者，立泽漆汤一法，皆预治肺气，不令成痿痈之意也。又为有外邪而肺胀急，立越婢加半夏汤一法；有外邪而复有内热，肺胀烦躁者，立小青龙加石膏一法，亦皆预治肺气，不令成痈痿之意也。主治者果能明此，选择比属而用之，又何大患之可成乎？及肺痈已成，用大枣葶苈泻肺汤；久久吐脓如米粥，用桔梗汤。不以病之不可为而弃之，益见济人无已之苦心也。

附　方

一、千金甘草汤

【原文】无此原文（7－附方）

【方药】甘草二两

【煎服法】上一味，以水三斗，煮减半，分温三服。

【方歌】见伤寒双药方歌括：

甘草干姜误汗施，二两干姜四两草。

芍药甘草汗伤血，芍草各四旨意详。

干姜附子阳将亡，一枚附子一两姜。

桂枝甘草悸欲按，桂四甘草二两匡。

赤脂余粮各一斤，下焦下利此汤欣。

栀子柏皮十五栀，一两甘草二柏资。

甘草汤用二两草，不差桔梗一两方。

【按语】即《伤寒》甘草汤。

【原按】

陈氏本无按语，可参《重订长沙方歌括》甘草汤之原按。

二、千金生姜甘草汤

【原文】

治肺痿咳唾涎沫不止，咽燥而渴。（7- 附方）

【方药】生姜五两　人参二两　甘草四两　大枣十五枚

【煎服法】上四味，以水七升，煮取三升，分温三服。

【方歌】生姜甘草肺痿汤，甘须四两五生姜，

枣枚十五参二两，补土生金润肺肠。

【按语】陈修园《金匮方歌括》为人参三两，现据教材为
人参二两。

【原按】

元犀按：中者，土也。土能生金，金之母，即资生之源
也。夫肺痿咳唾涎沫不止，咽燥而渴者，是中土虚，水气逆，

阻其津液不能上滋也。方用生姜甘草汤者，君生姜破阴行阳，蒸津液上滋；佐以人参，入太阴，振脾中之阳，育肺中之阴；又以枣、草助之，为资生之始，令土旺则生金制水矣。

三、千金桂枝去芍药加皂荚汤

【原文】

治肺痿吐涎沫。（7-附方）

【方药】桂枝 生姜各三两 甘草二两 大枣十枚 皂荚一枚（去皮子，炙焦）

【煎服法】上五味，以水七升，微微火煮取三升，分温三服。

【方歌】千金去芍加皂枚，枣取十枚属肺痿，

皂去皮子更炙焦，辛温甘润涎沫退。

【按语】陈修园《金匮方歌括》为大枣十二枚，现据教材为大枣十枚。

【原按】

元犀按：非辛温之品，不能行阳运气；非甘润之品，不能补土生津。君以姜、桂之辛温，行阳消阴；佐以大枣、甘草之甘润，补阴生液；若夫开壅塞，涤污垢，以净其涎沫者，则皂荚尤有专长耳。

四、外台桔梗白散

【原文】

治咳而胸满，振寒脉数，咽干不渴，时出浊唾腥臭。久久吐脓如米粥者，为肺痈。（7-附方）

【方药】桔梗　贝母各三分　巴豆一分（去皮，熬，研如脂）

【煎服法】上三味为散，强人饮服半钱匕，羸者减之。病有膈上者吐脓血，膈下者泻出，若下多不止，饮冷水一杯则定。

【方歌】三子白散守成规，巴豆研脂只一分，

更加桔贝均三分，寒实结胸细辨医。

【按语】外台桔梗白散，即伤寒三物白散。

【原按】

陈氏本无按语，可参《重订长沙方歌括》三物白散之原按。

五、千金苇茎汤

【原文】

治咳有微热，烦满，胸中甲错，是为肺痈。（7- 附方）

【方药】苇茎二升　薏苡仁半升　桃仁五十枚　瓜瓣半升

【煎服法】上四味，以水一斗，先煮苇茎得五升，去滓，内诸药，煮取二升，服一升，再服，当吐如脓。

【方歌】千金苇茎肺痈成，薏苡瓜瓣各半升，

桃仁五十当吐脓，苇茎先煮二升呈。

【原按】

元犀按：此方以湿热为主。咳有微热、烦满、胸中甲错者，是湿热之邪结在肺也。肺既结，则阻其气血不行而为痈矣。方用苇茎解气分之热结；桃仁泄血分之热结；薏苡利湿，清结热之源；瓜瓣排瘀，开结热之路。方下注云：再服当吐如脓者，指药力行、肺痈溃矣。

奔豚气病方第八

一、奔豚汤

【原文】

奔豚气上冲胸，腹痛，往来寒热，奔豚汤主之。（8-2）

【方药】甘草　川芎　当归各二两　半夏四两　黄芩二两
生葛五两　芍药二两　生姜四两　甘李根白皮一升

【煎服法】上九味，以水二斗，煮取五升，温服一升，日
三夜一服。

【方歌】奔豚汤气冲腹痛，四两夏姜五葛根，

　　　　归芍芎芩甘二两，李根白皮一升论。

【原按】

《伤寒论》云：厥阴之为病，气上冲心。今奔豚而见往来
寒热，腹痛，是肝脏有邪，而气通于少阳也。

魏念庭云：上下升降，无论邪正之气，未有不由少阳，
少阳为阴阳之道路也。阴阳相搏则腹痛，气升则热，气降则
寒，随奔豚之气作患也。

徐忠可云：此方合桂枝、小柴胡二汤，去柴胡，去桂枝，
去大枣，以太阳、少阳合病治法，解内外相合之客邪。肝气
不调而加辛温之芎、归，热气上冲而加苦泄之生葛、李根，
不治奔豚，正所以深于治也。

尤在泾云：苓、桂为奔豚主药，而不用者，病不由肾
发也。

按：服此汤而未愈者，用乌梅丸神效。

二、桂枝加桂汤

【原文】

发汗后，烧针令其汗，针处被寒，核起而赤者，必发奔豚，气从小腹上至心，灸其核上各一壮，与桂枝加桂汤主之。（8–3）

【方药】桂枝五两　芍药三两　甘草二两（炙）　生姜三两　大枣十二枚

【煎服法】上五味，以水七升，微火煮取三升，去滓，温服一升。

【方歌】伤寒桂枝加桂汤条原文后有"更加桂二两也"之语，故不增作方歌。

【原按】

元犀按：汗后又迫其汗，重伤心气，心气伤不能下贯元阳，则肾气寒而水滞也。加以针处被寒，为两寒相搏，必挟肾邪而凌心，故气从少腹上至心，发为奔豚也。灸之者，杜其再入之患；用桂枝汤补心气以解外邪；加桂者，通肾气，暖水脏，而水邪化矣。

三、茯苓桂枝甘草大枣汤

【原文】

发汗后，脐下悸者，欲作奔豚，茯苓桂枝甘草大枣汤主之。（8–4）

【方药】茯苓半斤　甘草二两（炙）　大枣十五枚　桂枝四两

【煎服法】上四味，以甘澜水一斗，先煮茯苓，减二升，内诸药，煮取三升，去滓，温服一升，日三服。甘澜水法：取水二斗，置大盆内，以杓扬之，水上有珠子五六千颗相逐，取用之。

【方歌】苓桂草枣奔豚治，八两茯苓四桂枝，

枣推十五炙草二，煮取甘澜两度施。

【原按】

孙男心典禀按：因惊而得，似只宜以心为治也。然自下而上，动于肾气，激乱于厥阴，而撤守在心，实三经同病也。仲景三方，亦微示其意，学者当隅反之。余读《金匮》茯苓桂枝甘草大枣汤治汗后肾气凌心，即悟桂枝甘草汤叉手冒心之治也，更悟桂枝去芍药加蜀漆牡蛎龙骨救逆汤火逆惊狂之治也。因奔豚汤治气上冲胸，即悟乌梅丸气上冲心之治，并四逆散加茯苓，心下悸之治也。因桂枝加桂汤治气从少腹上冲心，即悟理中汤去术加桂，脐下动气之治也。先祖云：仲景书一言一字，俱是活法，难与不读书者道，亦难与读书死于句下者道也。

胸痹心痛短气病方第九

一、瓜蒌薤白白酒汤

【原文】

胸痹之病，喘息咳唾，胸背痛，短气，寸口脉沉而迟，关上小紧数，瓜蒌薤白白酒汤主之。（9-3）

【方药】瓜蒌实一枚（捣）　薤白半斤　白酒七升

【煎服法】上三味，同煮，取二升，分温再服。

【方歌】瓜蒌薤白白酒汤，阴气弥沦痹不通，

薤白半斤蒌一个，七升白酒奏奇功。

【按语】陈修园《金匮方歌括》为薤白半升，现据教材改为薤白半斤。

【原按】

孙男心典禀按：胸为气息之路，若阴邪占居其间，则阻其阳气不通，故生喘息、咳唾、胸背痛诸证。寸口者，脉之大会，阳之位也。《内经·诊脉篇》云：上竟上者，胸喉中事也。上附上，右外以候肺，内以候胸中，左外以候心，内以候膻中。此云：寸口脉沉而迟，关上小紧数。寸口，即《内经》所谓上竟上也。沉为在里，迟为虚寒。关上者，即《内经》所谓上附上也。紧为阴邪，数为阳气，显系胸中阳气被阴寒痹塞，阻其前后之气，不相贯通，故见以上种种诸证。方中用瓜蒌开胸结，薤白宣心阳，尤妙在白酒散痹通阳，引气血环转周身，使前后之气贯通无碍，则胸中旷若太空，有何胸痹之患哉？

二、瓜蒌薤白半夏汤

【原文】

胸痹，不得卧，心痛彻背者，瓜蒌薤白半夏汤主之。（9-4）

【方药】瓜蒌实一枚（捣）　薤白三两　半夏半斤　白酒一斗

【煎服法】上四味，同煮，取四升，温服一升，日三服。

【方歌】瓜蒌薤白半夏汤，半斤半夏一蒌施，

薤因性湿惟三两，斗酒同煎涤饮奇。

【原按】

元犀按：加半夏一味，不止涤饮，且能和胃而通阴阳。

三、枳实瓜蒌薤白桂枝汤（即枳实薤白桂枝汤）

【原文】

胸痹心中痞，留气结在胸，胸满，胁下逆抢心，枳实瓜蒌薤白桂枝汤主之；人参汤亦主之。（9-5）

【方药】枳实四枚　厚朴四两　薤白半斤　桂枝一两　瓜蒌实一枚（捣）

【煎服法】上五味，以水五升，先煮枳实、厚朴，取二升，去滓，内诸药，煮数沸，分温三服。

【方歌】枳实薤白桂枝汤，薤白半斤四朴寻，

　　　　　一个瓜蒌一两桂，四枚枳实撤浮阴。

【按语】陈修园《金匮方歌括》为薤白半升，现据教材改为薤白半斤。

【原按】

元犀按：枳实、厚朴泄其痞满，行其留结，降其抢逆，得桂枝化太阳之气，而胸中之滞塞自开，以此三药与薤白、瓜蒌之专疗胸痹者而同用之，亦去疾莫如尽之旨也。

四、人参汤

【原文】

胸痹心中痞，留气结在胸，胸满，胁下逆抢心，枳实瓜蒌薤白桂枝汤主之；人参汤亦主之。（9-5）

【方药】人参　甘草　干姜　白术各三两

【煎服法】上四味，以水八升，煮取三升，温服一升，日三服。

【方歌】理中吐利腹疼用，丸汤分两各三同，

术姜参草刚柔济，服后还余啜粥功。

【按语】陈修园《金匮方歌括》以为此为伤寒之桂枝人参汤，参教材及《伤寒论校注》，非是，当作人参汤为宜，人参汤即理中丸之原量作汤服也。

【原按】

元犀按：此别胸痹证虚实之治。实者，邪气搏结，闭塞心胸，故不用补虚之品，而专以开泄之剂，使痹气开则抢逆平矣。虚者，心阳不足，阴气上弥，故不以开泄之剂，而以温补为急，使心气旺则阴邪自散矣。

尤在泾云：去邪之实，即所以安正；补阳之虚，即所以逐阴。是在审其病之久暂，与气之虚实而决之。

五、茯苓杏仁甘草汤

【原文】

胸痹，胸中气塞，短气，茯苓杏仁甘草汤主之；橘枳姜汤亦主之。（9-6）

【方药】茯苓三两　杏仁五十个　甘草一两

【煎服法】上三味，以水一斗，煮取五升，温服一升，日三服。不差，更服。

【方歌】茯苓杏仁甘草汤，甘一苓三淡泄之，

更有杏仁五十粒，水行气顺不求奇。

【原按】

见橘皮枳实生姜汤之原按。

六、橘皮枳实生姜汤

【原文】

胸痹，胸中气塞，短气，茯苓杏仁甘草汤主之；橘枳姜汤亦主之。（9-6）

【方药】橘皮一斤　枳实三两　生姜半斤

【煎服法】上三味，以水五升，煮取二升，分温再服。

【方歌】橘枳姜汤又何施，枳实辛香三两宜，

橘用一斤姜减半，气开结散勿迟疑。

【原按】

受业林礼丰按：胸痹胸中气塞者，由外邪搏动内饮，充塞至高之分，闭其气路，非辛温不能涤饮散邪，非苦泄不能破塞调气。故重用橘皮、生姜之大辛大温者，散胸中之饮邪；枳实之圆转苦辛者，泄胸中之闭塞，譬之寇邪充斥，非雄师不能迅扫也。至若胸痹短气，乃水邪射肺阻其出气，只用甘草奠安脾气，杏仁开泄肺气，重用茯苓清治节，使水顺趋于下，水行而气自治，譬之导流归海而横逆自平也。二方并列，一用辛开，一用淡渗。学者当临机而酌宜焉。

七、薏苡附子散

【原文】

胸痹缓急者，薏苡附子散主之。（9-7）

【方药】薏苡仁十五两　大附子十枚（炮）

【煎服法】上二味，杵为散，服方寸匕，日三服。

【方歌】见金匮双药方歌括：

薏苡附子胸痹急，大附十枚十五薏。

【原按】

元犀按：薏苡禀阳明金气，金能制风，肝为风脏而主筋，取治筋之缓急，人之所知也。合附子以大补阳气，其旨甚奥。经云：阳气者，精则养神，柔则养筋是也。《伤寒论》桂枝加附子汤与此相表里。

八、桂枝生姜枳实汤

【原文】

心中痞，诸逆，心悬痛，桂枝生姜枳实汤主之。（9-8）

【方药】桂枝　生姜各三两　枳实五枚

【煎服法】上三味，以水六升，煮取三升，分温三服。

【方歌】桂枝生姜枳实汤，痰饮上弥客气填。

　　　　三两桂姜五枚枳，驱寒散逆并攻坚。

【按语】陈修园《金匮方歌括》为枳实五两，现据教材改为枳实五枚。

【原按】

元犀按：心下痞者，心阳虚而不布，阴邪潜居心下而作痞也。尤云：诸逆，该痰饮、客气而言。心悬痛者，如空中悬物摇动而痛也。此注亦超。主以桂枝生姜枳实汤者，桂枝色赤，补心壮阳；生姜味辛，散寒降逆；佐以枳实之味苦气香，苦主泄，香主散，为泄痞散逆之妙品，领姜、桂之辛温旋转上下，使阳气普照，阴邪迅扫而无余耳。

九、乌头赤石脂丸

【原文】

心痛彻背，背痛彻心，乌头赤石脂丸主之。（9-9）

【方药】乌头一分（炮）　蜀椒　干姜各一两　附子半两　赤石脂一两

【煎服法】上五味，末之，蜜丸如桐子大，先食服一丸，日三服。不知，稍加服。

【方歌】乌头赤脂痛不休，彻背彻胸实堪忧，
　　　　乌头一分半两附，赤石椒姜一两求。

【原按】

喻嘉言曰：前后牵连痛楚，气血疆界俱乱，若用气分诸药，转益其痛，势必危殆。仲景用蜀椒、乌头一派辛辣，以温散其阴邪，然恐胸背既乱之气难安，而即于温药队中，取用干姜之守、赤石脂之涩，以填塞厥气所横冲之新队，俾胸之气自行于胸，背之气自行于背，各不相犯，其患乃除，此炼石补天之精义也。今人知有温气、补气、行气、散气诸法，亦知有填塞邪气攻冲之诀，令胸背阴阳二气并行不悖也哉。

附　方

一、九痛丸

【原文】

九痛丸，治九种心痛。（9- 附方）

【方药】附子三两（炮）　生狼牙一两（炙香）　巴豆一两（去皮心，熬，研如脂）　人参　干姜　吴茱萸各一两

【煎服法】上六味，末之，炼蜜丸如梧子大，酒下。强人初服三丸，日三服；弱者二丸。兼治卒中恶，腹胀痛，口不能言；又治连年积冷，流注心胸痛，并冷冲上气，落马坠车

血疾等，皆主之。忌口如常法。

【方歌】九痛心疼治不难，狼萸姜巴附参安，

附需三两余皆一，炼丸酒下强弱看。

【原按】

魏云：凡结聚太甚，有形之物参杂其间，暂用此丸，政刑所以济德礼之穷也。

腹满寒疝宿食病方第十

一、附子粳米汤

【原文】

腹中寒气，雷鸣切痛，胸胁逆满，呕吐，附子粳米汤主之。（10-10）

【方药】附子一枚（炮） 半夏半升 甘草一两 大枣十枚 粳米半斤

【煎服法】上五味，以水八升，煮米熟汤成，去滓，温服一升，日三服。

【方歌】附子粳米腹切痛，胸胁逆满呕吐成，

枚附一甘枣十个，半斤粳米夏半升。

【按语】陈修园《金匮方歌括》为粳米半升，现据教材改为粳米半斤。

【原按】

元犀按：腹中雷鸣，胸胁逆满呕吐，气也，半夏功能降气；腹中切痛，寒也，附子功能驱寒；又佐以甘草、粳米、大枣者，取其调和中土，以气逆为病并于上，寒生为病起于下，

而交乎上下之间者，土也。如兵法击其中坚，而首尾自应也。

二、厚朴七物汤

【原文】

病腹满，发热十日，脉浮而数，饮食如故，厚朴七物汤主之。（10-9）

【方药】厚朴半斤　甘草　大黄各三两　大枣十枚　枳实五枚　桂枝二两　生姜五两

【煎服法】上七味，以水一升，煮取四升，温服八合，日三服。呕者加半夏五合，下利去大黄，寒多者加生姜至半斤。

【方歌】厚朴七物脉兼浮，三两甘黄八朴投，

　　　　二桂五姜十个枣，五枚枳实效优优。

【原按】

元犀按：病过十日，腹满发热，脉浮而数。夫脉浮而发热，邪盛于表也。腹满而脉数，邪实于里也。表里俱病，故以两解之法治之。取桂枝汤去芍药之苦寒，以解表邪而和营卫；小承气汤荡胃肠以泄里实。故虽饮食如故，以病已十日之久，表里交病，邪不去则正不复，权宜之法，在所必用也。呕者，气逆于上也，故加半夏以降逆；下利去大黄者，以表邪未解，恐重伤胃气以陷邪也；寒多加生姜者，以太阳本寒之所盛，重用生姜以散寒也。

三、大柴胡汤

【原文】

按之心下满痛者，此为实也，当下之，宜大柴胡汤。

（10-12）

【方药】柴胡半斤　黄芩三两　芍药三两　半夏半升
（洗）　枳实四枚（炙）　大黄二两　大枣十二枚　生姜五两

【煎服法】上八味，以水一斗二升，煮取六升，去滓，再
煎，温服一升，日三服。

【方歌】大柴胡汤下之良，八柴四枳五生姜，
　　　　半夏半升枣十二，芩芍三两二大黄。

【原按】

元犀按：实者当下症，大承气汤尤恐不及，况大柴胡汤
乎？按之心下满痛者，太阳之邪逆而内干少阳，枢机阻而不
利也。用大柴胡汤宣外达内，使少阳之气从太阳之开而解矣。

四、厚朴三物汤

【原文】

痛而闭者，厚朴三物汤主之。（10-11）

【方药】厚朴八两　大黄四两　枳实五枚

【煎服法】上三味，以水一斗二升，先煮二味，取五升，
内大黄，煮取三升，温服一升。以利为度。

【方歌】厚朴三物痛而闭，四两大黄朴倍之，
　　　　枳用五枚先后煮，小承变法更神奇。

【原按】

尤在泾云：承气意在荡实，故君大黄；三物意在行气，
故君厚朴。

元犀按：此方不减大黄者，以行气必先通便，便通则肠
胃畅而脏腑气通，通则不痛也。

五、大建中汤

【原文】

心胸中大寒痛，呕不能饮食，腹中寒，上冲皮起，出见有头足，上下痛而不可触近，大建中汤主之。（10-14）

【方药】蜀椒二合（去汗）　干姜四两　人参二两

【煎服法】上三味，以水四升，煮取二升，去滓，内胶饴一升，微火煎取一升半，分温再服，如一炊顷，可饮粥二升，后更服，当一日食糜，温覆之。

【方歌】大建中痛呕食难，腹冲头足因大寒，

　　　　干姜四两椒二合，参二升饴服之安。

【原按】

受业林礼丰按：胸为阳气出入之位。师云：心胸中大寒者，胸中之阳不宣，阴寒之气从下而上也。痛者，阴寒结聚也。呕者，阴寒犯胃也。不能食腹中满者，阴寒犯脾也。上冲皮起，出见有头足者，阴寒横逆于中也。上下痛而不可触近者，是寒从下上，彻上彻下，充满于胸腹之间，无分界限，阳气几乎绝灭矣。扼要以图，其权在于奠安中土。中焦之阳四布，上下可以交泰无虞，故主以大建中汤。方中重用干姜温中土之寒，人参、饴糖建中焦之气，佐以椒性纯阳下达，镇阴邪之逆，助干姜以振中胃之阳。服后一炊顷饮粥者，亦温养中焦之气以行药力也。

六、大黄附子汤

【原文】

胁下偏痛，发热，其脉紧弦，此寒也，以温药下之，宜

大黄附子汤。（10-15）

【方药】大黄三两　附子三枚（炮）　细辛二两

【煎服法】上三味，以水五升，煮取二升，分温三服；若强人，煮取二升半，分温三服。服后如人行四五里，进一服。

【方歌】大黄附子胁偏痛，若非温下恐迁延，

　　　　大黄三两三枚附，二两细辛可补天。

【原按】

尤在泾云：阴寒成聚，非温不能已其寒，非下不能去其结。故曰阴寒聚结，宜急以温药下之。

七、赤丸方

【原文】

寒气厥逆，赤丸主之。（10-16）

【方药】茯苓四两　半夏四两（洗）　乌头二两（炮）　细辛一两

【煎服法】上四味末之，内真朱为色，炼蜜丸，如麻子大，先食饮酒下三丸，日再夜一服；不知，稍增，以知为度。

【方歌】赤丸寒气厥逆珍，四两夏苓一两辛，

　　　　中有乌头二两炮，蜜丸朱色妙通神。

【原按】

元犀按：寒气而至厥逆，阴邪盛也，方中乌头、细辛以温散独盛之寒，茯苓、半夏以降泄其逆上之气，人所共知也。而以朱砂为色，其玄妙不可明言，盖以此品具天地纯阳之正色，阳能胜阴，正能胜邪，且以镇寒气之浮，而保护心主，心主之令行，则逆者亦感化而孝顺矣。

八、大乌头煎

【原文】

腹痛，脉弦而紧，弦则卫气不行，即恶寒，紧则不欲食，邪正相搏，即为寒疝。绕脐痛，若发则白汗出，手足厥冷，其脉沉弦者，大乌头煎主之。（10-17）

《外台》乌头汤。治寒疝腹中绞痛，贼风入攻五脏，拘急不得转侧，发作有时，令人阴缩，手足厥逆。（10-附方）

【方药】乌头（大者）五枚（熬，去皮，不咬咀）

【煎服法】上以水三升，煮取一升，去滓，内蜜二升，煎令水气尽，取二升，强人服七合，弱人服五合。不差，明日更服，不可一日再服。

【方歌】见金匮双药方歌括：

大乌头五枚蜜煎，阴寒痼结脉紧弦。

【原按】

元犀按：上条与本条，俱阴寒内结之症。寒为厥，气为逆，是积久阴邪聚满于中也。阴邪动则气逆，当为喘呕不能食矣；阴邪结则阻其阳气不行，故肢厥肤冷，腹中痛，自汗出矣。曰寒气厥逆者，乃纯阴用事，阳气将亡，法宜温中壮阳，大破阴邪，非甘温辛热之品，焉能救其万一哉？

九、当归生姜羊肉汤

【原文】

寒疝腹中痛，及胁痛里急者，当归生姜羊肉汤主之。（10-18）

产后腹中疞痛，当归生姜羊肉汤主之；并治腹中寒疝，

虚劳不足。（21-4）

【方药】当归三两　生姜五两　羊肉一斤

【煎服法】上三味，以水八升，煮取三升，温服七合，日三服。若寒多者，加生姜成一斤；痛多而呕者，加橘皮二两，白术一两。加生姜者，亦加水五升，煮取三升二合，服之。

【方歌】当归生姜羊肉汤，腹痛胁痛急不堪，

　　　　羊斤姜五并归三，仲景传法授指南。

【原按】

元犀按：方中当归行血分之滞而定痛，生姜宣气分之滞而定痛，亦人所共晓也。妙在羊肉之多，羊肉为气血有情之物，气味腥膻浓厚，入咽之后即与浊阴混为一家，旋而得当归之活血而血中之滞通，生姜之利气而气中之滞通，通则不痛，而寒气无有潜藏之地，所谓先诱之而后攻之者也。苟病家以羊肉太补而疑之，是为流俗之说所囿，其中盖有命焉，知几者曲即当婉辞而去。

十、乌头桂枝汤

【原文】

寒疝腹中痛，逆冷，手足不仁，若身疼痛，灸刺诸药不能治，抵当乌头桂枝汤主之。（10-19）

【方药】乌头

【煎服法】上一味，以蜜二斤，煎减半，去滓。以桂枝汤五合解之，得一升后，初服二合；不知，即服三合，又不知，复加至五合。其知者，如醉状，得吐者，为中病。

【方歌】乌头桂枝肢不仁，药攻刺灸治非真，

　　　　桂枝汤照原方煮，乌头五枚蜜煎神。

【按语】陈修园《金匮方歌括》为乌头五枚，现教材无剂量。然据《千金要方》，当作五枚，故于方歌径改，学者可选择而记之。

【原按】

按：解之者，溶化也。知，效也。如醉状，外寒方解。得吐者，内寒已伸，故为中病也。

道光庚辰岁，予大小儿年二十六岁，初病时少腹满，两旁相去有六寸远结二痏，长三寸，阔二寸，不红不痛，其气似相通状，大便不通，发作寒，食少。医者纷纭不一，或以托里发散，或用下法，药多不效。至二三日之后，少腹满，渐高胀及腹上，及胸胁，逆气冲及咽喉，药物饮食不能下咽，气喘，冷汗出，四肢厥，有一时许竟目直口开。予不得已，用大温回阳之剂灌之，其初不能下咽，后约进有四分之一，其气略平些，苏回。予查其病症，云夜夜泄精，或有梦，或无梦，泄时知觉，以手捏之，有二三刻久方止，夜夜如是，后惊不敢睡，至鸡鸣时亦泄，诊其脉弦细𧿹迟。余思良久，方觉阴寒精自出句，生二痏者，乃阴寒聚结也。治之非大温大毒之品，不能散阴寒之结；非大补元气，不能胜阴邪之毒也。后用四逆、白通、理中、建中等汤数服，病症渐渐而差。此足见长沙之法，运用无穷。愿后之学者，深思而自得焉可。

十一、瓜蒂散

【原文】
宿食在上脘，当吐之，宜瓜蒂散。（10-24）
【方药】瓜蒂一分（熬黄）　赤小豆一分（煮）
【煎服法】上二味，杵为散，以香豉七合煮取汁，和散一钱币，温服之，不吐者少加之，以快吐为度而止（亡血者不可与之）。

【方歌】见伤寒双药方歌括：

> 甘草干姜误汗施，二两干姜四两草。
> 芍药甘草汗伤血，芍草各四旨意详。
> 干姜附子阳将亡，一枚附子一两姜。
> 桂枝甘草悸欲按，桂四甘草二两匡。
> 赤脂余粮各一斤，下焦下利此汤欣。
> 栀子柏皮十五栀，一两甘草二柏资。
> **瓜蒂一分瓜赤豆，调豉去滓和散服。**
> 甘草汤用二两草，不差桔梗一两方。

【按语】即伤寒瓜蒂散，故用伤寒方歌。

【原按】

陈氏本无按语，可参《重订长沙方歌括》瓜蒂散之原按。

附　方

一、外台柴胡桂枝汤

【原文】

治心腹卒中痛者（10- 附方）

【方药】柴胡四两　黄芩　人参　芍药　桂枝　生姜各一两半　甘草一两　半夏二合半　大枣六枚

【煎服法】上九味，以水六升，煮取三升，温服一升，日三服。

【方歌】柴胡桂枝偏柴胡，小柴原方取半煎，

　　　　阳中太少相因病，桂芍两半复方全。

【按语】陈修园《金匮方歌括》为生姜三两、大枣十二枚，教材则为生姜一两半、大枣六枚。然此即伤寒柴胡桂枝汤，剂量均从伤寒。

【原按】

陈氏本无按语，可参《重订长沙方歌括》柴胡桂枝汤之原按。

二、外台走马汤

【原文】

治中恶心痛腹胀，大便不通。（10-附方）

【方药】巴豆二枚（去皮心，熬）　杏仁二枚

【煎服法】上二味，以绵缠，搥令碎，热汤二合，捻取白汁饮之，当下。老少量之。通治飞尸鬼击病。

【方歌】外台走马伤人多，腹胀心疼异气故，

　　　　巴杏二枚同捣细，冲汤捻汁好驱邪。

【原按】

受业门人林士率雍按：中恶心痛，大便不通，此实邪也。然邪气虽实，亦以体虚而受也，是故有虚实寒热之异，不得执一说而定之。仲师附走马汤者，以巴豆辛温大毒，除鬼注蛊毒，利水谷道；杏仁甘、苦、温，有小毒，入肺经，肺为天，主皮毛，中恶腹胀满者，以恶毒不离皮毛口鼻而入，故亦从皮毛高原之处而攻之，以毒攻毒，一鼓而下也。此附治寒实大毒之邪，气虚者则不可用矣。近世有瀄疾病，疑即此也。昔闻之先业师曰：今所谓痧疾者，乃六淫邪毒猛恶厉气

所伤，凡所过之处，血气为之凝滞不行，其症或见身痛，心腹胀满绞痛；或通身青紫，四肢厥冷，指甲色如靛青，口噤，牙关紧闭，不能言语；或心中忙乱，死在旦夕，是邪毒内入矣。宜泻其毒，或刺尺泽、委中、足十趾，必使络脉贯通，气血流行，毒邪自解矣。愚意：轻者用刮痧之法，随即服紫金锭，或吐或下或汗出，务使经气流通，毒邪亦解；或吐泻不止，腹痛肢厥，大汗出，脉微欲绝者，宜用白通汤、通脉四逆汤、四逆汤等，以回阳气，以化阴邪，庶毒厉之邪渐消。若口不能开者，当从鼻孔中灌之。

《集验良方》有云：行路之人，路中犯此痧疾者，不得不用刮痧之法。刮后或其人不省者，宜用人尿拌土，将此土环绕脐中，复使同行之人向脐中溺之，使中宫温，则气机转运，血脉流行矣。

重订金匮方歌括卷四

五脏风寒积聚病方第十一

一、旋覆花汤

【原文】

肝着，其人常欲蹈其胸上，先未苦时，但欲饮热，旋覆花汤主之。臣亿等校诸本旋覆花汤方，皆同。（11-7）

寸口脉弦而大，弦则为减，大则为芤，减则为寒，芤则为虚，寒虚相搏，此名曰革，妇人则半产漏下，旋覆花汤主之。（22-11）

【方药】旋覆花三两　葱十四茎　新绛少许

【煎服法】上三味，以水三升，煮取一升，顿服之。

【方歌】旋覆花汤欲蹈胸，热汤一饮肝着空，

　　　　葱十四茎花三两，新绛通行少许从。

【原按】

犀按：旋覆花汤，《金匮》中两见：一治积聚症，以通肝着之；一治妇人杂病症，以化弦芤为革之脉。若革脉不化，则必半产漏下，但此方非谓漏下时始用耳。

二、麻子仁丸

【原文】

跌阳脉浮而涩，浮则胃气强，涩则小便数，浮涩相搏，大便则坚，其脾为约，麻子仁丸主之。（11-15）

【方药】麻子仁二升　芍药半斤　枳实一斤　大黄一斤
厚朴一尺　杏仁一升

【煎服法】上六味，末之，炼蜜和丸梧子大，饮服十丸，日三，以知为度。

【方歌】麻仁升杏二升麻，枳芍半斤效可夸，
　　　　黄斤朴尺丸饮下，缓通脾约是专家。

【按语】陈修园《金匮方歌括》为枳实半斤，教材为枳实一斤。应从《伤寒》为枳实半斤。炼蜜为丸，方中当有蜜，但略之。

【原按】

按：脉浮者阳盛，脉涩者阴伤，脾为胃行其津液，阴伤则脾无所运矣。又约者弱也。脾弱不运，胃中谷食不化，则为积聚症也。余义见《伤寒论》，不再赘。

三、甘姜苓术汤

【原文】

肾着之病，其人身体重，腰中冷，如坐水中，形如水状，反不渴，小便自利，饮食如故，病属下焦，身劳汗出，衣一作表。里冷湿，久久得之，腰以下冷痛，腹重如带五千钱，甘姜苓术汤主之。（11-16）

【方药】甘草　白术各二两　干姜　茯苓各四两

【煎服法】上四味，以水五升，煮取三升，分温三服，腰中即温。

【方歌】甘姜苓术坐水泉，腹重如带五千钱，

术甘二两姜苓四，寒湿同驱岂偶然。

【原按】

尤在泾云：寒湿之邪，不在肾之中脏，而在肾之外府，故其治不在温肾以散寒，而在燠土以胜水。若用桂、附，则反伤肾之阴矣。

痰饮咳嗽病方第十二

一、苓桂术甘汤

【原文】

心下有痰饮，胸胁支满，目眩，苓桂术甘汤主之。（12-16）

夫短气有微饮，当从小便去之，苓桂术甘汤主之。肾气丸亦主之。（12-17）

【方药】茯苓四两　桂枝（去皮）　白术各三两　甘草二两

【煎服法】上四味，以水六升，煮取三升，分温三服，小便则利。

【方歌】苓桂术甘气冲胸，起则头眩身振从，

茯四桂三术草二，温中降逆效从容。

【按语】陈修园《金匮方歌括》为白术二两，教材为白术三两。应从伤寒为白术二两。

【原按】

次孙男心兰禀按：心下者，脾之部位也。饮凌于脾，致脾弱不输，不能制水，则生痰矣，故曰心下有痰饮也。胸乃人身之太空，为阳气往来之道路，饮邪弥漫于胸，盈满于胁，蔽其君阳，溢于支络，故曰胸胁支满也。动则水气荡漾，其变态无常，或头旋转，目冒眩，心动悸诸症，皆随其所作也。主以苓桂术甘汤者，以茯苓为君，盖以苓者令也，使治节之令行，而水可从令而下耳；桂枝振心阳以退其群阴，如离照当空则阴霾全消，而天日复明也；白术补中土以修其堤岸，使水无泛滥之虞；更以甘草助脾气转输以交上下，庶治节行，心阳振，土气旺，转输速，而水有下行之势，无上凌之患矣。

二、甘遂半夏汤

【原文】

病者脉伏，其人欲自利，利反快，虽利，心下续坚满，此为留饮欲去故也，甘遂半夏汤主之。（12-18）

【方药】甘遂（大者）三枚　半夏十二枚（以水一升，煮取半升，去滓）　芍药五枚　甘草（如指大）一枚（炙）一本作无

【煎服法】上四味，以水二升，煮取半升，去滓，以蜜半升，和药汁煎取八合，顿服之。

【方歌】甘遂半夏续还来，甘遂三枚芍五枚，
　　　　十二枚夏指大草，水煎加蜜法双该。

【原按】

尤在泾云：虽利，心下续坚满者，未尽之饮复注心下也。然虽未尽而有欲去之势，故以甘遂、半夏因其势而导之；甘

遂与甘草相反而同用之者，盖欲其一战而留饮尽去，因相激而相成也；芍药、白蜜，不特安中，抑缓药毒耳。

三、十枣汤

【原文】

病悬饮者，十枣汤主之。（12-22）

咳家其脉弦，为有水，十枣汤主之。（12-32）

夫有支饮家，咳烦，胸中痛者，不卒死，至一百日或一岁，宜十枣汤。（12-33）

【方药】芫花（熬）　甘遂　大戟各等分

【煎服法】上三味，捣筛，以水一升五合，先煮肥大枣十枚，取八合，去滓，内药末。强人服一钱匕，羸人服半钱，平旦温服之；不下者，明日更加半钱，得快下后，糜粥自养。

【方歌】十枣先煮十肥枣，遂戟芫花等分捣，

　　　　强人一匕羸者半，快下利后糜粥养。

【原按】

男元犀按：脉沉主里，弦主饮，饮水凝结，悬于胸膈之间，致咳引内痛也。悬饮既成，缓必滋蔓，急用十枣直达病所，不嫌其峻。意谓始成而即攻之，使水饮下趋而无结痛之患，所谓毒药去病者是也；若畏其猛而不敢用，必迁延而成痼疾矣。

男蔚按：凡人将咳之顷，喉间似哽非哽，似痒非痒，若有若无者，皆饮气干之也。饮气一干，则咳嗽作矣。除痔伤、积损，脉极虚、极细者，别有治法。若咳而脉弦，皆为水饮，皆宜十枣汤攻之。若诊得弦脉，畏不敢用，其饮动肺则咳，

270

动心则烦，搏击阳气则胸痛，即到一百日一岁之久，亦以此方为背城之借，然亦危矣。此言治法当如是也，非谓必用其方，以致败名取怨。

喻云：咳嗽必因于痰饮，而五饮之中，独膈上支饮最为咳嗽根底。外邪入而合之固嗽，即无外邪，而支饮渍入肺中，自令人咳嗽不已，况支饮久蓄膈上，其下焦之气逆冲而上者，尤易上下合邪也。夫以支饮之故，而令外邪可内，下邪可上，不去支饮，其咳终无愈期矣。去支饮，用十枣汤，不嫌其峻。岂但受病之初，即蓄病已久，亦不能舍此而别求良法。

四、大青龙汤

【原文】

病溢饮者，当发其汗，大青龙汤主之；小青龙汤亦主之。（12-23）

【方药】麻黄六两（去节）　桂枝二两（去皮）　甘草二两（炙）　杏仁四十个（去皮尖）　生姜三两　大枣十二枚　石膏如鸡子大（碎）

【煎服法】上七味，以水九升，先煮麻黄，减二升，去上沫，内诸药，煮取三升，去滓，温服一升，取微似汗。汗多者，温粉粉之。

【方歌】大青龙汤表兼热，二两桂甘三两姜，
　　　　大枣十枚四十杏，膏如鸡子六麻黄。

【按语】大枣剂量有出入，金匮为大枣十二枚，《金匮方歌括》言见伤寒，伤寒为大枣十枚。当从伤寒。

【原按】

陈氏本无按语，可参《重订长沙方歌括》三物白散之原按。

五、小青龙汤

【原文】

病溢饮者，当发其汗，大青龙汤主之；小青龙汤亦主之。（12-23）

咳逆倚息不得卧，小青龙汤主之。（12-35）

妇人吐涎沫，医反下之，心下即痞，当先治其吐涎沫，小青龙汤主之。涎沫止，乃治痞，泻心汤主之。（22-7）

【方药】麻黄三两（去节） 芍药三两 五味子半升 干姜三两 甘草三两（炙） 细辛三两 桂枝三两（去皮） 半夏半升（汤洗）

【煎服法】上八味，以水一斗，先煮麻黄，减二升，去上沫，内诸药，煮取三升，去滓，温服一升。

【方歌】小青龙汤表兼水，咳而发热句中推，
　　　　桂麻姜芍草辛三，夏味半升实为贵，
　　　　肺胀加石膏二两，金匮别法更发挥。

【原按】

男元犀按：师云：饮水流行归于四肢，当汗而不汗出，身体疼重，谓之溢饮，故病溢饮者，以得汗为出路。然饮既流溢，亦随人之脏气寒热而化。饮从热化，故立大青龙汤辛凉发汗以行水；饮从寒化，故立小青龙汤辛温发汗以利水。二方并列，用者当酌其宜焉。

元犀按：十枣汤专主内饮而不及外邪，此方散外邪，涤内饮，为内外合邪之的方也。以下五方，皆本此方为加减。

六、木防己汤、木防己去石膏加茯苓芒硝汤

【原文】

膈间支饮，其人喘满，心下痞坚，面色黧黑，其脉沉紧，得之数十日，医吐下之不愈，木防己汤主之。虚者即愈；实者三日复发，复与不愈者，宜木防己汤去石膏加茯苓芒硝汤主之。（12-24）

【方药】

木防己汤：木防己三两　石膏十二枚（鸡子大）　桂枝二两　人参四两

木防己去石膏加茯苓芒硝汤：木防己　桂枝各二两　人参　茯苓各四两　芒硝三合

【煎服法】

木防己汤：右四味，以水六升，煮取二升，分温再服。

木防己去石膏加茯苓芒硝汤：右五味，以水六升，煮取二升，去滓，内芒硝，再微煎，分温再服，微利则愈。

【方歌】木防己汤面色黎，己三桂二参四施，
　　　　膏枚十二如鸡子，去膏苓四三合硝。

【按语】陈修园《金匮方歌括》为石膏二枚，现据教材改为石膏十二枚。教材木防己汤中木防己三两，而木防己去石膏加茯苓芒硝汤中木防己二两，笔者以为似均当作三两为宜，于记忆亦便捷，故于方歌径改，学者可选择记忆。

【原按】

男元犀按：防己入手太阴肺，肺主气，气化而水自行矣；

桂枝入足太阳膀胱，膀胱主水，水行而气自化矣。二药并用，辛苦相需，所以行其水气而散其结气也，水行结散，则心下痞坚可除矣。然病得数十日之久，又经吐下，可知胃阴伤而虚气逆。故用人参以生既伤之阴，石膏以镇虚逆之气，阴复逆平，则喘满面鰲自愈矣。此方治其本来，救其失误，面面俱到。

魏念庭云：前方去石膏加芒硝者，以其邪既散而复聚，则有坚定之物留作包囊，故以坚投坚而不破者，即以软投坚而必破也。加茯苓者，亦引饮下行之用耳。

七、泽泻汤

【原文】

心下有支饮，其人苦冒眩，泽泻汤主之。（12-25）

【方药】泽泻五两　白术二两

【煎服法】上二味，以水二升，煮取一升，分温再服。

【方歌】见金匮双药方歌括：

泽泻汤中泽五胜，二两白术制水能。

【原按】

受业林礼丰按：心者，阳中之阳。头者，诸阳之会。人之有阳气，犹天之有日也。天以日而光明，犹人之阳气会于头而目能明视也。夫心下有支饮，则饮邪上蒙于心，心阳被遏不能上会于巅，故有头冒心眩之病。仲师特下一"苦"字，是水阴之气荡漾于内，而冒眩之苦有莫可言传者，故主以泽泻汤。盖泽泻气味甘寒，生于水中，得水阴之气而能利水，一茎直上，能从下而上，同气相求，领水阴之气以下走，然犹恐水气下而复上，故用白术之甘温，崇土制水者以堵之，犹治水者之必筑堤防也。古圣用方之妙，有如此者；今人反以泽泻利水伐肾，多服伤目之说疑之。其说创于宋元诸医，而李时珍、张景岳、李士材、汪初庵辈和之，贻害至今弗熄。然天下人信李时珍之《本草》者，殆弱未读《神农本草经》耶？余先业师《神农本经小注》最详，愿业斯道者，三复之而后可。

八、厚朴大黄汤

【原文】

支饮胸满者，厚朴大黄汤主之。（12-26）

【方药】厚朴一尺　大黄六两　枳实四枚

【煎服法】上三味，以水五升，煮取二升，分温再服。

【方歌】厚朴大黄饮在胸，支饮填胸满不通，

　　　　尺朴为君调气分，四枚枳实六黄攻。

【原按】

元犀按：支饮者，有支派之别也。胸乃阳气之道路，饮为阴邪，言胸满者，乃阴占阳位，填塞胸中而作满也。君以厚朴者，味苦性温，为气分之药，苦降温开，使阳气通，则胸中之饮化矣；枳实形圆臭香，香以醒脾，圆主旋转，故用以为佐；继以大黄直决地道，地道通，则饮邪有不顺流而下出哉？

又按：小承气汤是气药为臣，此汤是气药为君，其意以气行而水亦行，意深矣。三物汤、小承气汤与此汤药品俱同，其分两、主治不同，学者宜细心研究。

九、小半夏汤

【原文】

呕家本渴，渴者为欲解。今反不渴，心下有支饮故也，小半夏汤主之。《千金》云：小半夏加茯苓汤。（12-28）

黄疸病，小便色不变，欲自利，腹满而喘，不可除热，热除必哕。哕者，小半夏汤主之。（15-20）

诸呕吐，谷不得下者，小半夏汤主之。（17-12）

【方药】半夏一升　生姜半斤

【煎服法】上二味，以水七升，煮取一升半，分温再服。

【方歌】见金匮双药方歌括：

　　　　小半夏汤支饮泛，一升半夏半斤姜。

【原按】

男元犀按：《神农本草经》载半夏之功治甚大，仲师各方，无不遵法用之。凡呕者，必加此味。元明后，误认为治痰专药，遂有用朴硝水浸者；有用皂水及姜水浸者；有用白芥子和醋浸者；市中用乌梅、甘草、青盐等制造者，更不堪入药；近日通用水煮，乘热以白矾拌晒切片者，皆失其本性，不能安胃止呕。宜从古法，以汤泡七次，去涎用之，或畏其麻口，以姜汁、甘草水浸透心，洗净晒干，再以清水浸三日，每日换水，蒸熟晒干用之。支饮之症，呕而不渴者，旁支之饮未尽也。用小半夏汤者，重在生姜散旁支之饮，半夏降逆安胃，合之为涤饮下行之用。神哉！

元犀按：《伤寒论》云：瘀热在里，身必发黄。此云小便色不变，欲自利者，可知内无瘀热矣。盖喘满属中气虚弱，故曰不可除热。师恐后人误投寒剂伤中，故立小半夏汤以救误治也。用半夏和胃以镇逆，生姜温理中脏，中温则升降自如，而喘满呕逆自愈。

又按：若中虚发黄者，余每用理中汤、真武汤等加茵陈
蒿，多效。

犀按：胃主纳谷，谷不得下者，胃气虚寒也。呕吐者，
饮随寒气上逆也。胃虚饮逆，非温不能散其寒，非辛不能降
其逆。用半夏涤饮降逆，生姜温中散寒，使胃气温和，而呕
吐自平。

十、己椒苈黄丸

【原文】

腹满，口舌干燥，此肠间有水气，己椒苈黄丸主之。
（12-29）

【方药】防己　椒目　葶苈（熬）　大黄各一两

【煎服法】上四味，末之，蜜丸如梧子大，先食饮服一
丸，日三服，稍增，口中有津液。渴者，加芒硝半两。

【方歌】己椒苈黄口带干，腹里为肠按部观，

　　　　椒己苈黄皆一两，蜜丸饮服日三餐。

【原按】

程氏曰：防己、椒目导饮于前，大黄、葶苈推饮于后，
前后分消则腹满减而水饮行，脾气转而津液生矣。与上方互
异处，当求其理。

十一、五苓散

【原文】

假令瘦人脐下有悸，吐涎沫而癫眩，此水也，五苓散主

之。（12-31）

脉浮，小便不利，微热消渴者，宜利小便，发汗，五苓散主之。（13-4）

渴欲饮水，水入则吐者，名曰水逆，五苓散主之。（13-5）

【方药】泽泻一两一分　猪苓三分（去皮）　茯苓三分　白术三分　桂二分（去皮）

【煎服法】上五味，为末，白饮服方寸匕，日三服，多饮暖水，汗出愈。

【方歌】五苓散治太阳腑，猪术茯苓十八铢，

泽泻一两六铢符，桂枝半两磨调服。

【按语】金匮教材与伤寒教材异。伤寒剂量为猪苓十八铢（去皮），泽泻一两六铢，白术十八铢，茯苓十八铢，桂枝半两（去皮）。笔者取伤寒之剂量。

【原按】

喻嘉言云：水饮下郁于阴中，挟其阴邪，鼓动于脐则为悸，上入于胃则吐涎沫，及其郁极乃发，直上头目，为颠为眩。五苓散利水以发汗，为分利表里阴阳之法。

男元犀按：脐下动气，去术加桂，仲师理中丸法也。兹何以脐下悸而用白术乎？不知吐涎沫是水气盛，必得苦燥之白术方能制水；颠眩是土中湿气化为阴霾，上弥清窍，必得温燥之白术方能胜湿。证有兼见，法须变通。

尤在泾云：热渴饮水，水入不能已其热，热亦不能消其水，水与热结，热浮水外，故小便不利，微热消渴。此利其与热俱结之水，去其水外浮溢之热，热除水去，渴当自止。又热已消而水不行，则逆而成呕，乃消渴之变证，曰水逆亦主之。

十二、桂苓五味甘草汤

【原文】

青龙汤下已，多唾口燥，寸脉沉，尺脉微，手足厥逆，气从小腹上冲胸咽，手足痹，其面翕热如醉状，因复下流阴股，小便难，时覆冒者，与茯苓桂枝五味甘草汤，治其气冲。（12-36）

【方药】茯苓四两　桂枝四两（去皮）　甘草三两（炙）五味子半升

【煎服法】上四味，以水八升，煮取三升，去滓，分温三服。

【方歌】桂苓五味甘草汤，苓桂四两甘草三，

　　　　五味半升实堪研，去桂加姜辛三两，

　　　　即名苓甘味辛汤，若呕又纳半升夏，

　　　　姜辛甘草作二两，形肿苓甘味辛添，

　　　　方增半升杏夏研，胃热大黄三两煎。

【原按】

男元犀按：仲师五味子必与干姜同用，独此方不用者，以误服青龙之后冲气大动，取其静以制动，故暂停不用也。尤云：苓、桂能抑冲气使之下行，然逆气非敛不降，故以五味之酸敛其气，土厚则阴火自伏，故以甘草之甘补其中也。

十三、桂苓五味甘草去桂加姜辛汤（苓甘五味姜辛汤）

【原文】

冲气即低，而反更咳、胸满者，用桂苓五味甘草汤，去桂加干姜、细辛，以治其咳满。（12-37）

【方药】茯苓四两　甘草　干姜　细辛各三两　五味子半升

【煎服法】上五味，以水八升，煮取三升，去滓，温服半升，日三服。

【方歌】桂苓五味甘草汤，苓桂四两甘草三，
　　　　五味半升实堪研，**去桂加姜辛三两**，
　　　　即名苓甘味辛汤，若呕又纳半升夏，
　　　　姜辛甘草作二两，形肿苓甘味辛添，
　　　　方增半升杏夏研，胃热大黄三两煎。

【按语】此方为桂苓五味甘草汤去桂枝加干姜细辛三两而成，又名苓甘五味姜辛汤，简称苓甘味辛汤。

【原按】

陈氏本无按语。

十四、苓甘五味姜辛半夏汤

【原文】

咳满即止，而更复渴，冲气复发者，以细辛、干姜为热药也。服之当遂渴，而渴反止者，为支饮也。支饮者，法当冒，冒者必呕，呕者复内半夏，以去其水。（12-38）

【方药】茯苓四两　甘草　细辛　干姜各二两　五味子半夏各半升

【煎服法】上六味，以水八升，煮取三升，去滓，温服半升，日三服。

【方歌】桂苓五味甘草汤，苓桂四两甘草三，
　　　　五味半升实堪研，**去桂加姜辛三两**，
　　　　即名苓甘味辛汤，若呕又纳半升夏，

姜辛甘草作二两，形肿苓甘味辛添，

方增半升杏夏研，胃热大黄三两煎。

【按语】此方为苓甘味辛汤加半夏半升，同时细辛干姜减成二两而成（自桂苓五味甘草汤加减为苓甘味辛汤后，后面诸方均用苓甘味辛汤为基础加减）。

陈修园《金匮方歌括》为甘草、细辛、干姜各三两，当按教材均作二两，是因防细辛干姜助热化燥，均减为二两，因支饮作呕加半夏半升之故。

【原按】

男元犀按：前言气冲，是真阳上奔，必用桂、苓招纳之；此言气冲，是热药鼓之，只用半夏以降逆则愈。且冒而呕，半夏为止呕之神药也。一本去甘草，恐甘而助呕也。

十五、苓甘五味姜辛半夏杏仁汤（苓甘五味姜辛夏杏汤）

【原文】

水去呕止，其人形肿者，加杏仁主之。其证应内麻黄，以其人遂痹，故不内之。若逆而内之者，必厥，所以然者，以其人血虚，麻黄发其阳故也。（12-39）

【方药】茯苓四两　甘草三两　五味半升　干姜三两　细辛三两　半夏半升　杏仁半升（去皮尖）

【煎服法】上七味，以水一斗，煮取三升，去滓，温服半升，日三服。

【方歌】桂苓五味甘草汤，苓桂四两甘草三，

五味半升实堪研，去桂加姜辛三两，

即名苓甘味辛汤，若呕又纳半升夏，

姜辛甘草作二两，**形肿苓甘味辛添，**

　　　　方增半升杏夏研，胃热大黄三两煎。

　　【按语】此方为苓甘味辛汤加半升杏仁、半夏而成，又名苓甘五味姜辛夏杏汤。

　　【原按】

　　男元犀按：形气，肺也。肺主皮毛，为治节之官。形肿者，肺气不行，凝聚不通故也。加杏仁者，取其苦泄辛开，内通肺气，外散水气。麻黄亦肺家之药，何以不用？虑其发越阳气而重伤津液也。

十六、苓甘五味姜辛夏杏大黄汤

　　【原文】

　　若面热如醉，此为胃热上冲熏其面，加大黄以利之。（12-40）

　　【方药】茯苓四两　甘草三两　五味子半升　干姜三两细辛三两　半夏半升　杏仁半升　大黄三两

　　【煎服法】上八味，以水一斗，煮取三升，去滓，温服半升，日三服。

　　【方歌】桂苓五味甘草汤，苓桂四两甘草三，
　　　　　　五味半升实堪研，去桂加姜辛三两，
　　　　　　即名苓甘味辛汤，若呕又纳半升夏，
　　　　　　姜辛甘草作二两，**形肿苓甘味辛添，**
　　　　　　方增半升杏夏研，胃热大黄三两煎。

　　【按语】此方为苓甘味辛汤加半升杏仁、半夏，再加三两大黄而成。

　　【原按】

　　男元犀按：与冲气上逆、发热如醉者不同，彼因下焦阴

中之阳虚，此不过肺气不利，滞于外而形肿，滞于内而胃热，但以杏仁利其胸中之气，大黄泄其胃中之热，则病愈矣。从咳逆倚息起至此，六方五变为结局，学者当留心细认。

徐忠可云：以上数方，俱不去姜、辛，即面热如醉亦不去，何也？盖以二味最能泄满止咳，凡饮邪未去，须以二味刻刻预防也。按：孙真人最得此秘，观麦门冬汤、五味子汤、补肺汤可见，余于此汤，凡桑白皮、阿胶、天冬、麦冬、茯苓、龙骨、牡蛎之类，随证加入，其效无比。

十七、小半夏加茯苓汤

【原文】

卒呕吐，心下痞，膈间有水，眩悸者，小半夏加茯苓汤主之。（12-30）

先渴后呕，为水停心下，此属饮家，小半夏加茯苓汤主之。（12-41）

【方药】半夏一升　生姜半斤　茯苓三两一法四两

【煎服法】上三味，以水七升，煮取一升五合，分温再服。

【方歌】见金匮双药方歌括：

小半夏汤支饮泛，一升半夏半斤姜，

眩悸还加三两苓，淡渗而辛循病情。

【按语】陈修园《金匮方歌括》为茯苓四两，教材为三两，从教材。

【原按】

犀在直趋庭闻训曰：此一节与上文似不相属，而不知先生治咳，着眼在"水饮"二字，故于完篇之后，随口逗出，此言外之提撕也。今试畅发其义。盖饮水邪也，其本起于足太阳、足少阴二经，以二经为水之专司也。然太阳之水为表水，肤腠不宣水气，以致壅塞而为饮，则以小青龙发之，发之不能尽者，当从太阳之里而疏瀹之，十枣汤是也。少阴之水为里水，下焦有寒，不能制伏本水，以致逆行而为饮，则以真武汤镇之。镇之而不尽服者，当从少阴之表而化导之。苓桂术甘汤是也。更进一步，从中土以提防之，从高原而利导之。熟则生巧，不能以楮墨传也。近时喜用滑套之方，以六安煎、金沸草汤居于青龙之上，济生肾气丸、七味地黄丸驾乎真武之前，大体不碍者，吾亦姑如其说，究竟不如先生之原方效如桴鼓也。

男元犀按：水滞于心下则为痞，水凌于心则眩悸，水阻胸膈，则阴阳升降之机不利，为呕吐。方用半夏降逆，生姜利气，茯苓导水，合之为涤痰定呕之良方。

附　方

一、外台茯苓饮

【原文】

附方：《外台》茯苓饮：治心胸中有停痰宿水，自吐出水后，心胸间虚，气满不能食，消痰气，令能食。（12-附方）

【方药】茯苓　人参　白术各三两　枳实二两　橘皮二两半　生姜四两

【煎服法】上六味，水六升，煮取一升八合，分温三服，如人行八九里，进之。

【方歌】外台茯苓饮停痰，枳二参苓术各三，

姜四橘皮二两半，补虚消满此中探。

【原按】

男元犀按：人参乃水饮症之大忌，此方反用之，盖因自吐出水后虚气作满，脾弱不运而设也。方中人参补脾气，白术健胃气，生姜温中散寒气，茯苓降水气，橘皮、枳实化痰运参术，徐徐斡旋于中，以成其补虚消食散满之妙用。此方施于病后调养则可，若痰饮未散者，切不可用。

消渴小便不利淋病方第十三

一、文蛤散

【原文】

渴欲饮水不止者，文蛤散主之。（13-6）

【方药】文蛤五两

【煎服法】上一味，杵为散，以沸汤五合，和服方寸匕。

【方歌】见金匮单药方歌括：

瓜蒂汤用二十枚，**文蛤五两杵散沸**。

百合洗身一升渍，皂荚八两蜜枣膏。

苦参一升去滓熏，狼牙三两浸阴疮。

鸡屎白散寸匕服，诃梨勒散十枚炮。

【原按】

男元犀按：与《伤寒论》文蛤散症不同。《伤寒论》云：肉上粟起，反不渴者，水寒浸肺，涌于外，遏于上，其热被却不得出也。文蛤入肺降肺气，除湿热，利小便，取其以壳

治壳之义也。本节云渴欲饮水不止者，上无水湿遏郁，中有燥热上焚，脾干胃燥，不能生津滋渴，饮水不止者，燥甚也。水性轻和，不能生津润燥，文蛤则味咸寒，能育阴润燥，上除热气，下出小便，燥热除，阴液长，而渴饮平矣。

二、瓜蒌瞿麦丸

【原文】

小便不利者，有水气，其人苦渴，栝楼瞿麦丸主之。（13-10）

【方药】栝楼根二两　茯苓　薯蓣各三两　附子一枚（炮）　瞿麦一两

【煎服法】上五味，末之，炼蜜丸梧子大，饮服三丸，日三服；不知，增至七八丸，以小便利，腹中温为知。

【方歌】瓜蒌瞿麦渴斯成，水气留中液不生，

　　　　三两蓣苓瞿一两，一枚附子二楼根。

【原按】

男元犀按：《内经》云：膀胱者，州都之官，津液存焉，气化则能出矣。余于气化能出之义，而借观之烧酒法，益恍然悟矣，酒由气化，端赖锅下之火力，方中附子补下焦之火，即其义也；酒酿成之水谷，收于锅内而蒸之，其器具亦须完固，方中茯苓、薯蓣补中焦之土，即其义也：锅下虽要加薪，而其上亦要频换凉水，取凉水之气，助其清肃以下行，则源源不竭，方中瓜蒌根清上焦之力，即其义也；至于出酒之窍道，虽云末所当后，亦须去其积垢而通达，方中瞿麦一味专通水道，清其源而并治其流也。方后自注"腹中温"三字，大有深义。

三、蒲灰散

【原文】

小便不利，蒲灰散主之；滑石白鱼散、茯苓戎盐汤并主之。（13–11）

厥而皮水者，蒲灰散主之。（14–27）

【方药】蒲灰七分　滑石三分

【煎服法】上二味，杵为散，饮服方寸匕，日三服。

【方歌】见金匮双药方歌括：

　　　小便不利蒲灰散，七分蒲灰三分石。

【按语】方歌括蒲灰半分，从教材为七分。

【原按】

尤在泾云：蒲，香蒲也。宁原云：香蒲去湿热，利小便，合滑石为清利小便之正法也。《别录》云：白鱼开胃下气，去水气，血余疗转胞，小便不通，合滑石为滋阴益气，以利其小便者也。《纲目》：戎盐即青盐，咸寒入肾，以润下之性而就渗利之职，为驱除阴分水湿之法也。仲师不详见证，而并出三方，以听人之随证审用，殆所谓引而不发者欤。

　　按：蒲灰散主湿热气分，滑石白鱼散主血分，茯苓戎盐汤入肾除阴火。二散可疗外疮，多效。

四、滑石白鱼散

【原文】

小便不利，蒲灰散主之；滑石白鱼散、茯苓戎盐汤并主之。（13–11）

【方药】滑石二分　乱发二分（烧）　白鱼二分

【煎服法】上三味，杵为散，饮服半钱匕，日三服。

【方歌】见金匮双药方歌括：

　　　　滑石白鱼亦并主，石发白鱼各二分。

【原按】

见蒲灰散之原按。

五、茯苓戎盐汤

【原文】

小便不利，蒲灰散主之；滑石白鱼散、茯苓戎盐汤并主之。（13-11）

【方药】茯苓半斤　白术二两　戎盐（弹丸大）一枚

【煎服法】上三味，先将茯苓、白术煎成，入戎盐，再煎，分温三服。

【方歌】见金匮双药方歌括：

　　　　茯苓戎盐弹丸大，半斤茯苓二两术。

【原按】

见蒲灰散之原按。

六、猪苓汤

【原文】

夫诸病在脏欲攻之，当随其所得而攻之，如渴者，与猪苓汤，余皆仿此。（1-17）

脉浮，发热，渴欲饮水，小便不利者，猪苓汤主之。（13-13）

【方药】猪苓（去皮）　茯苓　阿胶　滑石　泽泻各一两

【煎服法】上五味，以水四升，先煮四味，取二升，去滓，内胶烊消，温服七合，日三服。

【方歌】猪苓去皮茯苓连，泽胶滑石一两煎，

　　　　煮好去渣胶后入，育阴利水法兼全。

【原按】

男元犀按：此与五苓散症迥别。五苓散主脾不转输而水停，故发汗利水，为两解表里法；此则胃热甚而津液干，故以清热而滋燥，用育阴利水法，二者只差一粟，学者自当细察焉。

水气病方第十四

一、越婢汤

【原文】

风水恶风，一身悉肿，脉浮不渴，续自汗出，无大热，越婢汤主之。（14-23）

【方药】麻黄六两　　石膏半斤　　生姜三两　　大枣十五枚
甘草二两

【煎服法】上五味，以水六升，先煮麻黄，去上沫，内诸药，煮取三升，分温三服。恶风者加附子一枚炮，风水加术四两《古今录验》。

【方歌】越婢身肿属风多，水为风翻涌巨波，

　　　　二草三姜十五枣，石膏八两六麻和，

　　　　里水脉沉四两术，风水半夏半升多。

【按语】陈修园《金匮方歌括》为大枣十二枚。从教材作

十五枚。

【原按】

男元犀按：恶风者，风也。一身悉肿者，水也。脉浮者，风发也。风为阳邪，风动则水火战而浪涌矣。涌于上则不渴，涌于外则续自汗出。云无大热者，热被水蔽，不得外越，内已酝酿而成大热矣。前章云身重，为湿多；此章云一身悉肿，为风多。风多气多热亦多，系属猛风，故君以石膏重镇之品，能平息风浪以退热，引麻黄直越其至阴之邪，协生姜散肌表之水，一物而两握其要也。又以枣、草安中养正，不虑其过散伤液，所以图万全也。

二、防己茯苓汤

【原文】

皮水为病，四肢肿，水气在皮肤中，四肢聂聂动者，防己茯苓汤主之。（14-24）

【方药】防己三两　黄芪三两　桂枝三两　茯苓六两　甘草二两

【煎服法】上五味，以水六升，煮取二升，分温三服。

【方歌】防己茯苓动无休，皮水情形以此求，

　　　　己桂芪三草二两，茯苓六两砥中流。

【原按】

徐忠可云：药亦同防己黄芪汤，但去术加桂、苓者，风水之湿在经络近内，皮水之湿在皮肤近外，故但以苓协桂，渗周身之湿，而不以术燥其中气也。不用姜、枣者，湿不在上焦之营卫，无取乎宣之也。

三、越婢加术汤

【原文】

《千金方》越婢加术汤。治肉极热，则身体津脱，腠理开，汗大泄，厉风气，下焦脚弱。（5- 附方）

里水者，一身面目黄肿，其脉沉，小便不利，故令病水。假如小便自利，此亡津液，故令渴也。越婢加术汤主之。（14-5）

里水，越婢加术汤主之；甘草麻黄汤亦主之。（14-25）

【方药】麻黄六两　石膏半斤　生姜三两　甘草二两　白术四两　大枣十五枚

【煎服法】上五味，以水六升，先煮麻黄，去上沫，内诸药，煮取三升，分温三服。恶风者加附子一枚（炮）。

【方歌】见越婢汤方歌加减：

越婢身肿属风多，水为风翻涌巨波，

二草三姜十五枣，石膏八两六麻和，

里水脉沉四两术，风水半夏半升多。

【按语】此方原文本无方药及煎服法，先取第五卷《千金方》越婢加术汤之方药及煎服法。

【原按】

元犀按：方中术、甘、姜、枣，所以维正气之根，不使阳随汗出，阴随热化也。恶风加附子者，所以预防其亡阳也。

男元犀按：水被热蓄，气为湿滞，致外不得通阳而作汗，内不能运气而利水，故令病水。云：假令小便自利三句，疑非里水病也。越婢汤发肌表之邪，以清内蓄之热，加白术运中土，除湿气，利其小便，此分消表里法也。或云：越婢散肌表之水，加白术止渴生津也。按：岂有小便自利亡津液而作渴者，仍用此汤，不顾虑其重伤津液乎？

男元犀按：风水、皮水之外，有正水而兼色黄，名里水。里水虽无发汗之法，而邪盛正不衰者，亦必借麻黄之力深入其中，透出于外，以收捷效。今色黄是湿热相杂于内，宜此汤；如寒气凝结于内，宜甘草麻黄汤。

四、甘草麻黄汤

【原文】

里水，越婢加术汤主之；甘草麻黄汤亦主之。（14-25）

【方药】甘草二两　麻黄四两

【煎服法】上二味，以水五升，先煮麻黄，去上沫，内甘草，煮取三升，温服一升，重复汗出，不汗，再服。慎风寒。

【方歌】见金匮双药方歌括：

　　　　甘草麻黄里水生，甘草二两四麻分。

【原按】

蔚按：麻黄发汗最捷。徐灵胎谓其无气无味，不专一经，而实无经不到。盖以出入于空虚之地，凡有形之气血，不得而御之也。

五、麻黄附子汤

【原文】

水之为病，其脉沉小，属少阴；浮者为风。无水虚胀者，为气。水，发其汗即已。脉沉者宜麻黄附子汤，浮者宜杏子汤。（14-26）

【方药】麻黄三两　甘草二两　附子一枚（炮）

【煎服法】上三味，以水七升，先煮麻黄，去上沫，内诸药，煮取二升半，温服八分，日三服。

【方歌】麻黄细辛附子汤，麻细二两附枚雄，

若云麻附甘草汤，甘草二两代细同。

【按语】陈修园《金匮方歌括》为见伤寒，即麻黄二两，现据教材改为麻黄三两。笔者认为应从伤寒，此即伤寒麻黄附子甘草汤，故取麻黄附子甘草汤之方歌剂量。

【原按】

陈氏本无按语，可参《重订长沙方歌括》麻黄附子甘草汤之原按。

六、杏子汤

【原文】

水之为病，其脉沉小，属少阴；浮者为风。无水虚胀者，为气。水，发其汗即已。脉沉者宜麻黄附子汤，浮者宜杏子汤。（14-26）

【方药】考原文本缺此方。

【原按】

客问曰：《金匮》水气篇杏子汤方阙，诸家注说疑为麻杏甘石汤，不知是否？犀答曰：非也。麻杏甘石汤，《伤寒论》治发汗后汗出而喘，主阳盛于内也。本节云：水之为病，发其汗即已。未云热之为病自汗出也。盖麻杏甘石汤治内蕴化热自汗出之症，此水之为病，发其汗为宜，则麻杏甘石汤不可用矣。客又曰：何以知杏子汤，方用麻黄而不用石膏乎？余答曰：师云：水病发其汗即已。故知其必用麻黄，而不用石膏矣。夫以石膏质重，寒凉之性能除里热，清肺胃，同麻

黄、杏仁降逆镇喘，外则旋转于皮毛，用之退热止汗则可，用之发表驱寒则不可耳。然则此篇师言脉沉小属少阴，用附子温经散寒，主石水之病，即可知脉浮属太阳，用杏子启太阴之气，主正水之病，为变其脉症言之也。恐石膏之凝寒，大有关于脾肾，故不可用焉。高明如徐忠可及二张二程，俱疑为麻杏甘石汤。甚矣！读书之难也。而余以为其即麻黄、杏仁、甘草三味，不知是否？以俟后之学者，客悦而去。

七、黄芪芍药桂枝苦酒汤

【原文】

问曰：黄汗之为病，身体肿一作重，发热汗出而渴，状如风水，汗沾衣，色正黄如柏汁，脉自沉，何从得之？师曰：以汗出入水中浴，水从汗孔入得之，宜芪芍桂酒汤主之。（14–28）

【方药】黄芪五两　芍药三两　桂枝三两

【煎服法】上三味，以苦酒一升，水七升，相和，煮取三升，温服一升，当心烦，服至六七日乃解。若心烦不止者，以苦酒阻故也。一方用美酒醯代苦酒。

【方歌】芪芍桂酒出汗黄，水伤心火郁成殃，

　　　　黄芪五两推方主，桂芍均三苦酒升。

【原按】

男元犀按：桂枝行阳，芍药益阴，黄芪气味轻清，外皮最厚，故其达于皮肤最捷，今煮以苦酒，则直协苦酒之酸以止汗，但汗出于心，止之太急，反见心烦，至六七日，正复邪退，烦必自止。而不止者，以苦酒阻其余邪未尽故也。

又按：凡看书宜活看，此证宜有从酒后汗出当风所致者，

虽无外水，而所出之汗，是亦水也。凡脾胃受湿，湿久生热，湿热交蒸而成黄，皆可以汗出入水浴之意悟之也。

八、桂枝加黄芪汤

【原文】

黄汗之病，两胫自冷；假令发热，此属历节。食已汗出，又身常暮盗汗出者，此劳气也。若汗出已反发热者，久久其身必甲错；发热不止者，必生恶疮。若身重，汗出已辄轻者，久久必身瞤，瞤即胸中痛，又从腰以上必汗出，下无汗，腰髋弛痛，如有物在皮中状，剧者不能食，身疼重，烦躁，小便不利，此为黄汗，桂枝加黄芪汤主之。（14-29）

诸病黄家，但利其小便；假令脉浮，当以汗解之，宜桂枝加黄芪汤主之。（15-16）

【方药】桂枝　芍药各三两　甘草二两　生姜三两　大枣十二枚　黄芪二两

【煎服法】上六味，以水八升，煮取三升，温服一升，须臾饮热稀粥一升余，以助药力，温服取微汗；若不汗，更服。

【方歌】见桂枝汤加减：

桂枝头痛汗憎风，桂芍生姜三两同，

枣十二枚甘二两，解肌还借粥之功。

项背几几葛四两，汗漏则添附一枚，

脉促胸闷去芍药，更加畏寒枚附通。

喘家若作为难症，二两厚朴杏五十，

去桂术苓添三两，水利邪除立法新。

桂枝加芍用三两，若加大黄二两明，

桂枝加黄芪二两，原剂变法黄汗详。

【原按】

男元犀按：黄本于郁热，得汗不能透彻，则郁热不能外达。桂枝汤虽调和营卫，啜粥可令作汗，然恐其力量不及，故又加黄芪以助之。黄芪善走皮肤，故前方得苦酒之酸而能收，此方得姜、桂之辛而能发也。

前方止汗，是治黄汗之正病法；此方令微汗，是治黄汗之变证法。

九、桂甘姜枣麻辛附子汤

【原文】

气分，心下坚，大如盘，边如旋杯，水饮所作，桂枝去芍药加麻辛附子汤主之。（14-31）

【方药】桂枝三两　生姜三两　甘草二两　大枣十二枚　麻黄　细辛各二两　附子一枚（炮）

【煎服法】上七味，以水七升，煮麻黄，去上沫，内诸药，煮取二升，分温三服，当汗出，如虫行皮中，即愈。

【方歌】即桂枝汤原方去芍药加麻黄细辛附子汤二方原方，可用二方方歌记忆。

桂枝汤方歌：

　　　　桂枝头痛汗憎风，桂芍生姜三两同，

　　　　枣十二枚甘二两，解肌还借粥之功。

麻黄细辛附子汤方歌：

　　　　麻黄细辛附子汤，麻细二两附枚雄，

　　　　若云麻附甘草汤，甘草二两代细同。

【按语】此方即为桂枝去芍药汤与麻黄细辛附子汤合方，剂量等俱未曾变动。

【原按】

参：此证是心肾交病，上不能降，下不能升，日积月累，如铁石难破。方中用麻黄、桂枝、生姜以攻其上，附子、细辛以攻其下，甘草、大枣补中焦以运其气。庶上下之气交通，而病可愈，所谓大气一转，其结乃散也。

十、枳术汤

【原文】

心下坚，大如盘，边如旋盘，水饮所作，枳术汤主之。（14-32）

【方药】枳实七枚　白术二两

【煎服法】上二味，以水五升，煮取三升，分温三服，腹中软，即当散也。

【方歌】见金匮双药方歌括：

枳术汤主心下坚，七枚枳实二术研。

【原按】

蔚按：言水饮，所以别于气分也。气无形，以辛甘散之；水有形，以苦泄之。方中取白术之温以健运，枳实之寒以消导，意深哉。

此方与上方互服，亦是巧法。

重订金匮方歌括卷五

黄疸病方第十五

一、茵陈蒿汤

【原文】

谷疸之为病，寒热不食，食即头眩，心胸不安，久久发黄，为谷疸，茵陈蒿汤主之。（15-13）

【方药】茵陈蒿六两　栀子十四枚　大黄二两

【煎服法】上三味，以水一斗，先煮茵陈，减六升，内二味，煮取三升，去滓，分温三服。小便当利，尿如皂角汁状，色正赤，一宿腹减，黄从小便去也。

【方歌】茵陈蒿汤二黄稀，茵陈六两早煎宜，

　　　　身黄尿短腹微满，十四栀子投之奇。

【原按】男元犀按：太阴，湿土也；阳明，燥土也。经云：谷入于胃，游溢精气，其上输下转，借脾气之能也。谷疸者，食谷入胃，脾气不输，湿与热并，久则熏蒸成黄，黄成则荣卫流行之机为之阻而不利，故有寒热不食之病。经云：食入于阴，长气于阳。食则头眩，心胸不安者，谷入于胃，挟浊气以上干也。主以茵陈蒿汤者，茵陈禀冬令寒水之气，寒能胜热；佐以栀子味苦泻火，色黄入胃；挟大黄以涤胃肠

之郁热，使之屈曲下行，则谷疸之邪悉从二便而解矣。

二、硝石矾石散

【原文】

黄家日晡所发热，而反恶寒，此为女劳得之。膀胱急，少腹满，身尽黄，额上黑，足下热，因作黑疸。其腹胀如水状，大便必黑，时溏，此女劳之病，非水也。腹满者难治。硝石矾石散主之。（15–14）

【方药】硝石　矾石（烧）等分

【煎服法】上二味，为散，以大麦粥汁和服方寸匕，日三服，病随大小便去，小便正黄，大便正黑，是候也。

【方歌】见金匮双药方歌括：

硝石矾石女劳疸，等分为散麦粥安。

【原按】

徐忠可云：硝能散虚郁之热，为体轻脱，而寒不伤脾；矾能却水，而所到之处邪不复侵，如纸既矾，即不受水渗也。以大麦粥调服，益土以胜水，合而用之，则散郁热，解肾毒。其与气血阴阳、汗下补泻等法，毫不相涉，所以为佳。

三、栀子大黄汤

【原文】酒黄疸，心中懊侬，或热痛，栀子大黄汤主之。（15–15）

【方药】栀子十四枚　大黄一两　枳实五枚　豉一升

【煎服法】上四味，以水六升，煮取二升，分温三服。

【方歌】栀子大黄酒疸蒸，大黄一两豉一升，

栀子十四枳枚五，上下分消要顺承。

【按语】陈修园《金匮方歌括》为大黄二两，现据教材改为大黄一两。

【原按】

元犀按：栀子、豆豉彻热于上，枳实、大黄除实去满于下，此所谓上下分消，顺承热气也。

徐忠云：因酒徒阴分大伤，故不用燥药以耗其津，亦不用渗药以竭其液，谓热散则湿不能留也。凡治湿热而兼燥者，于此可悟。

四、猪膏发煎

【原文】

诸黄，猪膏发煎主之。（15-17）

胃气下泄，阴吹而正喧，此谷气之实也，膏发煎导之。（22-22）

【方药】猪膏半斤　乱发如鸡子大三枚

【煎服法】上二味，和膏中煎之，发消药成，分再服。病从小便出。

【方歌】见金匮双药方歌括：

猪膏发煎膏半斤，乱发卵大用三枚。

【原按】

男元犀按：猪膏主润燥，发灰主通小便。故《神农本草经》有自还神化句最妙，谓发为血余，乃水精奉心化血所生。今取以炼服，仍能入至阴之脏，助水精以上奉心脏之神，以化其血也。沈自南谓寒湿入于血分，久而生热，郁蒸气血不

利，证显津枯血燥，皮肤黄而暗晦，即为阴黄，当以此治之。且热郁既久，阴血无有不伤，治者皆宜兼滋其阴，故曰诸黄主之。又按：时医惑于以人补人之说，每遇虚证，辄以紫河车配药。余幼时随侍，闻家君与客常谈及紫河车一物，曰：某也服此，今反肌肉羸瘦，某也服此，病反增剧。吾行道数十年，见有用紫河车者，未尝一效。余默识之。今省中行道辈，遇病人家有余贤，或病症虚弱火炽等证，即曰：非紫河车不能成功也。呜呼！是医也而能活人乎？是药也而能活人乎？

五、茵陈五苓散

【原文】

黄疸病，茵陈五苓散主之。一本云茵陈汤及五苓散并主之。（15–18）

【方药】茵陈蒿末十分　五苓散五分

【煎服法】上二物和，先食饮方寸匕，日三服。

【方歌】茵陈五苓两解方，茵陈末入五苓尝，

五苓五分专行水，茵陈十分却退黄。

【原按】

男元犀按：五苓散功专发汗利水，助脾转输；茵陈蒿功专治湿退黄，合五苓散为解郁利湿之用也。盖黄疸病由湿热瘀郁，熏蒸成黄，非茵陈蒿推陈致新，不足以除热退黄；非五苓散转输利湿，不足以发汗行水。二者之用，取其表里两解，为治黄之良剂也。

六、大黄硝石汤

【原文】

黄疸腹满，小便不利而赤，自汗出，此为表和里实，当下之，宜大黄硝石汤。（15-19）

【方药】大黄　黄柏　硝石各四两　栀子十五枚

【煎服法】上四味，以水六升，煮取二升，去滓，内硝，更煮取一升，顿服。

【方歌】大黄硝石腹满时，表和里实贵随宜，

硝黄四两柏同数，十五枚栀任指麾。

【原按】

男元犀按：黄疸病湿热交郁，不得外通，今自汗出者，外已通也。腹满、小便不利而赤者，湿热仍实于里也。实者当下，故用大黄除满去实，硝石领热气下趋二便，又以黄柏除湿退黄，栀子散热解郁。湿热散，二便调，则里气亦和矣。

七、小柴胡汤

【原文】

诸黄，腹痛而呕者，宜柴胡汤。（15-21）

呕而发热者，小柴胡汤主之。（17-15）

产妇郁冒，其脉微弱，不能食，大便反坚，但头汗出。所以然者，血虚而厥，厥而必冒。冒家欲解，必大汗出。以血虚下厥，孤阳上出，故头汗出。所以产妇喜汗出者，亡阴血虚，阳气独盛，故当汗出，阴阳乃复。大便坚，呕不能食，小柴胡汤主之。（21-2）

治妇人在草蓐，自发露得风，四肢苦烦热。头痛者，与

小柴胡汤。头不痛，但烦者，此汤（《千金》三物黄芩汤）主之。（21-附方）

妇人中风，七八日续来寒热，发作有时，经水适断，此为热入血室，其血必结，故使如疟状，发作有时，小柴胡汤主之。（22-1）

【方药】柴胡半斤　黄芩三两　人参三两　甘草三两　半夏半斤　生姜三两　大枣十二枚

【煎服法】上七味，以水一斗二升，煮取六升，去滓，再煎取三升，温服一升，日三服。

【方歌】小柴半斤少阳凭，枣十二枚夏半升，

　　　　三两姜参芩与草，去滓重煎有奇能。

【按语】伤寒为半夏半升，从伤寒之剂量。

【原按】男元犀按：呕者，胃气不和也。腹痛者，木邪犯胃也。小柴胡汤达木郁，和胃气，使中枢运则呕痛止而黄退矣。非小柴胡汤可概治诸黄也。

男蔚按：呕而发热者，少阳表症也。表未解则内不和，故作呕也。阳明主肌肉，木邪忤土，故作肌热而呕。用小柴胡汤转枢以出其邪，邪解则热退而呕止也。

孙男心兰按：产妇脉微弱者，血虚也。血虚而阴不维阳，则为孤阳；阳独行于上，则头汗出而冒；阳不及于下，则下厥；阳郁阴伤，无以养肠胃，故大便坚；阴阳不和，扰动于中，故作呕而不能食。盖血虚无以作汗，故郁冒不得从汗而解也。治之者，当审其病情，以冒家欲解，既不得从头汗而泄，必得大汗而解者，以小柴胡汤发之，使阳从汗泄，则郁开则阴阳和矣。此损阳就阴法也。

附　方

一、千金麻黄醇酒汤

【原文】

《千金》麻黄醇酒汤：治黄疸。（15-附方）

【方药】麻黄三两

【煎服法】上一味，以美清酒五升，煮取二升半，顿服
尽。冬月用酒，春月用水煮之。

【方歌】麻黄醇酒汤最奇，驱邪解表仗雄兵，

　　　　五升美酒麻三两，冬酒春日换水行。

【原按】

男元犀按：麻黄轻清走表，乃气分之药，主无汗表实证。
黄疸病不离湿热之邪，用麻黄醇酒汤者，以黄在肌表荣卫之
间，非麻黄不能走肌表，非美酒不能通荣卫，故用酒煮以助
麻黄发汗，汗出则荣卫通，而内蕴之邪悉从外解耳。

惊悸吐衄下血胸闷瘀血病方第十六

一、桂枝去芍药蜀漆牡蛎龙骨救逆汤

【原文】

火邪者，桂枝去芍药加蜀漆牡蛎龙骨救逆汤主之。

（16-12）

【方药】桂枝三两（去皮） 甘草二两（炙） 生姜三两 牡蛎五两（熬） 龙骨四两 大枣十二枚 蜀漆三两（洗去腥）

【煎服法】上为末，以水一斗二升，先煮蜀漆，减二升，内诸药，煮取三升，去滓，温服一升。

【方歌】桂枝去芍已名汤，蜀漆还加龙牡藏，

　　　　五牡四龙三两漆，能疗火劫病惊狂。

【原按】

孙男心典禀按：举火邪冠于方首，示人治血先治火也，又恐治火专主寒滞之品，故拈出此方不寒不滞以立榜样，意深哉！《伤寒论》注解甚详，不必再释。

二、半夏麻黄丸

【原文】

心下悸者，半夏麻黄丸主之。（16-13）

【方药】半夏　麻黄等分

【煎服法】上二味，末之，炼蜜和丸小豆大，饮服三丸，日三服。

【方歌】见金匮双药方歌括：

　　　　半夏麻黄等分均，心下悸炼蜜丸匀。

【按语】炼蜜为丸，方中当有蜜，但略之。

【原按】

尤在泾云：半夏蠲饮气，麻黄发阳气，妙在作丸与服，缓以图之。则麻黄之辛甘，不能发越津气，而但能升引阳气；即半夏之苦辛，亦不特蠲除饮气，而并和养中气。非仲景神明善变者，其孰能与于此哉？

三、柏叶汤

【原文】

吐血不止者，柏叶汤主之。（16-14）

【方药】柏叶　干姜各三两　艾三把

【煎服法】上三味，以水五升，取马通汁一升，合煮取一升，分温再服。

【方歌】柏叶吐血不肯休，马通升许溯源流，

　　　　干姜三两艾三把，柏叶行阴三两求。

【原按】

前方歌括之小注颇详，毋庸再释。但愚每用前方，病家皆惊疑不能听。今拟加减法，用生侧柏五钱，干姜（炮透）一钱五分，生艾叶三钱，水一杯半，马通一杯，煎八分服。如无马通，以童便代之。

马粪用水化开，以布滤汁澄清，为马通水。

四、黄土汤

【原文】

下血，先便后血，此远血也，黄土汤主之。（16-15）

【方药】甘草　干地黄　白术　附子（炮）　阿胶　黄芩各三两　灶中黄土半斤

【煎服法】上七味，以水八升，煮取三升，分温二服。

【方歌】黄土远血便先来，半斤黄土莫徘徊，

　　　　术胶附地芩甘草，三两同行血证该。

【原按】

王晋三云:《金匮》以下血,先血后便为近血,明指脾络受伤,日渗肠间,瘀积于下,故大便未行而血先下,主之以赤小豆利水散瘀,当归和脾止血。若先便后血为远血,明指肝经别络之血,因脾虚阳陷生湿,血亦就湿而下行,主之以灶心黄土,温燥而去寒湿,佐以生地、阿胶、黄芩入肝以治血热,白术、甘草、附子扶阳补脾以治本虚。近血内瘀,专力清利;远血因虚,故兼温补。治出天渊,须明辨。

按:此方以灶心黄土易赤石脂一斤,附子易炮干姜二两,炮紫更妙;或加侧柏叶四两;络热,加鲜竹茹半斤。

五、泻心汤

【原文】

心气不足,吐血、衄血,泻心汤主之。(16-17)

妇人吐涎沫,医反下之,心下即痞,当先治其吐涎沫,小青龙汤主之。涎沫止,乃治痞,泻心汤主之。(22-7)

【方药】大黄二两　黄连　黄芩各一两

【煎服法】上三味,以水三升,煮取一升,顿服之。

【方歌】三黄泻心芩连一,大黄二两麻沸汤,

　　　　附子泻心加枚附,专煎轻渍要参详。

【原按】蔚按:火邪盛而迫血,则错经妄行。血为心液,血伤无以养心,致心阴之气不足也。故曰心气不足,非心阳之气不足也。用芩、连苦寒之品,入心清火以培心气;大黄去瘀生新,此一补一泻之法也。

呕吐哕下利病方第十七

一、吴茱萸汤

【原文】

呕而胸满者，茱萸汤主之。（17-8）

干呕，吐涎沫，头痛者，茱萸汤主之。（17-9）

【方药】吴茱萸一升　人参三两　生姜六两　大枣十二枚

【煎服法】上四味，以水五升，煮取三升，温服七合，日三服。

【方歌】吴萸升许三两参，生姜六两救寒侵，

　　　　枣枚十二中宫主，吐利头痛烦躁寻。

【原按】

受业林礼丰按：胸为阳位，旷若太空。呕而胸满者，阴邪占据阳位也，故重用生姜、吴萸之大辛大温，以通胸中之阳，以破阴霾之气；佐以人参、大枣之一阴一阳，以建脾胃之气，以镇逆上之阴，使阳光普照，而阴翳自消，有何干呕、胸满、涎沫之患哉？

二、半夏泻心汤

【原文】

呕而肠鸣，心下痞者，半夏泻心汤主之。（17-10）

【方药】半夏半升（洗）　黄芩　干姜　人参各三两　黄连一两　大枣十二枚　甘草三两（炙）

【煎服法】上七味，以水一斗，煮取六升，去滓，再煮取三升，温服一升，日三服。

【方歌】半夏泻心一连寻，三两姜参炙草芩，

半升半夏枣十二，去滓重煎仲圣心。

生姜泻心一干姜，四两生姜替夏方，

甘草泻心草四两，不用人参余同向。

【原按】

长男蔚按：呕而肠鸣并无下利，以下痞不因误下，何以上下之阻隔若是？盖因饮停心下，上逆为呕，下干为肠鸣，饮不除则痞不消，欲蠲饮必资中气。方中参、枣、草以培中气，借半夏之降逆，佐芩、连以消痞，复得干姜之温散，使痞者通，逆者降矣。妙在去滓再煎，取其轻清上浮，以成化痞降逆之用耳。

三、黄芩加半夏生姜汤

【原文】

干呕而利者，黄芩加半夏生姜汤主之。(17-11)

【方药】黄芩三两　甘草二两（炙）　芍药二两　半夏半升　生姜三两　大枣十二枚

【煎服法】上六味，以水一斗，煮取三升，去滓，温服一升，日再夜一服。

【方歌】黄芩甘芍各二两，三两黄芩十二枣，

不利而呕即加味，姜三夏取半升斟。

【原按】

男元犀按：太阳主开，少阳主枢。干呕者，少阳之邪欲从太阳之开而外出也。下利者，太阳之邪不能从枢外出而反

从枢内陷也。用黄芩加半夏生姜汤者，转少阳之枢，达太阳之气，交上下，清里热，而姜、夏又能止呕降逆也。此即小柴胡汤去柴胡、人参加芍药。去之者，恐其助饮而增呕；加之者，取其和胃而降逆。伊圣之方，鬼神莫测也！

四、猪苓散

【原文】

呕吐而病在膈上，后思水者，解，急与之。思水者，猪苓散主之。（17-13）

【方药】猪苓　茯苓　白术各等分

【煎服法】上三味，杵为散，饮服方寸匕，日三服。

【方歌】猪苓散当与水佳，过与须防饮气结，

　　　　猪术茯苓等分捣，饮调寸匕自和谐。

【原按】此方陈氏本无按语。

五、四逆汤

【原文】

呕而脉弱，小便复利，身有微热，见厥者，难治，四逆汤主之。（17-14）

下利，腹胀满，身体疼痛者，先温其里，乃攻其表。温里宜四逆汤，攻表宜桂枝汤。（17-36）

【方药】附子一枚（生用）　干姜一两半　甘草二两（炙）

【煎服法】上三味，以水三升，煮取一升二合，去滓，分温再服。强人可大附子一枚，干姜三两。

【方歌】四逆汤是少阴方，生附一枚两半姜，

建功姜附如良将，草须二两从容匡。

茯苓四两参两入，即为茯苓四逆汤，

四逆原方主救阳，加参一两救阴方。

【原按】

男元犀按：呕与热为阴邪所迫，小便利与见厥，证属无阳。脉弱者，真脏虚寒也。用四逆汤彻上下之阴邪，招欲散之残阳，引气血接回其厥，外温经，内温脏，面面俱到。

六、大半夏汤

【原文】

胃反呕吐者，大半夏汤主之。《千金》云：治胃反不受食，食入即吐。《外台》云：治呕，心下痞硬者。（17-16）

【方药】半夏二升（洗完用） 人参三两 白蜜一升

【煎服法】上三味，以水一斗二升，和蜜扬之二百四十遍，煮药取升半，温服一升，余分再服。

【方歌】大半夏汤胃反乘，半夏二升蜜一升，

三两人参劳水煮，纳冲养液有奇能。

【原文】

元犀按：此方用水之多，取其多煮白蜜，去其寒而用其润，俾黏腻之性流连于胃，不速下行；而半夏、人参之力，可以徐徐斡旋于中。非参透造化之理者，不能悟及。余遇医辈偶谈及于此，不能再三问难，便知其庸陋欺人，则不复与谈矣。

膈咽之间，交通之气不得降者，皆冲脉上行，逆气所作也。师以半夏降冲脉之逆，即以白蜜润阳明之燥，加人参以

生既亡之津液，用甘澜水以降逆上之水液。古圣之经方，惟师能用之。

七、大黄甘草汤

【原文】

食已即吐者，大黄甘草汤主之。《外台》方，又治吐水。（17-17）

【方药】大黄四两　甘草一两

【煎服法】上二味，以水三升，煮取一升，分温再服。

【方歌】见金匮双药方歌括：

　　　　大黄甘草食即吐，四两大黄一两草。

【按语】陈修园《金匮方歌括》为甘草二两，现据教材改为甘草一两。

【原按】

蔚按：师云：欲吐者，不可下之。又云：食已即吐者，大黄甘草汤下之。二说相反，何也？曰：病在上而欲吐，宜因而越之；若逆之使下，则愦乱矣；若既吐矣，吐而不已，是有升无降，当逆折之。

尤在泾云：云雾出于地，而雨露降于天，地不承则天不降矣。可见天地阴阳同此气机，和则俱和，乖则并乖。人与天地相参，故肺气象天，病则多及二阴；脾、胃、大小肠象地，病则多及上窍。丹溪治小便不通，用吐法而升提肺气，使上窍通而下窍亦通，与大黄甘草汤之治呕吐，法虽异而理可通也。

八、茯苓泽泻汤

【原文】

胃反，吐而渴欲饮水者，茯苓泽泻汤主之。（17–18）

【方药】茯苓半斤　泽泻四两　甘草二两　桂枝二两　白术三两　生姜四两

【煎服法】上六味，以水一斗，煮取三升，内泽泻，再煮取二升半，温服八合，日三服。

【方歌】茯苓泽泻渴频加，苓八生姜四两夸，

二两桂甘三两术，泽须四两后煎嘉。

【原按】

徐忠可云：此方于五苓散中去猪苓者，以胃反证，水从吐出，中无水气而渴也；加生姜、甘草者，合苓、术等药以解表里之虚邪，更能和中而止呕也。

九、文蛤汤

【原文】

吐后，渴欲得水而贪饮者，文蛤汤主之；兼主微风，脉紧，头痛。（17–19）

【方药】文蛤五两　麻黄　甘草　生姜各三两　石膏五两杏仁五十枚　大枣十二枚

【煎服法】上七味，以水六升，煮取二升，温服一升，汗出即愈。

【方歌】文蛤汤证又宜详，文蛤石膏五两量，

十二枣枚杏五十，麻甘三两等生姜。

【原按】

元犀按：水虽随吐而去，而热不与水俱去，故贪饮不休，与思水者不同。方中麻黄与石膏并用，能深入伏热之中，顷刻透出于外，从汗而解，热解则渴亦解，故不用止渴之品。并主微风、脉紧、头痛者，以风为阳邪，得此凉散之剂而恰对也。

十、半夏干姜散

【原文】

干呕，吐逆，吐涎沫，半夏干姜散主之。（17-20）

【方药】半夏　干姜各等分

【煎服法】上二味，杵为散，取方寸匕，浆水一升半，煎取七合，顿服之。

【方歌】见金匮双药方歌括：

半夏干姜各等分，干呕吐逆杵散服。

【原按】此方陈氏本无按语。

十一、生姜半夏汤

【原文】

病人胸中似喘不喘，似呕不呕，似哕不哕，彻心中愦愦然无奈者，生姜半夏汤主之。（17-21）

【方药】半夏半斤　生姜汁一升

【煎服法】上二味，以水三升，煮半夏取二升，内生姜汁，煮取一升半，小冷，分四服，日三夜一服。止，停后服。

【方歌】见金匮双药方歌括：

　　生姜半夏半斤夏，一升姜汁寒饮主。

【按语】陈修园《金匮方歌括》为半夏半升，现据教材改为半夏半斤。

【原按】

　　参：与吴茱萸之降浊、干姜之温中不同。盖彼乃虚寒上逆，此乃客邪搏饮也。方即小半夏汤，不用姜而用汁者，以降逆之力少，散结之力多也。

十二、橘皮汤

【原文】

　　干呕，哕，若手足厥者，橘皮汤主之。（17-22）

【方药】橘皮四两　生姜半斤

【煎服法】上二味，以水七升，煮取三升，温服一升，下咽即愈。

【方歌】见金匮双药方歌括：

　　橘皮汤疗手足厥，四橘八姜干呕哕。

【原按】

　　元犀按：《金匮》论哕，与方书不同，专指呃逆而言也。

十三、橘皮竹茹汤

【原文】

　　哕逆者，橘皮竹茹汤主之。（17-23）

【方药】橘皮二升　竹茹二升　大枣三十枚　生姜半斤
甘草五两　人参一两

【煎服法】上六味，以水一斗，煮取三升，温服一升，日三服。

【方歌】橘皮竹茹哕逆乘，一参五草姜八胜，

　　　　枣枚三十二升橘，生竹青皮刮二升。

【按语】陈修园《金匮方歌括》为橘皮、竹茹各二斤，现据教材改为二升。

【原按】

犀按:《浅注》已详方义，不再释。《金匮》以呃为哕，凡呃逆证，皆是寒热错乱，二气相搏使然。故方中用生姜、竹茹，一寒一热以祛之；人参、橘皮，一开一合以分之；甘草、大枣奠安中土，使中土有权，而哕逆自平矣。此伊圣经方，扁鹊丁香柿蒂散即从此方套出也。

十四、桂枝汤

【原文】

下利，腹胀满，身体疼痛者，先温其里，乃攻其表。温里宜四逆汤，攻表宜桂枝汤。（17-36）

师曰：妇人得平脉，阴脉小弱，其人渴，不能食，无寒热，名妊娠，桂枝汤主之。于法六十日当有此证，设有医治逆者，却一月，加吐下者，则绝之。（20-1）

【方药】桂枝三两（去皮）　芍药三两　甘草二两（炙）　生姜三两　大枣十二枚

【煎服法】上五味，㕮咀，以水七升，微火煮取三升，去滓，适寒温服一升。服已，须臾，啜稀粥一升，以助药力。温覆令一时许，遍身漐漐微似有汗者，益佳，不可令如水流漓。若一服汗出病差，停后服。

【方歌】桂枝头痛汗憎风，桂芍生姜三两同，

　　　　枣十二枚甘二两，解肌还借粥之功。

【原按】陈氏本无按语，可参《重订长沙方歌括》桂枝汤

之原按。

十五、小承气汤

【原文】

下利谵语者，有燥屎也，小承气汤主之。（17-41）

《千金翼》小承气汤治大便不通，哕数谵语方见上。（17-

附方）

【方药】大黄四两　厚朴二两（炙）　枳实（大者）三枚

（炙）

【煎服法】上三味，以水四升，煮取一升二合，去滓，分

温二服。得利则止。

【方歌】小承微结好商量，朴二枳三四两黄，

　　　　长沙下法分轻重，妙在同煎切勿忘。

【原按】陈氏本无按语，可参《重订长沙方歌括》小承气

汤之原按。

十六、桃花汤

【原文】

下利便脓血者，桃花汤主之。（17-42）

【方药】赤石脂一斤（一半全用，一半筛末）　干姜一两

粳米一升

【煎服法】上三味，以水七升，煮米令熟，去滓，温七

合，内赤石脂末方寸匕，日三服；若一服愈，余勿服。

【方歌】桃花汤中升米宜，斤脂半筛用末齐，

一两干姜同煮服，少阴脓血是良剂。

【原按】陈氏本无按语，可参《重订长沙方歌括》桃花汤之原按。

十七、白头翁汤

【原文】

热利下重者，白头翁汤主之。（17-43）

【方药】白头翁二两　黄柏三两　黄连三两　秦皮三两

【煎服法】上四味，以水七升，煮取二升，去滓，温服一升，不愈，更服一升。

【方歌】白头二两妙通神，三两黄连秦柏珍，

产后下利虚极者，甘草阿胶二两分。

【原按】陈氏本无按语，可参《重订长沙方歌括》白头翁汤之原按。

十八、栀子豉汤

【原文】

下利后更烦，按之心下濡者，为虚烦也，栀子豉汤主之。（17-44）

【方药】栀子十四个（擘）　香豉四合（绵裹）

【煎服法】上二味，以水四升，先煮栀子，得二升半，内豉，煮取一升半，去滓，分为二服，温进一服，得吐者，止后服。

【方歌】栀子豉汤豉四合，栀子十四枚用擘，

少气加入二两草，呕者生姜五两合。

【原按】陈氏本无按语，可参《重订长沙方歌括》栀子豉汤之原按。

十九、通脉四逆汤

【原文】

下利清谷，里寒外热，汗出而厥者，通脉四逆汤主之。（17-45）

【方药】甘草二两（炙） 附子大者一枚（生用，去皮，破八片） 干姜三两（强人可四两）

【煎服法】上三味，以水三升，煮取一升二合，去滓，分温再服。

【方歌】通脉四逆二炙甘，枚附大者干姜三，

外热里寒面赤厥，脉微通脉四合胆。

【按语】陈修园《金匮方歌括》所引本为甘草三两，现按教材改为甘草二两。

【原按】陈氏本无按语，可参《重订长沙方歌括》通脉四逆汤之原按。

二十、紫参汤

【原文】

下利肺痛，紫参汤主之。（17-46）

【方药】紫参半斤 甘草三两

【煎服法】上二味，以水五升，先煮紫参，取二升，内甘

草，煮取一升半，分温三服疑非仲景方。

【方歌】见金匮双药方歌括：

下利肺痛紫参汤，半斤紫参三草详。

【原按】

男蔚按：肺为华盖，诸脏之气皆上熏之，惟胃肠之气下降而不上干于肺，故肺为清肃之脏而不受浊气者也。夫肺与肠相表里，肠胃相连，下利肺痛者，肠胃之浊气上干于肺也，故主以紫参汤。《本经》云：紫参主治心腹寒热积聚邪气；甘草解百毒，奠中土，使中土有权而肺金受益，肠胃通畅而肺气自安，肺气安则清肃之令行矣。何有肺痛下利之病哉？

二十一、诃梨勒散

【原文】

气利，诃梨勒散主之。（17-47）

【方药】诃梨勒十枚（煨）

【煎服法】上一味，为散，粥饮和，顿服疑非仲景方。

【方歌】见金匮单药方歌括：

瓜蒂汤用二十枚，文蛤五两杵散沸。

百合洗身一升渍，皂荚八两蜜枣膏。

苦参一升去滓熏，狼牙三两浸阴疮。

鸡屎白散寸匕服，**诃梨勒散十枚炮**。

【原按】

男元犀按；气利者，肺气下脱，胃肠俱虚，气陷屎下。急用诃梨勒涩肠胃以固脱，又用粥饮扶中以转气，气转而泻自止耳。

附　方

一、外台黄芩汤

【原文】

《外台》黄芩汤治干呕下利。（17-附方）

【方药】黄芩　人参　干姜各三两　桂枝一两　大枣十二枚　半夏半升

【煎服法】上六味，以水七升，煮取三升，温分三服。

【方歌】外台黄芩阴阳俱，参芩三两等干姜，

　　　　桂枝一两半升夏，枣十二枚运转良。

【原按】

男元犀按：此即小柴胡汤变法。方中以桂枝易柴胡，以干姜易生姜，去甘草是也。太阳病不解，并入阳明，阴阳舛错，而为呕吐下利也，方用黄芩、干姜，寒温并进，使之入胃以分阴阳，又以参、枣安胃，桂枝祛邪，半夏降逆，且半夏生当夏半，正阴阳交界之间，取之以和阴阳。阴阳和则中枢转，上下交而呕利止矣。

疮痈肠痈浸淫病方第十八

一、薏苡附子败酱散

【原文】

肠痈之为病，其身甲错，腹皮急，按之濡，如肿状，腹

无积聚，身无热，脉数，此为肠内有痈脓，薏苡附子败酱散主之。（18-3）

【方药】薏苡仁十分　附子二分　败酱五分

【煎服法】上三味，杵为末，取方寸匕，以水二升，煎减半，顿服小便当下。

【方歌】薏苡附子败酱散，腹皮虽急按之濡，

　　　　附宜二分苡仁十，败酱还须五分驱。

【原按】

王晋三云：心气抑郁不舒，则气结于小肠之头，阻传导之去路而为痈肿。即《内经》所谓脏不容邪，则还之于腑也。故仲景重用薏苡，开通心气，荣养心境；佐以败酱，化脓为水；使以附子，一开手太阳小肠之结，一化足太阳膀胱之气，务令所化之毒，仍从水道而出。精微之奥，岂庸浅者所能推测耶？

二、大黄牡丹汤

【原文】

肠痈者，少腹肿痞，按之即痛如淋，小便自调，时时发热，自汗出，复恶寒。其脉迟紧者，脓未成，可下之，当有血。脉洪数者，脓已成，不可下也。大黄牡丹汤主之。（18-4）

【方药】大黄四两　牡丹一两　桃仁五十个　瓜子半升芒硝三合

【煎服法】上五味，以水六升，煮取一升，去滓，内芒硝，再煎沸，顿服之，有脓当下；如无脓，当下血。

【方歌】大黄牡丹大肠痈，黄四牡丹一两从，

瓜子半升桃五十，芒硝三合泄痈脓。

【按语】《金匮方歌括》为冬瓜仁半升，现据教材改为瓜子半升。

【原按】

王晋三云：肺与大肠相表里，大肠痈者，肺气下结于大肠之头，其道远于上，其位近于下，治在下者因而夺之也。故重用大黄、芒硝开大肠之结，桃仁、丹皮下将败之血，至于清肺润肠，不过瓜子一味而已。服之当下血，下未化脓之血也。若脓已成形，肉已坏，又当先用排脓散及汤。故原文云脓已成，不可下也。

三、王不留行散

【原文】

病金疮，王不留行散主之。（排脓散、排脓汤并主之）（18-6）

【方药】王不留行十分（八月八日采） 蒴藋细叶十分（七月七日采） 桑东南根（白皮）十分（三月三日采） 甘草十八分 川椒三分（除目及闭口者，去汗） 黄芩二分 干姜二分 芍药二分 厚朴二分

【煎服法】上九味，桑根皮以上三味，烧灰存性，勿令灰过，各别杵筛，合治之为散，服方寸匕。小疮即粉之，大疮但服之，产后亦可服。如风寒，桑东根勿取之。前三物，皆阴干百日。

【方歌】金疮诹采不留行，桑蒴同行十分明，

芩朴芍姜均二分，三椒十八草相成。

【原按】

尤在泾云：金疮经脉斩绝，营卫阻弛。治之者，必使经脉复行，营卫相贯而后已。

除烧灰外，余药不可日曝，火炙方效。

元犀按：金刃伤处，封固不密，中于风则仓卒无汗，中于水则出青黄汁，风则发痉，水则湿烂成疮。王不留行疾行脉络之血灌溉周身，不使其湍激于伤处；桑根皮泄肌肉之风水；蒴藋叶释名接骨草，渗筋骨之风水，三者皆烧灰，欲其入血去邪止血也。川椒祛疮口之风，厚朴燥刀痕之湿，黄连退肌热，芍药散恶血，干姜和阳，甘草和阴。用以为君者，欲其入血退肿生肌也。风湿去，阴阳和，疮口收，肌肉生，此治金疮之大要。

四、排脓散

【原文】

病金疮，王不留行散主之。（排脓散、排脓汤并主之）（18-6）

【方药】枳实十六枚　芍药六分　桔梗二分

【煎服法】上三味，杵为散，取鸡子黄一枚，以药散与鸡黄相等，揉和令相得，饮和服之，日一服。

【方歌】排脓散药本灵台，枳实为君十六枚，
　　　　　　六分芍药桔二分，鸡黄一个简而该。

【原按】

元犀按：枳、桔行气滞，芍药通血滞，从气血以排之，人所易知也。妙在揉入鸡子黄一枚，取有情之物以养心脾之阴，则排之之法，独得其本也。

五、排脓汤

【原文】

病金疮，王不留行散主之。（排脓散、排脓汤并主之）
（18-6）

【方药】甘草二两　桔梗三两　生姜一两　大枣十枚

【煎服法】上四味，以水三升，煮取一升，温服五合，日
再服。

【方歌】排脓汤与散悬殊．一两生姜二草俱，

　　　　大枣十枚桔三两，通行营卫是良图。

【原按】

元犀按：方中取桔梗、生姜之辛，又取大枣、甘草之甘，
辛甘发散为阳，令毒从阳化而出，排之之妙也。

六、黄连粉

【原文】

浸淫疮，黄连粉主之。（18-8）

【方药】考原文此方本缺。

【原按】

元犀按：浸淫疮系传染之疾也。从口起流向四肢者，毒
气外出也，故曰可治。从四肢起流来入口者，毒气由外入内，
固结于脏腑之间，故曰不可治。黄连粉方未见，疑即黄连一
味为末，或敷或服，随宜择用。

重订金匮方歌括卷六

跌蹶手指臂肿转筋狐疝蛔虫病方第十九

一、藜芦甘草汤

【原文】

病人常以手指臂肿动，此人身体瞤瞤者，藜芦甘草汤主之。（19-2）

【方药】考原文此方本缺。

【原按】

男元犀按：痰涎为湿气所生，留滞胸膈之间，久则变生无定。云病人常以手指、臂肿动，身体瞤瞤者，是气被痰阻，湿无去路，或加邪风，风行气亦行，引动积痰毒气，此所以群动并发，扰乱心君不宁也。手足项背牵引钩痛，走易不定者，心君之令不行，肺无以传其治节也。藜芦性毒，以毒攻毒，吐久积风痰，杀虫，通支节，除痼痹也；助用甘草者，取甘润之意，以其能解百毒也。方虽未见，其意不过是耳。

二、鸡屎白散

【原文】

转筋之为病，其人臂脚直，脉上下行，微弦。转筋入腹

者，鸡屎白散主之。（19-3）

【方药】鸡屎白。

【煎服法】上一味为散，取方寸匕，以水六合，和，温服。

【方歌】见金匮单药方歌括：

瓜蒂汤用二十枚，文蛤五两杵散沸。

百合洗身一升渍，皂荚八两蜜枣膏。

苦参一升去滓熏，狼牙三两浸阴疮。

鸡屎白散寸匕服，诃梨勒散十枚炮。

【按语】《肘后方》《外台秘要》之煎服法均作"煮三沸，顿服之，勿令病者知之"，可参。

【原按】

尤在泾曰:《内经》曰：诸暴强直，皆属于风。转筋入腹者，脾土虚而肝木乘之也。鸡为木畜，其屎反利脾气，故治是病，且以类相求，则尤易入也。

三、蜘蛛散

【原文】

阴狐疝气者，偏有小大，时时上下，蜘蛛散主之。（19-4）

【方药】蜘蛛十四枚（熬焦） 桂枝半两

【煎服法】上二味为散，取八分一匕，饮和服，日再服，蜜丸亦可。

【方歌】见金匮双药方歌括：

蜘蛛散中半两桂，狐疝蜘蛛十四枚。

【原按】

按：此病用桂枝，不如用肉桂力更大。

王晋三云：蜘蛛性阴而历，隐见莫测，可定幽暗之风，其功在壳，能泄下焦结气；肉桂芳香入肝，专散沉阴结疝。《四时刺逆从论》曰：厥阴滑为狐疝风。推仲景之意，亦谓阴狐疝气是阴邪挟肝风而上下无时也。治以蜘蛛，如披郄导窾。

四、甘草粉蜜汤

【原文】

蛔虫之为病，令人吐涎，心痛，发作有时，毒药不止，甘草粉蜜汤主之。（19-6）

【方药】甘草二两　粉一两　蜜四两

【煎服法】上三味，以水三升，先煮甘草，取二升，去滓，内粉、蜜，搅令和，煎如薄粥，温服一升，差即止。

【方歌】见金匮双药方歌括：

　　　甘草粉蜜蛔虫作，一粉二甘四两蜜。

【原按】

按：铅粉性善杀虫，今杂于甘草、白蜜之中，以大甘掩其本性，所谓先诱之而后攻之也。

五、乌梅丸

【原文】

蛔厥者，当吐蛔，今病者静而复时烦，此为脏寒，蛔上入膈，故烦。须臾复止，得食而呕，又烦者，蛔闻食臭出，其人当自吐蛔。（19-7）

蛔厥者，乌梅丸主之。（19-8）

【方药】乌梅三百个　细辛六两　干姜十两　黄连一斤

当归四两　附子六两（炮）　川椒四两（去汗）　桂枝六两
人参　黄柏各六两

【煎服法】上十味，异捣筛，合治之，以苦酒渍乌梅一
宿，去核，蒸之五升米下，饭熟，捣成泥，和药令相得，内
臼中，与蜜杵二千下，丸如梧子大，先食饮服十丸。日三服，
稍加至二十丸。禁生冷滑臭等食。

【方歌】乌梅黄连十六遵，六两桂附辛柏参，

　　　　归椒四两梅三百，十两干姜记要真。

【按语】炼蜜为丸，方中当有蜜，但略之。

【原按】

徐忠可云：黄连之苦，可以安蛔，则前甘草与蜜，何以
亦能安蛔也？不知上条之蛔，因燥而上逆，致使心痛，故以
白粉杀蛔为主，而加甘、蜜以润其燥。若蛔厥，未尝攻心，
且蛔因脏寒而上，故以乌梅酸收，黄连苦降，以收伏降蛔为
主，而加辛热追脏寒。所以一心痛而不吐蛔，一吐蛔而不心
痛，此是二条，大分别也。

妇人妊娠病方第二十

一、桂枝茯苓丸

【原文】

妇人宿有癥瘕，经断未及三月，而得漏下不止，胎动在
脐上者，为癥痼害。妊娠六月动者，前三月经水利时，胎也。
下血者，后断三月，衃也。所以血不止者，其癥不去故也，
当下其症，桂枝茯苓丸主之。（20-2）

【方药】桂枝　茯苓　牡丹（去心）　桃仁（去皮尖，熬）芍药各等分

【煎服法】上五味，末之，炼蜜和丸，如兔屎大，每日食前服一丸。不知，加至三丸。

【方歌】金匮桂枝茯苓丸，芍药桃仁和牡丹，

　　　　等分为末蜜丸服，活血化瘀癥块散。

【原按】

受业林礼丰按：师云：妇人宿有癥病者，谓未受胎之前，本停瘀而有癥病也。经断者，谓经水净尽之后，交媾而得胎也。未及三月而得漏下不止者，谓每月凑集之血因宿昔之癥痼妨害之而下漏也。盖六月胎动者，胎之常，而三月胎动者，胎之变。然胎当居脐下，今动在脐上者，是本有癥痼在脐下逼动其胎，故胎不安而动于脐上也。因复申言之曰：前三月经水利时，胎也。下血者，后断三月衃也。衃者，谓每月凑集之血始凝而未涸也。所以血不止者，其癥不去，必害其胎。去其癥，即所以安其胎，故曰当下其癥。主以桂苓丸者，取桂枝通肝阳，芍药滋肝阴，茯苓补心气，丹皮运心血，妙在桃仁监督其间，领诸药抵于癥痼而攻之，使瘀结去而新血无伤。瘀既去，则新血自能养胎，虽不专事于安胎，而正所以安胎也。

二、附子汤

【原文】

妇人怀娠六七月，脉弦发热，其胎愈胀，腹痛恶寒者，少腹如扇，所以然者，子脏开故也，当以附子汤温其脏。（20-3）

【方药】附子二枚（炮，去皮，破八片） 茯苓三两 人参二两 白术四两 芍药三两

【煎服法】上五味，以水八升，煮取三升，去滓，温服一升，日三服。

【方歌】炮附二枚附子汤，术宜四两主斯方，

　　　　芍苓三两人参二，背冷脉沉身痛详。

【按语】该方未见，徐忠可等注家认为可能是《伤寒论·辨少阴病脉证并治》篇的附子汤，故以此代之。

【原按】

男元犀按：太阳主表，少阴主里。脉弦发热者，寒伤太阳之表也。腹痛恶寒者，寒侵少阴之里也。夫胎居脐下，与太少相连，寒侵太少，气并胞宫，迫动其胎，故胎愈胀也。腹痛恶寒，少腹如扇者，阴邪盛于内，寒气稳于外，故现出阵阵如扇之状也。然胎得暖则安，寒则动。寒气内胜，必致坠胎，故曰所以然者，子脏开故也。附子汤温其脏，使子脏温而胎固，自无陨之虞矣。附子汤方未见，疑是《伤寒》附子汤。

三、胶艾汤

【原文】

师曰：妇人有漏下者，有半产后因续下血都不绝者，有妊娠下血者。假令妊娠腹中痛，为胞阻，胶艾汤主之。（20-4）

【方药】川芎 阿胶 甘草各二两 艾叶 当归各三两 芍药四两 干地黄四两

【煎服法】上七味，以水五升，清酒三升，合煮，取三

升，去滓，内胶，令消尽，温服一升，日三服。不差，更作。

【方歌】胶艾腹满胎阻胞，二两川芎草与胶，

　　　　归艾各三芍四两，地黄四两清酒烧。

【按语】胎阻胞者，胎儿阻于胞宫也，故《金匮》谓之胞阻。陈修园《金匮方歌括》为干地黄六两，现据教材改作四两。

【原按】

男元犀按：芎藭、芍、地，补血之药也；然血不自生，生于阳明水谷，故以甘草补之；阿胶滋血海，为胎产百病之要药；艾叶暖子宫，为调经安胎之专品，合之为厥阴、少阴、阳明及冲任兼治之神剂也。后人去甘草、阿胶、艾叶，名为四物汤，则板实而不灵矣。

四、当归芍药散

【原文】

妇人怀妊，腹中疠痛，当归芍药散主之。（20-5）

妇人腹中诸疾痛，当归芍药散主之。（22-17）

【方药】当归三两　芍药一斤　茯苓四两　白术四两　泽泻半斤　川芎半斤，一作三两

【煎服法】上六味，杵为散，取方寸匕，酒和，日三服。

【方歌】当归芍药痛势绵，三两归芎润且宣，

　　　　芍药一斤泽减半，术苓四两酒和旋。

【按语】陈修园《金匮方歌括》为川芎三两，现据教材改作半斤。笔者以为当取三两，故于方歌径改。

【原按】

男元犀按：怀妊腹痛，多属血虚，而血生于中气。中者，

土也。土过燥不生物，故以归、芎、芍药滋之；土过湿亦不生物，故以苓、术、泽泻渗之。燥湿得宜，则中气治而血自生，其痛自止。

犀按：妇人腹中诸疾痛者，不外气郁、血凝、带下等症。用当归芍药散者，以肝为血海，遂其性而畅达之也。方中归、芎入肝，解郁以伸木；芍、泽散瘀而行水；白术培土养木；妙在作散以散之，酒服以调之，协诸药能通气血，调荣卫，以顺其曲直之性，使气血和，郁滞散，何患乎腹中诸疾痛不除？

五、干姜人参半夏丸

【原文】

妊娠呕吐不止，干姜人参半夏丸主之。（20-6）

【方药】干姜　人参各一两　半夏二两

【煎服法】上三味，末之，以生姜汁糊为丸，如梧子大，饮服十丸，日三服。

【方歌】干姜人参半夏丸，胃中寒饮恶阻名，
　　　　参姜一两夏二两，姜汁糊丸古法精。

【原按】

尤在泾云：阳明之脉，顺而下行者也，有寒则逆，有热亦逆，逆则饮必从之。寒逆用此方，热逆用《外台》方：青竹茹、橘皮、半夏各五两，生姜、茯苓四两，麦冬、人参各三两，为治胃热气逆呕吐之法，可补仲师之未备。

楼全善云：余治妊阻病，累用半夏，未尝动胎，亦有故无陨之义也。

六、当归贝母苦参丸

【原文】

妊娠小便难，饮食如故，当归贝母苦参丸主之。（20-7）

【方药】当归　贝母　苦参各四两

【煎服法】上三味，末之，炼蜜丸如小豆大，饮服三丸，加至十丸。

【方歌】当归贝母苦参丸，妊娠郁热小便难，
　　　　苦参四两同归贝，饮服三丸至十丸。

【按语】炼蜜为丸，方中当有蜜，但略之。

【原按】

男元犀按：苦参、当归补心血清心火，贝母开肺郁而泻肺火。然心火不降，则小便短涩；肺气不行于膀胱，则水道不通。此方为下病上取之法也。况贝母主淋沥邪气，《神农本草经》有明文哉。

七、葵子茯苓散

【原文】

妊娠有水气，身重，小便不利，洒淅恶寒，起即头眩，葵子茯苓散主之。（20-8）

【方药】葵子一斤　茯苓三两

【煎服法】上二味，杵为散，饮服方寸匕，日三服。小便利则愈。

【方歌】见金匮双药方歌括：
　　　　葵子茯苓水气干，一斤葵子苓三安。

男元犀按：葵子欲人畏其滑胎，不必用之。《中藏经》五皮饮加紫苏，水煎服，甚效。

八、当归散

【原文】

妇人妊娠，宜常服当归散主之。（20-9）

【方药】当归　黄芩　芍药　川芎各一斤　白术半斤

【煎服法】上五味，杵为散，酒饮服方寸匕，日再服。妊娠常服即易产，胎无苦疾。产后百病悉主之。

【方歌】当归散治妇人娠，杵之为散酒饮吞，

一斤芎芍归子芩，白术半斤寸匕成。

【原按】方义歌中颇详，不再释。

九、白术散

【原文】

妊娠养胎，白术散主之。（20-10）

【方药】白术四分　川芎四分　蜀椒三分（去汗）　牡蛎二分

【煎服法】上四味，杵为散，酒服一钱匕，日三服，夜一服。但苦痛，加芍药；心下毒痛，倍加芎䓖；心烦吐痛，不能食饮，加细辛一两，半夏大者二十枚。服之后，更以醋浆水服之；若呕，以醋浆水服之；复不解者，小麦汁服之。已后渴者，大麦粥服之。病虽愈，服之勿置。

【方歌】白术散中酒助娠，养胎土载术之功，

白术川芎各四分，蜀椒三分牡二雄。

【按语】陈修园《金匮方歌括》为白术、川芎各三分，现据教材均改作四分。

【原按】

此方旧本三物各三分，牡蛎阙之。徐灵胎云：原本无分两。按方下云日三服、夜一服者，牡蛎用一分可也。

妇人产后病方第二十一

一、枳实芍药散

【原文】

产后腹痛，烦满不得卧，枳实芍药散主之。（21-5）

师曰：产妇腹痛，法当以枳实芍药散。假令不愈者，此为腹中有干血着脐下，宜下瘀血汤主之。亦主经水不利。（21-6）

【方药】枳实（烧令黑，勿太过） 芍药等分

【煎服法】上二味，杵为散，服方寸匕，日三服，并主痈脓，以麦粥下之。

【方歌】见金匮双药方歌括：

枳实芍药各等分，腹痛杵散麦粥吞。

【原按】

男蔚按：枳实通气滞，芍药通血滞，通则不痛，人所共知也。妙在枳实烧黑，得火化而善攻停积；下以大麦粥，和肝气而兼养心脾，是行滞中而寓补养之意，故痈脓亦主之。

二、下瘀血汤

【原文】

师曰：产妇腹痛，法当以枳实芍药散，假令不愈者，此为腹中有干血着脐下，宜下瘀血汤主之。亦主经水不利。（21-6）

【方药】大黄二两　桃仁二十枚　䗪虫二十枚（熬，去足）

【煎服法】上三味，末之，炼蜜合为四丸，以酒一升，煎一丸，取八合，顿服之。新血下如豚肝。

【方歌】下瘀血汤治血结，脐下着痛瘀为殃，

　　　　廿粒桃仁二两黄，二十䗪虫酒煎尝。

【按语】陈修园《金匮方歌括》为大黄三两，现据教材改作二两。炼蜜为丸，方中当有蜜，但略之。

【原按】

男元犀按：服枳实、芍药而不愈者，非积停不通，是瘀结不散，用此方攻之。方中大黄、桃仁能推陈下瘀；䗪虫之善攻干血，人尽知之；妙在桃仁一味，平平中大有功力。郁血已败而成瘀，非得生气不能流通。桃得三月春和之气，而花最鲜明似血，而其生气皆在于仁，而味苦又能开泄，故直入血中而和之散之，逐其旧而不伤其新也。

三、阳旦汤

【原文】

产后风，续之数十日不解，头微痛，恶寒，时时有热，心下闷，干呕汗出。虽久，阳旦证续在耳，可与阳旦汤。（21-8）

【方药】桂枝三两（去皮）　芍药三两　甘草二两（炙）
生姜三两　大枣十二枚

【煎服法】上五味，锉，以水七升，微火煮取三升，
去滓。

【方歌】桂枝头痛汗憎风，桂芍生姜三两同，

　　　　枣十二枚甘二两，解肌还借粥之功。

【按语】魏念庭、陈修园认为阳旦汤乃桂枝汤加附子。教
材选用桂枝汤，从教材。

【原按】

男元犀按：头痛发热、恶寒汗出，太阳表证也。心下闷
者，太阳水邪弥漫心下而作闷也。阳旦汤即桂枝汤倍桂枝加
附子。虽产后数十日不解，其邪仍在于太阳之经，故仍用桂
枝汤解太阳之表邪，加桂以化膀胱之水气，加附子以温固水
脏，使经脏气化，则内外之邪出矣。《伤寒论》桂枝加附子，
治漏汗加桂，治气从少腹上冲心；去芍，治胸满，俱有明文
可据。孙真人以桂枝汤加黄芩为阳旦汤，其意以心下闷为热
气，误矣。夫有热气，则当心烦，今曰心下闷，则非热可知
矣。况微恶寒时时有热，干呕汗出，为太阳桂枝汤之的症。
盖太阳底面便是少阴，续续至数十日不解，显系少阴之君炎
微，而水寒之气盛，寒气上凌阳位，是以为心下闷之苦。故
取桂枝汤增桂以扶君主之阳，加附子以镇水阴之逆，使心阳
振，水脏温，则上逆之阴邪，不攻而自散矣。

四、竹叶汤

【原文】

产后中风发热，面正赤，喘而头痛，竹叶汤主之。（21-9）

【方药】竹叶一把　葛根三两　防风　桔梗　桂枝　人参
甘草各一两　附子一枚（炮）　大枣十五枚　生姜五两

【煎服法】上十味，以水一斗，煮取二升半，分温三服，
温覆使汗出。颈项强，用大附子一枚，破之如豆大，煎药扬
去沫。呕者，加半夏半升洗。

【方歌】竹叶汤治喘热痛，一防桔桂草参同，

　　　　葛三姜五附枚一，枣十五枚竹把充。

【原按】

程云来云：证中未至背反张，而发热面赤头痛，亦风痉
之渐。故用竹叶主风痉，防风治内痉，葛根疗刚痉，桂枝治
柔痉，生姜散风邪，桔梗除风痹，辛以散之之剂也；又佐人
参生液以养筋，附子补火以致水，合之甘草，以和诸药，大
枣以助十二经。同诸风剂，则发中有补，为产后中风之大
剂也。

五、竹皮大丸

【原文】

妇人乳中虚，烦乱呕逆，安中益气，竹皮大丸主之。
（21-10）

【方药】生竹茹二分　石膏二分　桂枝一分　甘草七分
白薇一分

【煎服法】上五味，末之，枣肉和丸，弹子大，以饮服一
丸，日三夜一服。有热者，倍白薇；烦喘者，加柏实一分。

【方歌】竹皮大丸治虚呕，二分石膏并竹茹，

　　　　薇桂一分草七分，枣丸饮服效徐徐。

【原按】

男元犀按：血者，中之所生也；乳者，血之所变也。血虽生于中焦，尤借厥少之气传变而为乳。乳中虚者，谓乳子去汁过多而致虚也。中虚无血奉心则烦，心神不安则乱，阳气上升则呕。逆者，呕之甚也。用竹皮大丸者，以竹茹降逆止呕，白薇除热退烦，石膏通乳定乱，重用甘草、大枣定安中焦以生津液。血无阳气不运，妙以桂枝一味，运气血奉心通乳，则呕逆止而中即自安，烦乱退而气即自益矣。复申明其立方之本意曰安中益气。竹皮大丸，神哉！

六、白头翁加甘草阿胶汤

【原文】

产后下利虚极，白头翁加甘草阿胶汤主之。（21-11）

【方药】白头翁二两　黄连　柏皮　秦皮各三两　甘草阿胶各二两

【煎服法】上六味，以水七升，煮取二升半，内胶，令消尽，分温三服。

【方歌】白头二两妙通神，三两黄连秦柏珍，

　　　　产后下利虚极者，甘草阿胶二两分。

【原按】

男元犀按：产后去血过多，又兼下利亡其津液，其为阴虚无疑，兹云虚极，理宜大补，然归、芎、芍、地则益其滑而下脱，参、术、桂、芪则动其阳而上逆，皆为禁剂。须知此"虚"字，指阴虚而言，与少阴证阴气欲绝同义。少阴证与大承气汤急下以救阴，与此证与白头翁大苦以救阴同义。此法非薛立斋、张景岳、李士材辈，以甘温为主、苦寒为戒

者所可窥测。尤妙在加甘草之甘，合四味之苦，为苦甘化阴法；且久利膏脂尽脱，脉络空虚，得阿胶之滋润，合四味之苦以坚之，则源流俱清，而利自止。

附 方

一、千金三物黄芩汤

【原文】

治妇人在草蓐，自发露得风，四肢苦烦热。头痛者，与小柴胡汤。头不痛，但烦者，此汤主之。（21-附方）

【方药】黄芩一两 苦参二两 干地黄四两

【煎服法】上三味，以水八升，煮取二升，温服一升，多吐下虫。

【方歌】千金三物黄芩汤，妇人发露得风伤，

黄芩一两地黄四，苦参二两佐最良。

【原按】

受业林礼丰按：《千金》云：妇人在草蓐，是新产时也。新产血虚，厥阴主血，血虚则厥阴之相火动，火动则毛窍开。因自发去衣被，露其身体，风邪遂乘虚而袭焉。夫风为阳邪，四肢为诸阳之本，两阳相搏，故四肢苦烦热也。头痛者，风邪从脏而干于腑，有欲外出之象，故与小柴胡汤达之，使其从枢以外出也。头不痛但烦者，风邪内郁，扰动心包之热，心包火炽，血液必伤，故主以三黄汤。取地黄之甘寒多液者，补阴血之虚；黄芩、苦参之苦寒者，泻心包之热，使火平而风熄，阴复则肝宁，何有四肢苦烦热之病哉？且心包有热，

必挟风木而生虫，故方下云：服后多吐下虫。

二、千金内补当归建中汤

【原文】

治妇人产后虚羸不足。腹中刺痛不止，吸吸少气，或苦少腹中急，摩痛，引腰背，不能食饮。产后一月，日得四五剂为善。令人强壮，宜。（21-附方）

【方药】当归四两　桂枝三两　芍药六两　生姜三两　甘草二两　大枣十二枚

【煎服法】上六味，以水一斗，煮取三升，分温三服，一日令尽。若大虚，加饴糖六两。汤成内之于火上暖，令饴消。若去血过多，崩伤内衄不止，加地黄六两，阿胶二两，合八味，汤成内阿胶。若无当归，以川芎代之；若无生姜，以干姜代之。

【方歌】内补当归建中汤，四两当归替饴糖，

产后虚羸诸不足，小建中汤原方详。

【原按】

受业林礼丰按：产后吸吸少气，不能饮食者，病在太阳也。腹中刺痛不止，或苦少腹急摩痛引腹背者，病在厥阴也。病属虚羸不足，故用桂枝汤倍芍，以助脾气之输；而刺痛牵引，乃血瘀滞着，故用当归以通凝聚之瘀，使脾气有权而得上输下转之力。故产后一月，日得服四五剂为善也。令人强壮宜者，得补益之功也。加饴糖者，以中土大虚，故用稼穑之味，以补中焦之气血。若去血过多，崩伤内衄不止，则血海空虚，阴气失守，故加地黄、阿胶之重浊味厚者以养阴。名之曰内补者，以产后虚羸，病偏于内也。古圣之方，无微

不到，神乎！神乎！

妇人杂病方第二十二

一、半夏厚朴汤

【原文】

妇人咽中如有炙脔，半夏厚朴汤主之。（22-5）

【方药】半夏一升　厚朴三两　茯苓四两　生姜五两　干苏叶二两

【煎服法】上五味，以水七升，煮取四升，分温四服，日三夜一服。

【方歌】半夏厚朴咽炙脔，却是痰凝气不通，

半夏一升茯四两，五姜三朴二苏攻。

【原按】

男元犀按：咽喉者，高之极；小腹者，下之极。炙脔贴于咽中者，病在上；奔豚起于小腹者，病在下，俱属于气，但其病有上下之分。盖妇人气郁居多，或偶感客邪，依痰凝结，窒塞咽中，如有炙脔状，即《千金》所谓咽中贴贴状。吞之不下，吐之不出者，今人名曰梅核气是也。主以半夏厚朴汤者，方中以半夏降逆气，厚朴争结气，茯苓消痰，尤妙以生姜通神明，助正祛邪，以紫苏之辛香，散其郁气，郁散气调，而凝结焉有不化者哉？后人以此汤变其分两，治胸腹满闷呕逆等证，名七气汤，以治七情之病。

二、甘麦大枣汤

【原文】

妇人脏躁，喜悲伤欲哭，象如神灵所作，数欠伸，甘麦大枣汤主之。（22-6）

【方药】甘草三两　小麦一升　大枣十枚

【煎服法】上三味，以水六升，煮取三升，温分三服。亦补脾气。

【方歌】甘麦大枣妇人伤，如有神灵太息长，

小麦一升三两草，十枚大枣力相当。

【原按】

魏念庭云：世医竞言滋阴养血，抑知阴盛而津愈枯，阳衰而阴愈躁。此方治脏躁大法也。

三、温经汤

【原文】

问曰：妇人年五十所，病下利数十日不止，暮即发热，少腹里急，腹满，手掌烦热，唇口干燥，何也？师曰：此病属带下。何以故？曾经半产，瘀血在少腹不去。何以知之？其证唇口干燥，故知之，当以温经汤主之。（22-9）

【方药】吴茱萸三两　当归二两　川芎二两　芍药二两　人参二两　桂枝二两　阿胶二两　生姜二两　牡丹皮（去心）二两　甘草二两　半夏半升　麦门冬一升（去心）

【煎服法】上十二味，以水一斗，煮取三升，分温三服。亦主妇人少腹寒，久不受胎，兼取崩中去血，或月水来过多，及至期不来。

【方歌】温经芎芍草归人，胶桂丹皮姜二均，

半夏半升麦一升，吴萸三两对君陈。

【按语】陈修园《金匮方歌括》为生姜三两，现据教材均改作二两。

【原按】

男元犀按：方中当归、芎䓖、芍药、阿胶，肝药也；丹皮、桂枝，心药也；吴茱萸，肝药亦胃药也；半夏，胃药亦冲药也；麦门冬、甘草，胃药也；人参补五脏，生姜利诸气也。病在经血，以血生于心，藏于肝也，冲为血海也。胃属阳明，厥阴冲脉丽之也。然细绎方意：以阳明为主，用吴茱萸祛阳明中土之寒，即以麦门冬滋阳明中土之燥，一寒一热，不使偶偏，所以谓之温也；用半夏、生姜者，以姜能去秽而胃气安，夏能降逆而胃气顺也；其余皆相辅而成温之之用，绝无逐瘀之品。故过期不来者能通之，月来过多者能止之，少腹寒而不受胎者并能治之，统治带下三十六病，其神妙不可言矣。

四、土瓜根散

【原文】

带下，经水不利，少腹满痛，经一月再见者，土瓜根散主之。（22-10）

【方药】土瓜根　芍药　桂枝　䗪虫各三分

【煎服法】上四味，杵为散，酒服方寸匕，日三服。

【方歌】土瓜根散瘀血停，月经再见不循经，

虫瓜桂芍三分等，协调阴阳酒和宁。

【原按】

男元犀按：此条单指经水不利之带下病也。经者，常也。妇人行经，必有常期。尤云：血满则行，血尽复生，如月之盈亏，海之潮汐，必定应期而至，谓之信。此云经水不利，一月再见者，乃蓄泄失常，则有停瘀之患也。然瘀既停，必着少腹之间作满而痛也。立土瓜根散者，为调协阴阳，主祛热通瘀之法。方中桂枝通阳，芍药行阴，使阴阳和，则经之本正矣；土瓜根祛热行瘀，蟅虫蠕动逐血，去其旧而生新，使经脉流畅，常行不乱也。

五、胶姜汤

【原文】

妇人陷经，漏下黑不解，胶姜汤主之。（22-12）

【方药】

考原文本无此方，林亿等按"臣亿等校诸本，无胶姜汤方，想是前妊娠中胶艾汤"。陈修园则取干姜、阿胶二味共煎之说。

【原按】

道光四年，闽都阆府宋公，其三媳妇产后三月余，夜半腹痛发热，经血暴下鲜红，次下黑块，继有血水，崩下不止，均有三四盆许，不省人事，牙关紧闭，挽余诊之。时将五鼓矣，其脉似有似无，身冷面青，气微肢厥。予曰：血脱当益阳气。用四逆汤加赤石脂一两，煎汤灌之，不差；又用阿胶、艾叶各四钱，干姜、附子各三钱，亦不差。沉思良久，方悟前方用干姜守而不走，不能导血归经也，乃用生姜一两，阿胶五钱，大枣四枚。服半时许，腹中微响，四肢头面有微汗，身渐温，须臾苏醒，自道身中疼痛。余令先与米汤一杯，又进前方，血崩立止，脉复厥回。大约胶姜汤，即生姜、阿胶

二味也。盖阿胶养血平肝，去瘀生新，生姜散寒升气，亦陷
者举之，郁者散之，伤者补之、育之之义也。

六、大黄甘遂汤

【原文】

妇人少腹满如敦状，小便微难而不渴，生后者，此为水
与血并结在血室也，大黄甘遂汤主之。（22-13）

【方药】大黄四两　甘遂二两　阿胶二两。

【煎服法】上三味，以水三升，煮取一升，顿服之，其血
当下。

【方歌】大黄甘遂小便难，水同瘀血两弥漫，
　　　　大黄四两遂胶二，顿服瘀行病自安。

【原按】

男元犀按：方中大黄攻血蓄，甘遂攻水蓄，妙得阿胶本
清济之水，伏行地中，历千里而发于古东阿县之井，此方取
其以水行水之义也。《内经》谓：济水内合于心。用黑骡皮煎
造成胶，以黑属于肾，水能济火，火熄而血自生，此方取其
以补为通之义也。然甘遂似当减半用之。

七、抵当汤方

【原文】

妇人经水不利下，抵当汤主之。亦治男子膀胱满急，有
瘀血者。（22-14）

【方药】水蛭三十个（熬）　虻虫三十枚（熬，去翅足）
桃仁二十个（去皮尖）　大黄三两（酒浸）

【煎服法】上四味，为末，以水五升，煮取三升，去滓，

温服一升。

【方歌】抵当汤用三两黄，蛭虻三十廿桃方，

作丸蛭虻皆二十，桃仁廿五定其狂。

【原按】

男元犀按：妇人经水不利下，脉证俱实者，宜此方，否则当养其冲任之源。不可攻下。

八、矾石丸

【原文】

妇人经水闭不利，脏坚癖不止，中有干血，下白物，矾石丸主之。（22-15）

【方药】矾石三分（烧）　杏仁一分

【煎服法】上二味，末之，炼蜜和丸，枣核大，内藏中，剧者再内之。

【方歌】见金匮双药方歌括：

矾石丸用三分矾，一分杏仁炼蜜丸。

【原按】

尤在泾云：脏坚癖不止者，子脏干血，坚凝成癖而不去也。干血不去，则新血不荣，而经闭不利矣。由是蓄泄不时，胞宫生湿，湿复生热；所积之血转为湿热所腐，而成白物，时时自下，是宜先去其脏之湿热。矾石却水除热，合杏仁破结润干血也。

九、红蓝花酒

【原文】

妇人六十二种风，及腹中血气刺痛，红蓝花酒主之。

（22-16）

　　【方药】红蓝花一两

　　【煎服法】上一味，以酒一大升，煎减半，顿服一半。未止，再服。

　　【方歌】见金匮双药方歌括：

　　　　　　红蓝花酒风未详，两花升酒煎煮尝。

　　【按语】红蓝花酒方疑非仲景方。

　　【原按】

　　《浅注》引张隐庵《侣山堂类辨》甚妙，不再释。

十、蛇床子散

　　【原文】

　　蛇床子散方，温阴中坐药。（22-20）

　　【方药】蛇床子仁

　　【煎服法】上一味，末之，以白粉少许，和令相得，如枣大，绵裹内之，自然温。

　　【方歌】见金匮双药方歌括：

　　　　　　阴中坐药蛇床散，白粉少许仁末纳。

　　【原按】此方陈氏本无按语。

十一、狼牙汤

　　【原文】

　　少阴脉滑而数者，阴中即生疮，阴中蚀疮烂者，狼牙汤洗之。（22-21）

　　【方药】狼牙三两

【煎服法】上一味，以水四升，煮取半升，以绵缠箸如茧，浸汤沥阴中，日四遍。

【方歌】见金匮单药方歌括：

　　　　瓜蒂汤用二十枚，文蛤五两杵散沸。

　　　　百合洗身一升渍，皂荚八两蜜枣膏。

　　　　苦参一升去滓熏，狼牙三两浸阴疮。

　　　　鸡屎白散寸匕服，诃梨勒散十枚炮。

【原按】此方陈氏本无按语。

十二、小儿疳虫蚀齿方

【原文】阙如（22-23）

【方药】雄黄　葶苈

【煎服法】上二味，末之，取腊月猪脂熔，以槐枝绵裹头四五枚，点药烙之。

【方歌】小儿疳虫蚀齿方，本治疳虫蚀齿良，

　　　　葶苈雄黄猪脂熔，槐枝点烙细推详。

【按语】疑非仲景方。

【原按】

犀按：虫有大小之别，随生处而异其形，总不离于风火湿，挟厥阴之气化所生也。小儿疳虫病者，多由母氏乳少，多饲以火燥干粮助火之品，致小儿烦啼不已，动其心包之火，火动必熏灼于肝，蒸郁从风木化而为虫，夫虫乃有情之物，食有情之血，乱有情之心脏，起伏无定，妖妄作祟。故其证烦热多汗，面青腹胀，喜食辛燥之味。又有蚀虫（蚀者，食虫也），其形不一，小者名寸白虫，主风木之气郁于中土所生也；大者为蚀虫，乃宿食所化也。有下蚀者，本心包之火协

三焦蕴热而成，着于前后二阴，名曰阴蚀，小如线，色白，抑或湿热下注，兼以房事相侵，致阴中蚀烂，名曰蚀疮。三者皆能使人咽干而阴中痛痒。有蚀齿者，生于齿缝齿龈，小如丝发，疼痛难忍，或名齿蛇，或名牙疳，能穿肉入骨。此症本于外感未解，邪火协心火熏灼而成。有小鱼虫者，如盆鱼子初生之小，有两目，有生足者，有无足者，吐出时如鱼子动游状，此乃胸气不布，痰饮协木气所生，故肝着症久而不愈，多生红蚀。亦有眼目多坏，有鼠妇虫者，形如小鼠妇，背有鳞甲，色微赤，有头足眼目，吐出能跳跃，此受恶浊异气、酒性郁怒合化而生。然虫症虽多，而仲师之方未有不备也。今举小儿疳病治法，意以补土清金，使天气降而热气消，则土润叶茂矣。近医知为疳病，不辨寒热实虚，多用毒药杀虫，而不知其越杀越生也，本方用雄黄、葶苈、猪脂、槐枝，主通气行血之品质，点药烙之，如打摩之法，去积聚，调气血，点之亦即熏之之法也。后人有神照法，从《内经》马膏桑钩方及此方套出。

下册附一：重订金匮方歌括全部方歌

此部分包括"金匮多方合编方歌括"和"金匮诸病方歌括"。其中前者又包括"金匮单药方歌括""金匮双药方歌括""金匮加减方歌括"三个部分。后者则可按卷细分金匮诸病篇方歌括。此处分出"金匮多方合编方歌括"是为了避免在后面"金匮诸病方歌括"中重复，便于记诵。

【金匮多方合编方歌括】

【金匮单药方歌括】

瓜蒂汤、文蛤散、百合洗方、皂荚丸、苦参汤、狼牙汤、鸡屎白散、诃梨勒散

瓜蒂汤用二十枚，文蛤五两杵散沸。

百合洗身一升渍，皂荚八两蜜枣膏。

苦参一升去滓熏，狼牙三两浸阴疮。

鸡屎白散寸匕服，诃梨勒散十枚炮。

【金匮双药方歌括】

大黄甘草汤、小半夏汤、小半夏加茯苓汤、大乌头煎、甘草粉蜜汤、甘草麻黄汤、半夏干姜散、生姜半夏汤、半夏

麻黄丸、头风摩散、百合地黄汤、百合鸡子黄汤、百合知母汤、百合滑石散、红蓝花酒、矾石丸、矾石汤、泽泻汤、蒲灰散、滑石白鱼散、茯苓戎盐汤、枳术汤、枳实芍药散、瓜蒌牡蛎散、蛇床子散、猪膏发煎、葶苈大枣泻肺汤、葵子茯苓散、硝石矾石散、紫参汤、蜘蛛散、薏苡附子散、橘皮汤

大黄甘草食即吐，四两大黄二两草。

小半夏汤支饮泛，一升半夏半斤姜。

眩悸还加三两苓，淡渗而辛循病情。

大乌头五枚蜜煎，阴寒痼结脉紧弦。

甘草粉蜜蛔虫作，一粉二甘四两蜜。

甘草麻黄里水生，甘草二两四麻分。

半夏干姜各等分，干呕吐逆杵散服。

生姜半夏半斤夏，一升姜汁寒饮主。

半夏麻黄等分均，心下悸炼蜜丸匀。

头风摩散一枚附，等分用盐摩疾上。

百合地黄七百合，沫出泉煎升地汁。

百合鸡子吐后宜，七合别煎纳一黄。

百合知母误汗用，七枚百合三两母。

百合滑石散发热，一两百合三滑石。

红蓝花酒风未详，斤花升酒煎煮尝。

矾石丸用三分矾，一分杏仁炼蜜丸。

矾石汤中二两矾，煮需浆水浸脚安。

泽泻汤中泽五胜，二两白术制水能。

小便不利蒲灰散，七分蒲灰三分石。

滑石白鱼亦并主，石发白鱼各二分。

茯苓戎盐弹丸大，半斤茯苓二两术。

枳术汤主心下坚，七枚枳实二术研。

枳实芍药各等分，腹痛杵散麦粥吞。
栝楼牡蛎渴不差，俱各等分寸匕服。
阴中坐药蛇床散，白粉少许仁末纳。
猪膏发煎膏半斤，乱发卵大用三枚。
葶苈大枣泻肺汤，葶苈一丸十二枣。
葵子茯苓水气干，一斤葵子苓三安。
硝石矾石女劳疸，等分为散麦粥安。
下利肺痛紫参汤，半斤紫参三草详。
蜘蛛散中半两桂，狐疝蜘蛛十四枚。
薏苡附子胸痹急，大附十枚十五薏。
橘皮汤疗手足厥，四橘八姜干呕哕。

【金匮加减方歌括】

桂枝附子汤、白术附子汤

桂枝附子需枚三，四桂三姜二草难，
大枣方中十二枚，去桂加术四两探。

小建中汤、黄芪建中汤

小建中即桂枝汤，原方倍芍加饴饴，
黄芪建中两半芪，虚劳里急愈之必。

升麻鳖甲汤、升麻鳖甲汤去雄黄蜀椒方

升麻鳖甲毒为阳，鳖用甲大草二两，
半雄升二椒归一，阴毒更去雄蜀椒。

小青龙汤、小青龙加石膏汤

小青龙汤表兼水，咳而发热句中推。

桂麻姜芍草辛三，夏味半升实为贵。

肺胀加石膏二两，金匮别法更发挥。

桂苓五味甘草汤、桂苓五味甘草去桂加姜辛汤、苓甘五味姜辛半夏汤、苓甘五味姜辛半夏杏仁汤、苓甘五味姜辛半夏杏仁大黄汤

桂苓五味甘草汤，苓桂四两甘草三，

五味半升实堪研，去桂加姜辛三两，

即名苓甘味辛汤，若呕又纳半升夏，

姜辛甘草作二两，形肿苓甘味辛添，

方增半升杏夏研，胃热大黄三两煎。

越婢汤、越婢加术汤、越婢加半夏汤

越婢身肿属风多，水为风翻涌巨波，

二草三姜十五枣，石膏八两六麻和，

里水脉沉四两术，肺胀半夏半升多。

白头翁汤、白头翁加甘草阿胶汤

白头二两妙通神，三两黄连秦柏珍，

产后下利虚极者，甘草阿胶二两分。

【金匮诸病方歌括】

【重订金匮方歌括卷一方歌】

【脏腑经络先后病方第一】

此篇无方。

【痉湿暍病方第二】

栝楼桂枝汤

栝楼桂枝脉沉迟，身体几几欲痉时，
三两桂芍兼生姜，二甘二蒌十二枣。

葛根汤

葛根四两三两麻，枣枚十二效堪嘉，
桂甘芍二姜三两，不利但呕半升夏。

大承气汤

大承四黄朴半斤，枳五硝三急下云，
枳朴先熬黄后入，去滓硝入火微熏。

麻黄加术汤

麻黄加术烦疼中，发汗为宜忌火攻，
麻三桂二甘草一，杏仁七十术四融。

麻黄杏仁薏苡甘草汤

麻杏苡甘日晡时，风湿身疼病之基，
苡麻半两十枚杏，炙草扶中一两宜。

防己黄芪汤（《外台》防己黄芪汤）

防己黄芪身恶风，七钱半术半草通，
己芪一两磨分服，四片生姜一枣充。

甘草附子汤

甘草附子桂四明，术附甘兮二两平，
方中主药推甘草，风湿同祛要缓行。

白虎人参汤

白虎人参大汗倾，大渴大热属阳明，
膏斤知六参三两，二草六粳米熟成。

【百合狐惑阴阳毒病方第三】

百合滑石代赭石汤

滑石代赭下之差，既下还当竭旧邪，
百合七枚赭弹大，滑石三两效堪夸。

甘草泻心汤

甘草泻心腹雷鸣，甘四姜芩三两平，
一连半夏十二枣，金匮狐惑参三明。

雄黄熏法

知方名即知此方，且原方本无剂量，故不出方歌。

赤小豆当归散

赤豆当归变多般，小豆生芽曝令干，
豆取三升归三两，杵调浆水日三餐。

【重订金匮方歌括卷二方歌】

【疟病方第四】

鳖甲煎丸

鳖甲煎丸治疟母，十二鳖甲六柴胡，
芩姜桂韦朴紫军，胶妇乌扇各三取。
芍虫丹五蜂窠四，赤硝十二蜣螂六，
葶参夏一瞿桃二，灶灰清酒煎如梧。

白虎加桂枝汤

白虎桂枝论未详，桂加三两另名方，
无寒但热为温疟，骨节烦疼呕又妨。

蜀漆散

蜀漆云龙平等杵，阳为痰阻伏心间，
牝疟阴邪自往来，先时浆服不逾闲。

附《外台秘要》三方
牡蛎汤

外台牡蛎吐越方，祛寒散结并通阳，
先煎三漆四麻黄，四蛎二甘后煮良。

柴胡去半夏加栝楼汤

柴胡去夏加栝楼，小柴去夏恐伤阴，
更加栝楼根四两，泻火润燥可生津。

柴胡桂姜汤

柴胡桂枝干姜汤，芩桂宜三栝四尝，
八柴二草蛎干姜，少阳枢病要精详。

【中风历节病方第五】

侯氏黑散

黑散辛苓归桂芎，参姜矾蛎芩三同，
菊宜四十术防十，桔梗八分温酒融。

风引汤

风引三桂二牡甘，龙姜大黄四两掺，
滑寒赤白紫膏六，井花水煮瘫痫探。

防己地黄汤

防己地黄病如狂，己一草二三桂防，
杯酒淋来取清汁，二斤蒸地绞和尝。

桂枝芍药知母汤

桂枝芍药知母灵，芍三姜术五前行，
知桂防风均需四，麻甘二两附二停。

乌头汤

乌头汤疼难屈伸，或加脚气痛为均，

芍芪麻草皆三两，五粒乌头煮蜜匀。

附方

《古今录验》续命汤

古今录验续命汤，杏仁四十芎一两，
姜归参桂草膏麻，三两均匀寿延长。

《千金》三黄汤

千金三黄治中风，节痛肢拘络不通，
二分芪辛四分独，黄芩三分五麻攻。

《近效》术附汤

近效术附枚半附，二两白术一草需，
生姜五片枣一枚，一剂五匕分之服。

【血痹虚劳病方第六】

黄芪桂枝五物汤

黄芪桂枝五物汤，桂枝三两芪芍详，
枣枚十二生姜六，阳通血痹除无恙。

桂枝加龙骨牡蛎汤

桂枝龙骨牡蛎妙，坎离救治在中爻，
桂枝汤内加龙牡，三两相均要细敲。

天雄散

天雄固阴本之阳，龙骨天雄三两匡，
六两桂枝八两术，酒调钱匕日三尝。

八味肾气丸（《金匮》肾气丸、崔氏八味丸）

金匮肾气整胞宫，丹泽苓三地八融，

四两萸薯桂附一，蜜丸酒下肾元充。

薯蓣丸

薯蓣三十二八草，三姜二蔹百枚枣，

桔茯柴胡五分匀，人参阿胶七分讨。

更有六分不参差，芎芍杏防麦术好，

豆卷地归曲桂枝，均宜十分和蜜捣。

酸枣仁汤

酸枣二升先煮汤，茯知芎二煮之良，

甘草一两相调剂，服后恬然足睡乡。

大黄䗪虫丸

大黄䗪虫干血劳，缓中补虚治大旨，

蛴螬一升䗪半升，桃杏虻虫一升止。

一两干漆十地黄，更用大黄十分已，

三甘四芍二黄芩，五劳要证须用此。

附方：

《千金翼》炙甘草汤（即《外台》炙甘草汤）

炙甘草汤四两甘，枣枚三十桂姜三，

半升麦麻一斤地，二两参胶酒水涵。

《肘后》獭肝散

獭肝变化少人知，一月能生一叶奇，

鬼干冷劳宜此物，炙干寸匕日三服。

【重订金匮方歌括卷三方歌】

【肺痿肺痈咳嗽上气病方第七】

甘草干姜汤（见伤寒双药方歌括）

甘草干姜误汗施，二两干姜四两草。
芍药甘草汗伤血，芍草各四旨意详。
干姜附子阳将亡，一枚附子一两姜。
桂枝甘草悸欲按，桂四甘草二两匡。
赤脂余粮各一斤，下焦下利此汤欣。
栀子柏皮十五栀，一两甘草二柏资。
瓜蒂一分瓜赤豆，调豉去滓和散服。
甘草汤用二两草，不差桔梗一两方。

射干麻黄汤

射干麻黄水鸡声，三两干辛款菀成，
夏味半升枣七枚，姜麻四两宣肺能。

厚朴麻黄汤

厚朴麻黄脉浮喘，杏仁夏味半升量，
二两姜辛膏蛋大，升麦四麻五朴良。

泽漆汤

泽漆三斤法分煎，五两紫参姜白前，
桂芩参草同三两，半夏半升涤痰坚。

麦门冬汤

麦门冬汤火逆上，一升半夏七升冬，
参甘二两粳三合，枣十二枚是正宗。

桔梗汤（见伤寒双药方歌括）

甘草干姜误汗施，二两干姜四两草。
芍药甘草汗伤血，芍草各四旨意详。
干姜附子阳将亡，一枚附子一两姜。
桂枝甘草悸欲按，桂四甘草二两匡。
赤脂余粮各一斤，下焦下利此汤欣。
栀子柏皮十五栀，一两甘草二柏资。
瓜蒂一分瓜赤豆，调豉去滓和散服。
甘草汤用二两草，不差桔梗一两方。

附方：

《千金》甘草汤（见伤寒双药方歌括）

甘草干姜误汗施，二两干姜四两草。
芍药甘草汗伤血，芍草各四旨意详。
干姜附子阳将亡，一枚附子一两姜。
桂枝甘草悸欲按，桂四甘草二两匡。
赤脂余粮各一斤，下焦下利此汤欣。
栀子柏皮十五栀，一两甘草二柏资。
瓜蒂一分瓜赤豆，调豉去滓和散服。
甘草汤用二两草，不差桔梗一两方。

《千金》生姜甘草汤

生姜甘草肺痿汤，甘须四两五生姜，

枣枚十五参二两，补土生金润肺肠。

《千金》桂枝去芍药加皂荚汤

千金去芍加皂枚，枣取十枚属肺痿，
皂去皮子更炙焦，辛温甘润涎沫退。

《外台》桔梗白散（就是伤寒三物白散）

三子白散守成规，巴豆研脂只一分，
更加桔贝均三分，寒实结胸细辨医。

《千金》苇茎汤

千金苇茎肺痈成，薏苡瓜瓣各半升，
桃仁五十当吐脓，苇茎先煮二升呈。

【奔豚气病方第八】

奔豚汤

奔豚汤气冲腹痛，四两夏姜五葛根，
归芍芎芩甘二两，李根白皮一升论。

桂枝加桂汤

伤寒桂枝加桂汤条原文后有"更加桂二两也"之语，故不增作方歌。

茯苓桂枝甘草大枣汤（即苓桂草枣汤）

苓桂草枣奔豚治，八两茯苓四桂枝，
枣推十五炙草二，煮取甘澜两度施。

【胸痹心痛短气病方第九】

瓜蒌薤白白酒汤

瓜蒌薤白白酒汤，阴气弥沦痹不通，
薤白半斤蒌一个，七升白酒奏奇功。

瓜蒌薤白半夏汤

瓜蒌薤白半夏汤，半斤半夏一蒌施，
薤因性湿惟三两，斗酒同煎涤饮奇。

枳实瓜蒌薤白桂枝汤（即枳实薤白桂枝汤）

枳实薤白桂枝汤，薤白半斤四朴寻，
一个瓜蒌一两桂，四枚枳实撒浮阴。

人参汤（即理中丸原量，理中丸方见《伤寒》）

理中吐利腹疼用，丸汤分两各三同，
术姜参草刚柔济，服后还余啜粥功。

茯苓杏仁甘草汤

茯苓杏仁甘草汤，甘一苓三淡泄之，
更有杏仁五十粒，水行气顺不求奇。

橘皮枳实生姜汤

橘枳姜汤又何施，枳实辛香三两宜，
橘用一斤姜减半，气开结散勿迟疑。

桂枝生姜枳实汤

桂枝生姜枳实汤，痰饮上弥客气填。

三两桂姜五枚枳，祛寒散逆并攻坚。

乌头赤石脂丸

乌头赤脂痛不休，彻背彻胸实堪忧，

乌头一分半两附，赤石椒姜一两求。

附方：

九痛丸

九痛心疼治不难，狼萸姜巴附参安，

附需三两余皆一，炼丸酒下强弱看。

【腹满寒疝宿食病方第十】

附子粳米汤

附子粳米腹切痛，胸胁逆满呕吐成，

枚附一甘枣十个，半斤粳米夏半升。

厚朴七物汤

厚朴七物脉兼浮，三两甘黄八朴投，

二桂五姜十个枣，五枚枳实效优优。

大柴胡汤

大柴胡汤下之良，八柴四枳五生姜，

半夏半升枣十二，芩芍三两二大黄。

厚朴三物汤

厚朴三物痛而闭，四两大黄朴倍之，

枳用五枚先后煮，小承变法更神奇。

大建中汤
大建中痛呕食难，腹冲头足因大寒，
干姜四两椒二合，参二升饴服之安。

大黄附子汤
大黄附子胁偏痛，若非温下恐迁延，
大黄三两三枚附，二两细辛可补天。

赤丸方
赤丸寒气厥逆珍，四两夏苓一两辛，
中有乌头二两炮，蜜丸朱色妙通神。

当归生姜羊肉汤
当归生姜羊肉汤，腹痛胁痛急不堪，
羊斤姜五并归三，仲景传法授指南。

乌头桂枝汤
乌头桂枝肢不仁，药攻刺灸治非真，
桂枝汤照原方煮，乌头五枚蜜煎神。

瓜蒂散（见伤寒双药方歌括）
甘草干姜误汗施，二两干姜四两草。
芍药甘草汗伤血，芍草各四旨意详。
干姜附子阳将亡，一枚附子一两姜。
桂枝甘草悸欲按，桂四甘草二两匡。
赤脂余粮各一斤，下焦下利此汤欣。

栀子柏皮十五栀，一两甘草二柏资。
瓜蒂一分瓜赤豆，调豉去滓和散服。
甘草汤用二两草，不差桔梗一两方。

附方：
《外台》柴胡桂枝汤
柴胡桂枝偏柴胡，小柴原方取半煎，
阳中太少相因病，桂芍两半复方全。

《外台》走马汤
外台走马伤人多，腹胀心疼异气故，
巴杏二枚同捣细，冲汤捻汁好祛邪。

【重订金匮方歌括卷四方歌】

【五脏风寒积聚病方第十一】

旋覆花汤
旋覆花汤欲蹈胸，热汤一饮肝着空，
葱十四茎花三两，新绛通行少许从。

麻子仁丸
麻仁升杏二升麻，枳芍半斤效可夸，
黄斤朴尺丸饮下，缓通脾约是专家。

甘姜苓术汤
甘姜苓术坐水泉，腹重如带五千钱，
术甘二两姜苓四，寒湿同祛岂偶然。

【 痰饮咳嗽病方第十二 】

苓桂术甘汤

苓桂术甘气冲胸，起则头眩身振从，
茯四桂三术草二，温中降逆效从容。

甘遂半夏汤

甘遂半夏续还来，甘遂三枚芍五枚，
十二枚夏指大草，水煎加蜜法双该。

十枣汤

十枣先煮十肥枣，遂戟芫花等分捣，
强人一匕羸者半，快下利后糜粥养。

大青龙汤

大青龙汤表兼热，二两桂甘三两姜，
大枣十枚四十杏，膏如鸡子六麻黄。

木防己汤、木防己去石膏加茯苓芒硝汤

木防己汤面色黧，己三桂二参四施，
膏枚十二如鸡子，去膏苓四三合硝。

厚朴大黄汤

厚朴大黄饮在胸，支饮填胸满不通，
尺朴为君调气分，四枚枳实六黄攻。

己椒苈黄丸

己椒苈黄口带干，腹里为肠按部观，
椒己苈黄皆一两，蜜丸饮服日三餐。

五苓散

五苓散治太阳腑，猪术茯苓十八铢，
泽泻一两六铢符，桂枝半两磨调服。

附方
《外台》茯苓饮

外台茯苓饮停痰，枳二参苓术各三，
姜四橘皮二两半，补虚消满此中探。

【消渴小便不利淋病方第十三】

瓜蒌瞿麦丸

瓜蒌瞿麦渴斯成，水气留中液不生，
三两蓣苓瞿一两，一枚附子二楼根。

猪苓汤

猪苓去皮茯苓连，泽胶滑石一两煎，
煮好去渣胶后入，育阴利水法兼全。

【水气病方第十四】

防己茯苓汤

防己茯苓动无休，皮水情形以此求，
己桂芪三草二两，茯苓六两砥中流。

甘草麻黄汤

甘草麻黄里水生，甘草二两四麻分。

麻黄附子汤（即伤寒麻黄附子甘草汤）

麻黄细辛附子汤，麻细二两附枚雄，
若云麻附甘草汤，甘草二两代细同。

黄芪芍药桂枝苦酒汤

芪芍桂酒出汗黄，水伤心火郁成殃，
黄芪五两推方主，桂芍均三苦酒升。

桂枝加黄芪汤（见伤寒桂枝汤加减方歌合集）

桂枝头痛汗憎风，桂芍生姜三两同，
枣十二枚甘二两，解肌还借粥之功。
项背几几葛四两，汗漏则添附一枚，
脉促胸闷去芍药，更加畏寒枚附通。
喘家若作为难症，二两厚朴杏五十，
去桂术苓添三两，水利邪除立法新。
桂枝加芍用三两，若加大黄二两明，
桂枝加黄芪二两，原剂变法黄汗详。

桂甘姜枣麻辛附子汤（即桂枝去芍药加麻黄细辛附子汤）

即桂枝汤原方去芍药加麻黄细辛附子汤原方，可用二方
歌记忆。

【附：桂枝汤方歌】

桂枝头痛汗憎风，桂芍生姜三两同，
枣十二枚甘二两，解肌还借粥之功。

【附：麻黄细辛附子汤方歌】

麻黄细辛附子汤，麻细二两附枚雄，
若云麻附甘草汤，甘草二两代细同。

【重订金匮方歌括卷五方歌】

【黄疸病方第十五】

茵陈蒿汤

茵陈蒿汤二黄稀，茵陈六两早煎宜，
身黄尿短腹微满，十四栀子投之奇。

栀子大黄汤

栀子大黄酒疸蒸，大黄一两豉一升，
栀子十四枳枚五，上下分消要顺承。

茵陈五苓散

茵陈五苓两解方，茵陈末入五苓尝，
五苓五分专行水，茵陈十分却退黄。

大黄硝石汤

大黄硝石腹满时，表和里实贵随宜，
硝黄四两柏同数，十五枚栀任指麾。

小柴胡汤

小柴半斤少阳凭，枣十二枚夏半升，
三两姜参芩与草，去滓重煎有奇能。

附方

《千金》麻黄醇酒汤

麻黄醇酒汤最奇，祛邪解表仗雄兵，
五升美酒麻三两，冬酒春日换水行。

【惊悸吐衄下血胸闷瘀血病方第十六】

桂枝去芍药蜀漆牡蛎龙骨救逆汤

桂枝去芍已名汤，蜀漆还加龙牡藏，
五牡四龙三两漆，能疗火劫病惊狂。

柏叶汤

柏叶吐血不肯休，马通升许溯源流，
干姜三两艾三把，柏叶行阴三两求。

黄土汤

黄土远血便先来，半斤黄土莫徘徊，
术胶附地芩甘草，三两同行血证该。

泻心汤

三黄泻心芩连一，大黄二两麻沸汤，
附子泻心加枚附，专煎轻渍要参详。

【呕吐哕下利病方第十七】

吴茱萸汤

吴萸升许三两参，生姜六两救寒侵，

枣枚十二中宫主，吐利头痛烦躁寻。

半夏泻心汤

半夏泻心一连寻，三两姜参炙草芩，

半升半夏枣十二，去滓重煎仲圣心。

生姜泻心一干姜，四两生姜替夏方，

甘草泻心草四两，不用人参余同向。

黄芩加半夏生姜汤

黄芩甘芍各二两，三两黄芩十二枣，

不利而呕即加味，姜三夏取半升斟。

猪苓散

猪苓散当与水佳，过与须防饮气结。

猪术茯苓等分捣，饮调寸匕自和谐。

四逆汤

四逆汤是少阴方，生附一枚两半姜，

建功姜附如良将，草须二两从容匡。

茯苓四两参两入，即为茯苓四逆汤，

四逆原方主救阳，加参一两救阴方。

大半夏汤

大半夏汤胃反乘，半夏二升蜜一升，
三两人参劳水煮，纳冲养液有奇能。

茯苓泽泻汤

茯苓泽泻渴频加，苓八生姜四两夸，
二两桂甘三两术，泽须四两后煎嘉。

文蛤汤

文蛤汤证又宜详，文蛤石膏五两量，
十二枣枚杏五十，麻甘三两等生姜。

橘皮竹茹汤

橘皮竹茹哕逆乘，一参五草姜八胜，
枣枚三十二升橘，生竹青皮刮二升。

桂枝汤

桂枝头痛汗憎风，桂芍生姜三两同，
枣十二枚甘二两，解肌还借粥之功。

小承气汤（《千金翼》小承气汤）

小承微结好商量，朴二枳三四两黄，
长沙下法分轻重，妙在同煎切勿忘。

桃花汤

桃花汤中升米宜，斤脂半筛用末齐，
一两干姜同煮服，少阴脓血是良剂。

栀子豉汤

栀子豉汤豉四合，栀子十四枚用擘，
少气加入二两草，呕者生姜五两合。

通脉四逆汤

通脉四逆二炙甘，枚附大者干姜三，
外热里寒面赤厥，脉微通脉四合胆。

附方：

《外台》黄芩汤

外台黄芩阴阳俱，参芩三两等干姜，
桂枝一两半升夏，枣十二枚运转良。

【疮痈肠痈浸淫病方第十八】

薏苡附子败酱散

薏苡附子败酱散，腹皮虽急按之濡，
附宜二分苡仁十，败酱还须五分驱。

大黄牡丹汤

大黄牡丹大肠痈，黄四牡丹一两从，
瓜子半升桃五十，芒硝三合泄痈脓。

王不留行散

金疮诹采不留行，桑菊同行十分明，
芩朴芍姜均二分，三椒十八草相成。

排脓散

排脓散药本灵台，枳实为君十六枚，
六分芍药桔二分，鸡黄一个简而该。

排脓汤

排脓汤与散悬殊．一两生姜二草俱，
大枣十枚桔三两，通行营卫是良图。

【重订金匮方歌括卷六方歌】

【跗蹶手指臂肿转筋狐疝蛔虫病方第十九】

乌梅丸

乌梅黄连十六遵，六两桂附辛柏参，
归椒四两梅三百，十两干姜记要真。

【妇人妊娠病方第二十】

桂枝茯苓丸

金匮桂枝茯苓丸，芍药桃仁和牡丹，
等分为末蜜丸服，活血化瘀癥块散。

附子汤

炮附二枚附子汤，术宜四两主斯方，
芍苓三两人参二，背冷脉沉身痛详。

胶艾汤

胶艾腹满胎阻胞，二两川芎草与胶，
归艾各三芍四两，地黄四两清酒烧。

当归芍药散

当归芍药痛势绵，三两归芎润且宣，
芍药一斤泽减半，术苓四两酒和旋。

干姜人参半夏丸

干姜人参半夏丸，胃中寒饮恶阻名，
参姜一两夏二两，姜汁糊丸古法精。

当归贝母苦参丸

当归贝母苦参丸，妊娠郁热小便难，
苦参四两同归贝，饮服三丸至十丸。

当归散

当归散治妇人娠，杵之为散酒饮吞，
一斤芎芍归子苓，白术半斤寸匕成。

白术散

白术散中酒助娠，养胎土载术之功，
白术川芎各四分，蜀椒三分牡二雄。

【妇人产后病方第二十一】

下瘀血汤

下瘀血汤治血结，脐下着痛瘀为殃，
廿粒桃仁二两黄，二十䗪虫酒煎尝。

阳旦汤（即桂枝汤）

桂枝头痛汗憎风，桂芍生姜三两同，

枣十二枚甘二两，解肌还借粥之功。

竹叶汤

竹叶汤治喘热痛，一防桔桂草参同，
葛三姜五附枚一，枣十五枚竹把充。

竹皮大丸

竹皮大丸治虚呕，二分石膏并竹茹，
薇桂一分草七分，枣丸饮服效徐徐。

附方
《千金》三物黄芩汤

千金三物黄芩汤，妇人发露得风伤，
黄芩一两地黄四，苦参二两佐最良。

《千金》内补当归建中汤

内补当归建中汤，四两当归替饴糖，
产后虚羸诸不足，小建中汤原方详。

【妇人杂病方第二十二】

半夏厚朴汤

半夏厚朴咽炙脔，确是痰凝气不通，
半夏一升茯四两，五姜三朴二苏攻。

甘麦大枣汤

甘麦大枣妇人伤，如有神灵太息长，
小麦一升三两草，十枚大枣力相当。

温经汤

温经芎芍草归人，胶桂丹皮姜二均，
半夏半升麦一升，吴萸三两对君陈。

土瓜根散

土瓜根散瘀血停，月经再见不循经，
虫瓜桂芍三分等，协调阴阳酒和宁。

大黄甘遂汤

大黄甘遂小便难，水同瘀血两弥漫，
大黄四两遂胶二，顿服瘀行病自安。

抵当汤方

抵当汤用三两黄，蛭虻三十廿桃方，
作丸蛭虻皆二十，桃仁廿五定其狂。

小儿疳虫蚀齿方

小儿疳虫蚀齿方，本治疳虫蚀齿良，
葶苈雄黄猪脂熔，槐枝点烙细推详。

下册附二:《金匮要略》节选
(二十三～二十五)

杂疗方第二十三

退五脏虚热，**四时加减柴胡饮子方**:

冬三月加:柴胡八分　白术八分　大腹槟榔四枚,并皮、子用　陈皮五分　生姜五分　桔梗七分

春三月加:枳实,减白术,共六味

夏三月加:生姜三分　枳实五分　甘草三分,共八味

秋三月加:陈皮三分,共六味

上各㕮咀,分为三贴,一贴以水三升,煮取二升,分温三服。如人行四五里,进一服。如四体壅,添甘草少许,每贴分作三小贴,每小贴以水一升,煮取七合,温服。再合滓为一服,重煮,都成四服。疑非仲景方。

长服诃梨勒丸方疑非仲景方。

诃黎勒煨　陈皮　厚朴各三两

上三味,末之,炼蜜丸如梧子大,酒饮服二十丸,加至三十丸。

三物备急丸方见《千金方》,司空裴秀为散用。亦可先和成汁,乃倾口中,令从齿间得入,至良验。

大黄一两　干姜一两　巴豆一两，去皮、心，熬，外研如脂

上药各须精新，先捣大黄、干姜为末，研巴豆内中，合治一千杵，用为散，蜜和丸亦佳，密器中贮之，莫令歇。主心腹诸卒暴百病，若中恶客忤，心腹胀满，卒痛如锥刺，气急口噤，停尸卒死者，以暖水若酒，服大豆许三四丸，或不下，捧头起，灌令下咽，须臾当差。如未差，更与三丸，当腹中鸣，即吐下，便差。若口噤，亦须折齿灌之。

治伤寒，令愈不复，**紫石寒食散**方见《千金翼》。

紫石英　白石英　赤石脂　钟乳碓炼　栝蒌根　防风　桔梗　文蛤　鬼臼各十分　太一余粮十分，烧　干姜　附子炮，去皮　桂枝去皮，各四分

上十三味，杵为散，酒服方寸匕。

救卒死方：
薤捣汁，灌鼻中。
又方：
雄鸡冠割取血，管吹内鼻中。
猪脂如鸡子大，苦酒一升，煮沸，灌喉中。
鸡肝及血涂面上，以灰围四旁，立起。
大豆二七粒，以鸡子白并酒和，尽以吞之。

救卒死而壮热者方：
矾石半斤，以水一斗半，煮消，以渍脚，令没踝。

救卒死而目闭者方：

骑牛临面，捣薤汁灌耳中，吹皂荚末鼻中，立效。

救卒死而张口反折者方：

灸手足两爪后十四壮了，饮以五毒诸膏散。有巴豆者

救卒死而四肢不收失便者方：

马屎一升，水三斗，煮取二斗以洗之。又取牛洞稀粪也。一升，温酒灌口中，灸心下一寸、脐上三寸、脐下四寸，各一百壮，差。

救小儿卒死而吐利不知是何病方：

狗屎一丸，绞取汁以灌之；无湿者，水煮干者，取汁。

治尸蹶方：

尸蹶脉动而无气，气闭不通，故静而死也，治方。脉证见上卷。

菖蒲屑，内鼻两孔中吹之。令人以桂屑着舌下。

又方：

剔取左角发方寸，烧末，酒和，灌令入喉，立起。

救卒死、客忤死，还魂汤主之方

《千金方》云：主卒忤鬼击飞尸，诸奄忽气绝无复觉，或已无脉，口噤拗不开，去齿下汤。汤下口不下者，分病人发左右，捉搯肩引之。药下，复增取一升，须臾立苏。

麻黄三两，去节，一方四两　杏仁去皮尖，七十个　甘草一两，炙《千金》用桂心二两

上三味，以水八升，煮取三升，去滓，分令咽之，通治诸感忤。

又方：

韭根一把　乌梅二七个　吴茱萸半升，炒

上三味，以水一斗，煮之。以病人栉内中，三沸，栉浮者生，沉者死。煮取三升，去滓，分饮之。

救自缢死方：

救自缢死，旦至暮，虽已冷，必可治；暮至旦，小难也。恐此当言阴气盛故也。然夏时夜短于昼，又热，犹应可治。又云：心下若微温者，一日以上，犹可治之。方：

徐徐抱解，不得截绳，上下安被卧之。一人以脚踏其两肩，手少挽其发，常弦弦勿纵之。一人以手按据胸上，数动之。一人摩将臂胫，屈伸之。若已僵，但渐渐强屈之，并按其腹。如此一炊顷，气从口出，呼吸眼开而犹引按莫置，亦勿苦劳之。须臾，可少桂汤及粥清含与之，令濡喉，渐渐能咽，及稍止。若向令两人以管吹其两耳罙好。此法最善，无不活者。

疗中暍方：

凡中暍死，不可使得冷，得冷便死，疗之方：

屈草带，绕暍人脐，使三两人溺其中，令温。亦可用热泥和屈草，亦可扣瓦碗底按及车缸以着暍人，取令溺，须得流去。此谓道路穷卒无汤，当令溺其中，欲使多人溺，取令温。若有汤便可与之，不可泥及车缸，恐此物冷。暍既在夏月，得热泥土、暖车缸，亦可用也。

救溺死方：

取灶中灰两石余以埋人，从头至足，水出七孔，即活。

上疗自缢、溺、暍之法，并出自张仲景为之。其意殊绝，殆非常情所及，本草所能关，实救人之大术矣。伤寒家数有暍病，非此遇热之暍。见《外台》《肘后》目。

治马坠及一切筋骨损方 见《肘后方》。

大黄一两，切，浸，汤成下　绯帛如手大，烧灰　乱发如鸡子大，烧灰用　久用炊单布一尺，烧灰　败蒲一握三寸　桃仁四十九个，去皮，尖，熬　甘草如中指节，炙，锉

上七味，以童子小便量多少，煎成汤，内酒一大盏，次下大黄，去滓，分温三服。先锉败蒲席半领，煎汤浴，衣被盖覆，斯须通利数行，痛楚立差。利及浴水赤，勿怪，即瘀血也。

禽兽鱼虫禁忌并治第二十四

凡饮食滋味，以养于生，食之有妨，反能为害。自非服药炼液，焉能不饮食乎？切见时人，不闲调摄，疾疢竞起；若不因食而生，苟全其生，须知切忌者矣。所食之味，有与病相宜，有与身为害，若得宜则益体，害则成疾，以此致危，例皆难疗。凡煮药饮汁以解毒者，虽云救急，不可热饮，诸毒病得热更甚，宜冷饮之。

肝病禁辛，心病禁咸，脾病禁酸，肺病禁苦，肾病禁甘。春不食肝，夏不食心，秋不食肺，冬不食肾，四季不食脾。辨曰：春不食肝者，为肝气王，脾气败，若食肝，则又补肝，脾气败尤甚，不可救。又肝王之时，不可以死气入肝，恐伤

魂也。若非王时，即虚，以肝补之佳。余脏准此。

凡肝脏，自不可轻啖，自死者弥甚。

凡心皆为神识所舍，勿食之，使人来生复其报对矣。

凡肉及肝，落地不着尘土者，不可食之。

猪肉落水浮者，不可食。

诸肉及鱼，若狗不食，鸟不啄者，不可食。

诸肉不干，火炙不动，见水自动者，不可食之。

肉中有如米点者，不可食之。

六畜肉，热血不断者，不可食之。

父母及身本命肉，食之令人神魂不安。

食肥肉及热羹，不得饮冷水。

诸五脏及鱼，投地尘土不污者，不可食之。

秽饭馁肉臭鱼，食之皆伤人。

自死肉，口闭者，不可食之。

六畜自死，皆疫死，则有毒，不可食之。

兽自死，北首及伏地者，食之杀人。

食生肉，饱饮乳，变成白虫。一作血蛊。

疫死牛肉，食之令病洞下，亦致坚积，宜利药下之。

脯藏米瓮中，有毒，及经夏食之，发肾病。

治自死六畜肉中毒方：

黄柏屑，捣服方寸匕。

治食郁肉漏脯中毒方 郁肉，密器盖之隔宿者是也。漏脯，茅屋漏下沾着者是也。

烧犬屎，酒服方寸匕，每服人乳汁亦良。

饮生韭汁三升，亦得。

治黍米中藏干脯食之中毒方：

大豆浓煮汁，饮数升即解。亦治诸肉漏脯等毒。

治食生肉中毒方：

掘地深三尺，取其下土三升，以水五升，煮数沸，澄清汁，饮一升，即愈。

治六畜鸟兽肝中毒方：

水浸豆豉，绞取汁，服数升愈。

马脚无夜眼者，不可食之。

食酸马肉，不饮酒，则杀人。

马肉不可热食，伤人心。

马鞍下肉，食之杀人。

白马黑头者，不可食之。

白马青蹄者，不可食之。

马肉狁肉共食，饱醉卧，大忌。

驴马肉合猪肉食之，成霍乱。

马肝及毛，不可妄食，中毒害人。

治马肝毒中人未死方：

雄鼠屎二七粒，末之，水和服，日再服。_{屎尖者是。}

又方：

人垢，取方寸匕，服之佳。

治食马肉中毒欲死方：

香豉二两　杏仁三两

上二味，蒸一食顷，熟，杵之服，日再服。

又方：

煮芦根汁，饮之良。

疫死牛，或目赤，或黄，食之大忌。

牛肉共猪肉食之，必作寸白虫。

青牛肠，不可合犬肉食之。

牛肺，从三月至五月，其中有虫如马尾，割去勿食，食则损人。

牛羊猪肉，皆不得以楮木桑木蒸炙，食之，令人腹内生虫。

啖蛇牛肉杀人。何以知之？啖蛇者，毛发向后顺者，是也。

治啖蛇牛肉食之欲死方：

饮人乳汁一升，立愈。

又方：

以泔洗头，饮一升，愈。

牛肚细切，以水一斗，煮取一升，暖饮之，大汗出者愈。

治食牛肉中毒方：

甘草煮汁饮之，即解。

羊肉，其有宿热者，不可食之。

羊肉不可共生鱼、酪食之，害人。

羊蹄甲中有珠子白者，名羊悬筋，食之令人癫。

白羊黑头，食其脑，作肠痈。

羊肝共生椒食之，破人五脏。

猪肉共羊肝和食之，令人心闷。

猪肉以生胡荽同食，烂人脐。

猪脂不可合梅子食之。

猪肉和葵食之，少气。

鹿肉不可和蒲白作羹，食之发恶疮。

麋脂及梅李子，若妊娠食之，令子青盲，男子伤精。

獐肉不可合虾及生菜、梅李果食之，皆病人。

痼疾人，不可食熊肉，令终身不愈。

白犬自死，不出舌者，食之害人。

食狗鼠余，令人发瘘疮。

治食犬肉不消成病方：治食犬肉不消，心下坚或腹胀，口干大渴，心急发热，妄语如狂，或洞下方。

杏仁一升，合皮，熟，研用

以沸汤三升和，取汁分三服，利下肉方，大验。

妇人妊娠，不可食兔肉、山羊肉及鳖、鸡、鸭，令子无声音。

兔肉不可合白鸡肉食之，令人面发黄。

兔肉着干姜食之，成霍乱。

凡鸟自死，口不闭，翅不合者，不可食之。

诸禽肉，肝青者，食之杀人。

鸡有六翮四距者，不可食之。

乌鸡白首者，不可食之。

鸡不可共胡蒜食之，滞气。一云鸡子。

山鸡不可合鸟兽肉食之。

雉肉久食之，令人瘦。

鸭卵不可合鳖肉食之。

妇人妊娠食雀肉，令子淫乱无耻。

雀肉不可合李子食之。

燕肉勿食，入水为蛟龙所唼。

治食鸟兽中箭肉毒方：

鸟兽有中毒箭死者，其肉有毒，解之方：

大豆煮汁及蓝汁，服之，解。

鱼头正白如连珠，至脊上，食之杀人。

鱼头中无鳃者，不可食之，杀人。

鱼无肠胆者，不可食之，三年阴不起，女子绝生。

鱼头似有角者，不可食之。

鱼目合者，不可食之。

六甲日，勿食鳞甲之物。

鱼不可合鸡肉食之。

鱼不得合鸬鹚肉食之。

鲤鱼鲊不可合小豆藿食之，其子不可合猪肝食之，害人。

鲤鱼不可合犬肉食之。

鲫鱼不可合猴雉肉食之。一云不可合猪肝食。

鳀鱼合鹿肉生食，令人筋甲缩。

青鱼鲊不可合生胡荽及生葵，并麦中食之。

鯯、鳝不可合白犬血食之。

龟肉不可合酒、果子食之。

鳖目凹陷者及压下有王字形者，不可食之。其肉不得合鸡鸭子食之。

龟鳖肉不可合苋菜食之。

虾无须及腹下通黑，煮之反白者，不可食之。

食脍，饮乳酪，令人腹中生虫，为瘕。

治食鲙不化成癥病方：

鲙食之，在心胸间不化，吐复不出，速下除之，久成癥
病，治之方：

橘皮一两　　大黄二两　　朴硝二两

上三味，以水一大升，煮至小升，顿服即消。

食鲙多不消结为癥病治之方：

马鞭草

上一味，捣汁饮之。或以姜叶汁，饮之一升，亦消。又
可服吐药吐之。

食鱼后中毒面肿烦乱治之方：

橘皮

浓煎汁，服之即解。

食鲵鮧鱼中毒方：

芦根

煮汁，服之即解。

蟹目相向，足斑赤者，不可食之。

食蟹中毒治之方：

紫苏

煮汁，饮之三升。紫苏子捣汁饮之，亦良。

又方：

冬瓜汁，饮二升，食冬瓜亦可。

凡蟹未遇霜，多毒。其熟者，乃可食之。

蜘蛛落食中，有毒，勿食之。

凡蜂蝇虫蚁等，多集食上，食之致瘘。

果实菜谷禁忌并治第二十五

果子生食，生疮。

果子落地经宿，虫蚁食之者，人大忌食之。

生米停留多日，有损处，食之伤人。

桃子多食，令人热，仍不得入水浴，令人病淋沥寒热病。

杏酪不熟，伤人。

梅多食，坏人齿。

李不可多食，令人胪胀。

林檎不可多食，令人百脉弱。

橘柚多食，令人口爽，不知五味。

梨不可多食，令人寒中，金疮产妇，亦不宜食。

樱桃、杏多食，伤筋骨。

安石榴不可多食，损人肺。

胡桃不可多食，令人动痰饮。

生枣多食，令人热渴气胀。寒热羸瘦者，弥不可食，伤人。

食诸果中毒治之方：

猪骨烧过。

上一味，末之，水服方寸匕。亦治马肝、漏脯等毒。

木耳赤色及仰生者，勿食。

菌仰卷及赤色者不可食。

食诸菌中毒闷乱欲死治之方：

人粪汁，饮一升。土浆，饮一二升。大豆浓煮汁，饮之；服诸吐利药，并解。

食枫柱菌而哭不止，治之以前方。

误食野芋，烦毒欲死，治之以前方。其野芋根，山东人名魁芋。人种芋，三年不收，亦成野芋，并杀人。

蜀椒闭口者，有毒。误食之，戟人咽喉，气病欲绝，或吐下白沫，身体痹冷，急治之方。

肉桂煎汁饮之。多饮冷水一二升，或食蒜，或饮地浆，或浓煮豉汁饮之，并解。

正月勿食生葱，令人面生游风。

二月勿食蓼，伤人肾。

三月勿食小蒜，伤人志性。

四月、八月勿食胡荽，伤人神。

五月勿食韭，令人乏气力。

五月五日勿食一切生菜，发百病。

六月、七月勿食茱萸，伤神气。

八月、九月勿食姜，伤人神。

十月勿食椒，损人心，伤心脉。

十一月、十二月勿食薤，令人多涕唾。

四季勿食生葵，令人饮食不化，发百病。非但食中，药中皆不可用，深宜慎之。

时病差未健，食生菜，手足必肿。

夜食生菜，不利人。

十月勿食被霜生菜，令人面无光，目涩，心痛，腰疼，或发心疟。疟发时，手足十指爪皆青，困委。

葱、韭初生芽者，食之伤人心气。

饮白酒，食生韭，令人病增。

生葱不可共蜜食之，杀人。独颗蒜弥忌。

枣合生葱食之，令人病。

生葱和雄鸡、雉、白犬肉食之，令人七窍经年流血。

食糖、蜜后四日内，食生葱、韭，令人心痛。

夜食诸姜、蒜、葱等，伤人心。

芜菁根多食，令人气胀。

薤不可共牛肉作羹食之，成瘕病，韭亦然。

莼多食，动痔疾。

野苣不可同蜜食之，作内痔。

白苣不可共酪同食，作䗪虫。

黄瓜食之，发热病。

葵心不可食，伤人，叶尤冷，黄背赤茎者，勿食之。

胡荽久食之，令人多忘。

病人不可食胡荽及黄花菜。

芋不可多食，动病。

妊妇食姜，令子余指。

蓼多食，发心痛。

蓼和生鱼食之，令人夺气，阴核疼痛。

芥菜不可共兔肉食之，成恶邪病。

小蒜多食，伤人心力。

食躁式躁方：

豉

浓煮汁饮之。

误食钩吻杀人解之方：

钩吻与芹菜相似，误食之，杀人，解之方《肘后》云，与茱萸、食芹相似。

荠苨八两

上一味，水六升，煮取二升，分温二服。钩吻生地傍无它草，
其茎有毛者，以此别之。

治误食水莨菪中毒方：

菜中有水莨菪，叶圆而光，有毒，误食之，令人狂乱，
状如中风，或吐血，治之方：

甘草

煮汁，服之即解。

治食芹菜中龙精毒方：

春秋二时，龙带精入芹菜中，人偶食之为病，发时手青
腹满，痛不可忍，名蛟龙病，治之方：

硬糖二、三升

上一味，日两度服之，吐出如蜥蜴三五枚，差。

食苦瓠中毒治之方：

黍穰煮汁，数服之解。

扁豆，寒热者不可食之。

久食小豆，令人枯燥。

食大豆等，忌啖猪肉。

大麦久食，令人作疥。

白黍米不可同饴、蜜食，亦不可合葵食之。

荞麦面多食，令人发落。

盐多食，伤人肺。

食冷物，冰人齿。

食热物，勿饮冷水。

饮酒食生苍耳，令人心痛。

夏月大醉汗流，不得冷水洗着身，及使扇，即成病。

饮酒，大忌灸腹背，令人肠结。

醉后勿饱食，发寒热。

饮酒食猪肉，卧秫稻穰中，则发黄。

食饴，多饮酒，大忌。

凡水及酒，照见人影动者，不可饮之。

醋合酪食之，令人血瘕。

食白米粥，勿食生苍耳，成走疰。

食甜粥已，食盐即吐。

犀角箸搅饮食，沫出及浇地坟起者，食之杀人。

饮食中毒烦满治之方：

苦参三两　苦酒一升半

上二味，煮三沸，三上三下，服之，吐食出，即差。或
以水煮亦得。

又方：

犀角汤亦佳。

贪食食多不消心腹坚满痛治之方：

盐一升　水三升

上二味，煮令盐消，分三服，当吐出食，便差。

矾石，生入腹，破人心肝。亦禁水。

商陆，以水服，杀人。

葶苈子傅头疮，药成入脑，杀人。

水银入人耳及六畜等，皆死。以金银着耳边，水银则吐。

苦楝无子者杀人。

凡诸毒，多是假毒以投，不知时，宜煮甘草荠苨汁饮之，
通除诸毒药。

附录：剂量转化表

一、汉代剂量单位换算

汉代经方使用的剂量单位和现代国际通用剂量单位不同，故在此做出说明，并给出常见剂量折算表，方便读者换算。

1. 重量：1 斤 =16 两

　　　　　 1 两 =24 铢

2. 容量：1 斛 =10 斗

　　　　　 1 斗 =10 升

　　　　　 1 升 =10 合

附表 1　汉代与现代剂量折算表

	汉代		现代
重量	1 斤		250g
	1 两		15.625g
	1 铢		0.651g
容量	1 斛		20000 毫升
	1 斗		2000 毫升
	1 升		200 毫升
	1 合		20 毫升
	一方寸匕	金石药末	约 2g
		草木药末	约 1g

二、《伤寒论》《金匮要略》药物剂量换算汇总

徐凤凯等在"《伤寒杂病论》特殊计量药物换算考证"一文中，考证《伤寒论》《金匮要略》的药物剂量换算比例较为精详，并以表格进行汇总，故在此引用此表，方便读者换算。

附表2 《伤寒论》《金匮要略》药物剂量换算汇总表

《伤寒论》《金匮要略》药物剂量		约合（g）	《伤寒论》《金匮要略》药物剂量		约合（g）
容量（100mL）	半夏（云南）	45.0	个数（一枚）	大枣	平均（山东）	3.5
	五味子（辽宁）	46.0			肥者（山西）	10.0
	淡豆豉（河南）	60.0		附子（四川）	平均	5.0
	芒硝（陕西）	91.0			大者	20.0
	胶饴（河南）	120.0		栀子（江西）	平均	0.9
	麦冬（四川）	57.6			肥者	1.3
	麻子仁（浙江）	46.0		栝楼实（河南）		85.0
	赤小豆（浙江）	85.0		半夏（云南）		0.7
	薤白（浙江）	62.0		石膏鸡子大（山东）		29.4
	百合（湖北）	37.6		枳壳（江西）		11.0
	葶苈子（安徽）	73.6		桃仁（山东）		0.3
	杏仁（甘肃）	65.0		水蛭（山东）		1.6
	白蜜（河南）	160.0		葶苈子如弹丸大（安徽）		3.0
	苦参（内蒙古）	36.8		代赭石如弹丸大（河南）		14.0
	酸枣仁（山西）	55.0		甘遂（河北）		1.0

《伤寒论》《金匮要略》药物剂量		约合（g）	《伤寒论》《金匮要略》药物剂量		约合（g）
容量（100mL）	小麦（河南）	91.0	个数（一枚）	厚朴（大别山）		27.5
	薏苡仁（贵州）	83.0		百合（湖北）		10.7
	葶苈（浙江）	12.5		川乌（四川）	平均	1.8
	瓜瓣、冬瓜子（河南）	22.4			大者	5.0
	甜瓜子（河南）	38.5		皂荚（山东）		3.5
	蜀椒（四川）	26.0		射干（河南）		3.4
	蛴螬（安徽）	55.2		芍药（河南）		20.0
	虻虫（陕西）	11.8		甘草（甘肃）		5.5
	䗪虫（浙江）	30.0		杏仁（甘肃）		0.3
	生梓白皮（河南）	37.3		诃子（广东）		2.6
	桃仁（山东）	63.0		䗪虫（浙江）		0.6
	吴茱萸（浙江）	40.0		蛴螬（安徽）		1.0
				乌梅（浙江）		3.4
				巴豆（四川）		0.9
				蜘蛛（安徽）		0.4

三、度量衡歌诀

《度量衡歌诀》

度量衡制秦汉定，五度分寸尺丈引，
五量龠合升斗斛，以十为进相推入。
权衡铢两斤均石，廿四铢抵一两算，
十六两合一斤涵，三十斤钧四钧石。

后 记

此书之成，笔者首先向清代大医陈修园先生致以敬意，若无先生数百年前以尊经崇古之原旨，而特出此将剂量编入方歌之妙想，则今日必无是书。此书名为"重订"，并非是对先生的工作有所非议，而是欲完善并继续先生之事业，故仍因《长沙方歌括》《金匮方歌括》之旧称，不敢另立别名。浙江中医药大学中医经典教研室、中国中医药出版社的各位老师在本书的出版过程中提供了许多支持，特别是曹灵勇教授拨冗作序，同时，统稿和校对过程中同样得到了各位优秀同学的帮助，在此一并致谢！

笔者本意为欲使后学同道得一学经典、用经典之捷径，但在编写过程中深刻认识到，限于笔者的知识水平、眼界以及客观条件，此书不可避免地在内容与形式上仍存在一些问题，并不尽如人意，故在此尤为希望得到各位读者的意见建议、批评指正，以期完善该书，而饷来者。